U0309475

载人航天出版工程

总主编：周建平
总策划：邓宁丰

"十三五"国家重点出版物出版规划项目

空间生理学（第1版）

SPACE PHYSIOLOGY，FIRST EDITION

［美］ 杰伊·C·巴克基（Jay C. Buckey） 著

陈晓萍 译

中国宇航出版社

·北京·

本书中文简体字版由著作权人授权中国宇航出版社独家出版发行，未经出版者书面许可，不得以任何方式抄袭、复制或节录本书中的任何部分。

著作权合同登记号：图字：01-2016-1091 号

版权所有 侵权必究

图书在版编目（CIP）数据

空间生理学 /（美）巴克基（Buckey，J. C.）著；陈晓萍译. -- 北京：中国宇航出版社，2016.3

ISBN 978-7-5159-1089-5

Ⅰ.①空… Ⅱ.①巴… ②陈… Ⅲ.①航空航天医学－人体生理学－研究 Ⅳ.①R852

中国版本图书馆 CIP 数据核字（2016）第 057322 号

责任编辑	马 航		
责任校对	祝延萍	**封面设计**	宇星文化

**出 版
发 行** 中国宇航出版社

社 址	北京市阜成路 8 号	**邮 编**	100830
	(010)60286808		(010)68768548
网 址	www.caphbook.com		
经 销	新华书店		
发行部	(010)60286888		(010)68371900
	(010)60286887		(010)60286804(传真)
零售店	读者服务部		
	(010)68371105		
承 印	北京画中画印刷有限公司		
版 次	2016 年 3 月第 1 版		2016 年 3 月第 1 次印刷
规 格	880×1230	**开 本**	1/32
印 张	11	**字 数**	317 千字
书 号	ISBN 978-7-5159-1089-5		
定 价	118.00 元		

本书如有印装质量问题，可与发行部联系调换

序　言

　　阿波罗飞船使人类第一次看到了探索月球以远空间目标的希望。在当时的十年间，从亚轨道飞行到月球漫步，人类实现了巨大跨越。技术的快速发展让登月任务取得了前所未有的成就，即使是利用当今的资源条件也很难达到当时的水平。虽然阿波罗计划之后，人类登陆火星的梦想尚未实现，但航天飞机、天空实验室、和平号空间站以及国际空间站任务取得的飞行经验对于实现多年前提出的登陆火星计划是相当重要的。人类登陆火星的首要步骤是利用机器人对火星进行前期探测，包括勘测火星表面特征，深入调查火星的起源和组成，可能的话，再探究太阳系中生命的多样性。但最终还是需要人-机联合探测才能回答本世纪的一个重大科学问题：地外空间是否有生命存在？

　　随着政府机构越来越多地获得近地轨道的飞行经验和技术，来自私人资助的航天活动也在兴起，这使得公众有机会进入近地轨道飞行，因而成为人类飞行史上的一个重要标志。随着近地轨道飞行技术能力的提高，政府机构将把重点放在拓展人类探索太空的能力上，新技术将会让人类在太空飞得更远，飞行时间更长；当然，这期间人类会面临更多的挑战，这也将是对世界各国航天飞行技术的最终检验。最近，美国国家航空航天局（NASA）太空探索计划明确提出要登陆月球和火星，这将推动载人探索飞行器、新一代星际着陆航天服和星际居住系统的发展。

　　发展行星探索技术仅仅是载人太空探索的一部分。微重力和低重力环境下人体生理效应研究对于维持航天员健康和安全返回至关重要。人类登陆其他行星时，将经历从地球 1 g 重力到 0 g 重力再到其他行星的不同重力（例如火星重力是地球重力的 1/3）的转变，当航天员返回地球时又要经历相反的过程。重力的改变将引起人体生理效应的改变，最终将导致航天员登陆行星或返回地球后的生理功能异常。

本书系统概述了深空探索中人体生理系统的主要改变，阐述了航天员在 0 g 重力环境下的相关生理调节问题，提出了相关防护措施并把不利因素降到最低，以便在到达目的地后，提高快速适应的能力。这些内容将来随着新知识和新技术的出现可能会有所改变，但是就目前而言，它为航天员长期飞行提供了有力保证。

勇气号火星车首次在火星上从另一个视角拍下了地球的照片。从照片上看，地球就像是火星地平线上一个浅蓝色的点。这使得人们对与星际探索相关的具有深远意义的行为挑战充满遐想。长期空间飞行中的心理社会问题是本书的主要部分，关于重要的行为问题书中也作了详细讨论。

随着人类太空探索计划越来越深入近地轨道以外的空间，如果用最简短的话来概括我的梦想，那就是："到第 50 年"。也就是说，到 2019 年，即阿波罗-11 登月第 50 周年，人类能够再次漫步月球或者登陆火星。让我们共同努力实现这个梦想吧！

戴夫·威廉

NASA 约翰逊航天中心

休斯敦，得克萨斯州

前　言

　　将人类送入火星不再仅仅是存在于科幻小说中的事情。推进系统、动力系统和材料科学的发展使火星任务成为了一个非常具有挑战性而且有潜力完成的目标。保持乘组健康和安全是火星任务或者任何长期空间飞行任务的一个重要部分。本书概括了长期太空飞行必须面临的问题并提出了相应的防护措施。

　　很久以来，火星就具有一种特殊的魅力。20 世纪初，许多人认为火星上存在着古老且即将灭亡的文明。他们推测火星人通过修建运河浇灌他们的星球使生命得以延续。这种基于天文学家帕西瓦尔·洛厄尔（Percival Lowell）相信自己观察到火星上有运河的现象而提出的假说最终被证明是完全不可信的。但或许也有点真实的成分，火星上可能一度有生命存在，即使是非常简单的生命类型。对于生命在地球上的存在使我们更倾向于相信宇宙中存在着地外生命，因为在地球表面1 千米以下的岩石中，在温泉以及盐碱地中，甚至在核电厂的冷却水中均发现有生命存在。生命在如此恶劣的环境下都可以存活，那我们推测火星可能存在生命或者曾经存在过生命的话，就会让我们的火星探索更加迫切。在另外一个星球发现生命将表明地球上的生命不是唯一的，生命可以在宇宙中许多地方存在。

　　然而，往返火星将花费很长时间，尽管可能存在多种任务设计和方案，但是通常需要两年半到三年的时间。在目前的技术条件下，合理地安排地球和火星轨道，在地球和火星轨道可以进行轨道间低能量转换时的合适窗口开始火星任务，到达火星大概需要 6 个月的时间。为保证返回时间的低能量轨道转换，火星乘组又需要等到火星和地球重新回到合适的位置。这意味着乘组将在火星停留一年半的时间，而返回过程又需要大约 6 个月的时间。总体来说，一次火星任务就像是当年麦哲伦和库克为期 3 年的环球航行，而不像是阿波罗时代为期 2 周的登月任务。

在这种长期复杂任务过程中，航天员会出现一系列医学和生理问题。往返途中，航天员不得不经历失重效应，例如骨丢失和肌肉萎缩。在飞行途中航天员需要进行出舱活动，一旦登陆火星他们需要穿着舱外服进行工作，这些都会使航天员有发生减压病的风险，但同时要求航天员的身体处于良好状态。在任何时候都可能出现多种不同的医学问题。在此情况下，航天员需要良好的心理状态和心理支持，才能维持高水平的个人和团队工作能力。许多其他的问题，诸如平衡、心血管、免疫系统的改变等也值得关注。

本书旨在为保证航天员在太空健康高效地工作而从事航天事业的科学家、医师、工程师等提供指导，可作为医生、航天员和他们的支持团队在进行医疗处理时的实用手册和参考书。全书共分 12 章，涵盖了飞行中主要的医学和生理问题；每章都给出了相关的背景知识并概述了航天飞行经历，包括航天飞行生理效应和临床处理方式，最后基于现有知识给出了一系列建议。本书关注的重点是实用问题和解决方法，而不是泛泛的综述。

本书的特点之一是每章都提供了相关问题的建议措施。这一做法也有不足之处，因为有些建议措施可能是基于不全面的认识给出的，所以这些建议可能更多的是仅仅增加了对相关问题的了解，而并非真正的实施措施；另外，有些建议是在对问题不完全清楚的情况下就采纳了争议一方的说法。随着新知识的出现，现有的建议可能会随之改变。但是给出的建议措施是需要基于现有医学和生理数据得出的结论，这通常比简单的罗列事实更为重要。读者应该清楚，这些建议只代表了一家之言，其他人也可能从相同的数据中得出不同的结论。

人类进行火星探索任务将十分困难。技术问题的解决非常艰巨，生理和医疗问题如果不给予足够的重视也会导致任务失败。但是，从另一方面来讲，实现火星探索又是可能的。克服生理和医学问题，以使火星探索任务成功实现是本书的目标。

Jay C. Buckey，Jr.

汉诺威市，新汉普郡

致　谢

该书在撰写过程中得到了多位学者的建议和帮助，最初与我的同事吉姆·波尔茨克（Jim Pawelczyk）的讨论形成了本书初稿，最后由戴夫·威廉（Dave Wittiams）对书稿进行了校对。

在收集本书数据时，雅克·哈夫克（Jacque Havelka）和生命科学数据档案馆的全体人员给予了极大的帮助。伊丽莎白·巴里（Elizabeth Barry）、戴维·戈德法布（David Goldfarb）和海因茨·瓦尔茨（Heinz Valtin）提供了钙代谢和酸碱平衡的主要信息。保罗·托德（Paul Todd）、约翰·韦弗（John Weaver）、哈罗德·斯沃茨（Harold Swartz）和马克·肯顿（Marc Kenton）等拓展了我关于辐射效应的认识。阿尔·霍兰（Al Holland）和吉米·卡特（Jim Carter）在心理认知方面提供了相关资料。布拉德·阿里克（Brad Arrick）提供了癌基因领域重要的新发现。

感谢威廉·斯卡维尼（William Scavone）为书中主要的知识点配设了图解。弗吉尼亚·韦德尔（Virginia Wedell）在总结航天飞行心理应激知识方面给予了帮助。感谢约翰·奥斯汀（Joan Austin）对参考文献进行了整理。

感谢编辑杰弗里·豪斯（Jeffrey House）的耐心、信心和建设性的建议，他的鼓励推动了书稿的形成。感谢卡丽·佩德森（Carrie Pedersen）、马修·温菲尔德（Matthew Winfield）、卡拉·佩斯（Karla Pace）在出版过程中给予的认真指导。

最后，感谢我的家人，没有他们的爱心鼓励，本书是不可能完成的。感谢我的孩子杰伊（Jay）、亚历山德拉（Alexandra）、杰茜卡（Jessica）对于他们的父亲花大量时间在电脑前写书的理解。最应该感谢的是我的妻子萨拉（Sarah），她一直以来的支持、鼓励和建议，是我无论如何表达感谢也不够的。

目　录

第 1 章　骨丢失：控制空间飞行期间钙和骨的丢失

1.1　引言

　　1982 年 11 月 11 日，在礼炮-7（Salyut - 7）空间站上，航天员 Valentin Lebedev 发现机组成员 Anatoli Berezovoy 因左侧腹部疼痛而辗转反侧，这引起了所有机组人员和任务控制人员的担心。然而幸运的是后来疼痛症状自己消失了，所有工作仍继续照常运行[1]。回顾来看，这次疼痛最有可能是肾结石造成的。尽管无法知道具体情况，但一种合理的解释是：因骨骼负荷消失而导致钙从骨中释放，钙进入尿液，从而增加了飞行中肾结石的形成风险。当腹中的肾结石长大并破碎后进入输尿管时就造成了 Berezovoy 的疼痛症状。这个案例突出显示了航天员在失重情况下所面临的一个重要的生理变化：骨和钙的丢失。

　　较低的光线水平、较高的环境二氧化碳浓度、最小的骨骼负荷等这些长期航天飞行所面临的问题都对骨骼有着重要影响。进入失重状态几天后，尿钙排泄量能提高 $60\%\sim70\%$。20 世纪 70 年代早期，天空实验室（Skylab）的数据表明：在太空中人体每个月丢失的钙约占人体总钙量的 0.3%[2-3]。而且全身各部位骨骼的钙丢失量并不是均衡的。从和平号空间站得到的数据显示：髋部每月丢失的骨量超过骨总量的 1.5%[4-5]，但上肢骨量却丢失很少或几乎没有丢失，颅骨骨量反而有所增加。到目前为止，所有在空间飞行中收集到的数据都被用于制定一个积极对抗骨丢失的训练方法和防护措施。

　　骨量丢失的速度很快，但恢复却很慢。近期来自和平号空间站的实验数据表明：航天员在空间飞行 4.5 个月，丢失了 12% 的骨量，而返回后恢复 6％的骨量则需要 1 年的时间[6]。在对执行过飞行任务 1 到 3 个月的天空实验室乘员的 5 年随访中发现：太空中丢失的骨量不能完全恢复[7]。在脊髓受伤后完全康复或者部分康复的病人中（骨丢失的原理跟太空骨丢失的原理相似），丢失的骨量 1 年后仍然没能完全恢复[8]。这些病例中，骨骼康复的质量如何尚不清楚。

这些数据表明骨丢失及其伴随的肾结石形成是长期空间飞行任务所面临的重要问题，必须对其进行恰当的监测和控制。本章回顾了骨骼的基本生理特性，展示了失重对骨骼的影响，讨论一些潜在的对抗防护措施，并根据现有知识提出了推论和建议。

1.1.1　与空间飞行相关的钙和骨骼生理学

骨骼具有两个重要功能：一是提供移动和活动所需的坚固结构；另一个是作为机体的钙库。骨骼中的三种基本细胞类型（成骨细胞、破骨细胞、骨细胞）组成了一个复杂的调控网络，以维持骨骼完整性，响应骨骼力学负荷变化，维持稳定的血钙水平。

钙代谢的某些方面与太空飞行尤其有关。由于饮食摄入、光照、环境二氧化碳浓度和骨所承受载荷改变导致的钙代谢变化对于深入理解长期航天飞行所需采取骨防护措施具有重要意义。

1.1.2　摄入钙量减少时的影响

推荐的日常钙摄入量是每日 1 000 mg[9]。如果每天钙摄入量低于 400 mg，就会导致钙缺乏[10]。当钙缺乏时，血钙水平下降，引起甲状旁腺激素水平升高。甲状旁腺激素反过来通过一系列不同方式增加钙吸收、减少钙排泄，使血钙水平恢复到生理水平（见图 1-1）。

甲状旁腺激素的一个重要作用是提高骨吸收。甲状旁腺激素作用于成骨细胞，后者传递信号给破骨细胞，从而促进骨吸收。甲状旁腺激素也可促进 25 -（OH）VD3 向 1, 25 -（OH）2VD3 转变。1, 25 -（OH）2VD3 又作用于小肠和肾脏。在肠中，1, 25 -（OH）2VD3 增加食物中钙的吸收；在肾中减少钙排泄，如图 1-1

所示。通过这些效应的联合作用使血钙水平维持在正常水平，而不损害骨骼。持续的低钙摄入导致骨量丢失。这强调了足够钙摄入量的重要性。

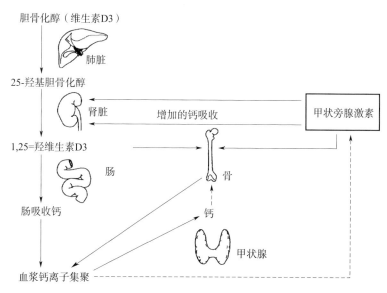

图 1-1　主要钙调控激素对钙稳态的整体调节示意图

甲状旁腺激素刺激 1, 25 -（OH）2VD3 产生，促进肾脏对钙的吸收，

促进骨吸收，当血钙水平升高时该作用被抑制[122]

图片来源：见参考文献［122］，牛津大学出版社许可

1.1.3　光线不足时的影响

维生素 D 在骨骼矿化过程中起重要作用[11]。维生素 D3 前体在皮肤受紫外线作用下由 7-脱氢胆固醇转变而来。随后维生素 D3 前体转化成维生素 D3。维生素 D3 和维生素 D2（食物摄取过程中维生素 D 的存在通常形式）都属于维生素 D。维生素 D 在肝脏中代谢成 25 -（OH）D，在肾脏中代谢成 1, 25 -（OH）2VD3。1, 25 - （OH）2VD3 是维生素 D 的最有活性的形式，刺激肠钙的吸收和骨钙的动员。

在没有阳光和紫外线照射下（例如在宇宙飞船和深海中），如果维生素 D 摄入量不足就会导致维生素 D 缺乏，进而影响骨骼矿化（软骨病），减少肠钙吸收，降低血清游离钙水平，增加甲状旁腺激素水平，这些效应共同作用使得骨变得脆弱。

1.1.4　环境高二氧化碳水平的影响

地球大气层中二氧化碳的浓度为 0.03%，但在空间站或在深海潜艇中二氧化碳水平可上升到 0.7%～1%。二氧化碳水平升高会影响人体酸碱平衡，对骨骼产生次生效应。骨骼能够中和多余的酸。骨骼中的碳酸盐和磷酸盐可作为酸的缓冲剂。目前在细胞水平已经证实酸中毒能增加骨吸收[12]。给绝经期女性提供碱性的柠檬酸钾能够减少骨吸收[13]。可能的机制是柠檬酸盐帮助中和多余的酸，减少了对骨骼缓冲的需求。

长期暴露在高二氧化碳浓度下会产生代偿性的呼吸性酸中毒，机体必须中和这种酸负荷。该效应作用大小尚不清楚[14]。Drummer 等人测试了 4 名暴露在 0.7% 和 1.2% 二氧化碳浓度中受试者的钙平衡，结果显示在较高的二氧化碳浓度时骨吸收的标记物升高。这与骨钙用于中和酸负荷的观点是一致的。然而一项深海研究表明，暴露在二氧化碳浓度为 0.8%～1.0% 的机组人员的尿羟脯氨酸（一种骨吸收标志物）没有升高[15]。体外研究显示呼吸性酸中毒对骨的影响比代谢性酸中毒的影响要小[16]。总的来说，环境高二氧化碳浓度对骨的网络效应尚未建立，而且看起来也没有代谢性酸中毒对骨的影响来得重要。不仅如此，在呼吸性酸中毒导致的酸负荷会降低尿 pH 值和减少尿柠檬酸盐。这两种因素都能增加肾结石的风险，因为高尿液 pH 值和高尿柠檬酸盐浓度可以帮助预防结石形成[17]。

1.1.5　骨重塑和遗传因素

骨骼一直在持续性重建。破骨细胞进行骨吸收，产生的骨吸收域随后被成骨细胞的骨形成填充。持续性的骨转换和骨重塑对于维持骨的强度和完整性是必须的。没有这个作用，骨骼持续性承受撞击会导致全身骨骼微损伤的积累，进而产生机械性能较弱的骨骼。在这个复杂的交互调控中，不同的物理刺激和饮食因素都将颠覆这种平衡，或增加骨形成或导致骨丢失增加。

骨重塑的基础线水平和不同刺激（如空间飞行）引起的骨重建变化都受到遗传因素的影响[18]。Boyden 等人证明一组高骨量的人群中都有一个 LRP5 基因的突变[19]。Judex 等人证明大鼠骨骼在响应不同合成代谢和分解代谢刺激时都受该基因组的强烈影响。

1.1.5.1　影响骨形成的因素

（1）机械负荷

目前尚不清楚骨骼如何感应和响应负荷[20]。根据 Frost 的理论，骨骼中含有一个力学稳态调控系统，它能够感知应变并使骨量维持在正常范围的水平。在这个观点中，当骨骼应变超过某个设定的临界点时，骨骼重建就被启动，使骨骼减少应变并恢复到临界点。

尽管骨骼感受应变的机制尚不清楚，但在负荷作用于骨骼时，骨骼将发生明显的变化。一项关于运动员的研究表明，举重运动员的骨量平均水平比游泳运动员高[21]。体操运动员有较高的骨量，可能是由于他们骨骼运动时产生的明显的高负荷[22-23]。网球运动员的持拍手比非持拍手的骨量大[24]。此外，有证据表明最大负荷比负荷频率更重要[23]。这提示了在维持骨量上短时间高负荷作用跟经常低负荷一样有效。

毫无疑问，重力是一种重要的骨骼负荷。较重人的骨量比正常体重人的要高[25-26]。脊髓损伤病人的下肢丢失了大量的骨质，但还能维持腰椎的骨质，因为在轮椅上腰椎仍然能受到重力负荷[27-28]。在行走和奔跑过程中，髋部和下肢受到的部分负荷是地面的反作用力。这种反作用力来源于移动时身体对地面重力加速度的反应。这些由重力产生的负荷是髋部和下肢负重的重要组成部分[29]。

当重力消失时静态重力和地面反作用力并不是唯一丢失的负荷力量。在 1 g 重力场中肌肉收缩产生的力量作用于骨骼同样起重要作用[29-30]。无论是卧位还是立位，对抗重力都需要肌肉的作用。在髋关节置换的康复期，处于卧位时肌肉活动会产生很高的髋部压力[31]。这表明对髋部产生压力不一定非要立位姿势。重力消失对骨骼的影响，不但与地面反作用力的消失有关，也与失重时四肢移动所需的力减少有关。

（2）激素因素

性激素在骨骼生物学上起重要作用。低睾酮水平能导致男性骨质疏松，而睾酮替代治疗能够帮助恢复骨质。不仅如此，对非雄性激素缺乏的男性提高睾酮水平也能增加骨质，这提示了睾酮能用于提高骨形成[32]。女性绝经后雌激素缺乏是导致骨转换升高和骨丢失的重要因素。

生长激素也能增加骨量[33]，给年轻人提供生长激素能增加其骨量，而给老年人进行类似的实验，得到的结果却令人失望[34]。胰岛素样生长因子-1（IGF-1）也被认为是一种能增加骨量的因子[35]，给在空间飞行 10 天的大鼠注射 IGF-1，其肱骨的骨形成增加。然而人体能否具有同样的效应尚不清楚。

甲状旁腺激素对骨骼的作用非常复杂。甲状旁腺激素水平的缓慢升高（如钙摄入减少和维生素 D 缺乏引起的继发性甲状旁腺亢进），能够导致骨吸收增加和骨量减少。然而，甲状旁腺激素对骨骼也具有合成代谢效应。周期性地给予甲状旁腺激素能够增加骨量[36-37]。研究表明：周期性地给予绝经后骨质疏松患者甲状旁腺激素能减少其骨折风险并提高骨量[38-39]。动物实验表明：高剂量甲状旁腺激素治疗会增加患骨肉瘤的风险。

降钙素已经用于绝经后骨质疏松症的治疗，但是无论是在人体还是动物身上，目前尚未证明它具有对抗因限动引起的骨丢失的作用[40-41]。

（3）饮食因素

前面已经讨论过，钙和维生素 D 是两个影响骨形成的重要饮食因素。除此之外，其他饮食因素也很重要。植物雌激素类是一个植物性复合物家族，具有雌激素和抗雌激素特性。异黄酮就是其中一类，可能有保护骨质的作用[42]。在一项研究中，摄入高大豆蛋白（富含异黄酮）食物的绝经妇女的腰椎骨密度明显升高[43]。依普黄酮是一种合成的异黄酮，已经被证实有对抗绝经期骨质疏松症的作用[44]。但异黄酮对于因长期限动和重力消失而产生的骨丢失是否有效仍不可知。绝经后骨质疏松的生理机制与长期限动和失重导致的骨丢失有着本质的区别。

维生素 K 是另一个能够影响骨骼健康的营养因素[45]。有证据表明：维生素 K 对骨钙素代谢具有重要作用，而骨钙素在骨形成过程中起重要作用。维生素 K2 也可通过骨保护素或者骨保护素配体系统（将在后面章节讨论）影响骨骼。对大鼠的研究表明：维生素 K2 能抑制由卵巢切除导致的骨吸收，降低由睾丸切除导致的骨转换增加，改善坐骨神经切除后骨吸收增加，抑制糖皮质激素治疗后的骨形成减少。在临床上，维生素 K 能维持腰椎骨矿密度，防止年龄相关性骨质疏松病人的骨折，但数据比较有限。有证据表明：在空间飞行期间，给予维生素 K 能够降低骨转换[46-47]。

（4）物理因素

人体对电场非常敏感。低频低强度的电场应用于骨髓培养能抑制破骨细胞招募[48]。在临床医学上已经应用电场帮助骨折愈合。

已经证明低强度（0.25 g，产生小于 5 的应变）高频（30～90 Hz）的机械刺激（振动）可阻止骨丢失和增加骨形成[49-50]。在绝经大鼠骨质疏松模型中，已经证实这种振动波能增加骨量[49]。Rubin 等人[50]给予成年山羊后肢每天低强度高频振动刺激 20 分钟，并持续 1 年，结果显示：和对照组相比，其股骨近端的骨小梁密度增加 34%[50]。因此相关的人体研究也很有前景[51-52]。

1.1.5.2　影响骨吸收的因素

（1）限动

在地球上长期卧床、限动或瘫痪都可以减少骨骼负荷。限动的动物模型研究显示：限动使骨形成减少，骨吸收增加，并持续丢失到稳定水平[53]。有动物研究显示：在骨量稳定到一个较低水平时，限动使骨小梁骨量丢失将近 60%。脊髓损伤病人的研究显示：在达到稳态之前，限动使下肢骨量丢失将近 30%～50%[28,54]。在脊髓损伤将近 16 个月后，骨量才能达到这个稳定水平。

（2）缺血-再灌注

骨灌注对骨转换具有显著效果。过度使用骨能导致应力性骨折。虽然骨负荷能增加骨量，但在某些条件下过度的骨负荷能造成短暂的骨缺血。一旦作用力停止后就会产生一个血液流向缺血区域，这会显著提高骨转换，并伴随着骨量的净丢失。过度使用将会减弱而非增强这一面积，进而容易发生应力性骨折[55]。

（3）激素

缓慢增加的甲状旁腺激素水平提高了骨吸收，这也是发生骨质疏松的原因之一。低钙摄入和低维生素水平能够增加甲状旁腺激素水平。正如前面所述，间断给予甲状旁腺激素也具有合成代谢作用。过多的甲状腺激素是引起骨质疏松的原因之一，但不可能发生在空间飞行过程中。相似的是，过多糖皮质激素也能够明显减少骨形成和产生骨质疏松，但同样不会发生在太空飞行过程中。

（4）饮食因素

高钠盐摄入会造成尿钠排泄，进而增加尿钙排泄。尿钙排泄增加会加重骨丢失。有证据显示高钠摄入会减少髋部的骨量[56]。在空间飞行期间钠摄入已经很高，达到 4g/d[57]。

高蛋白饮食会导致高酸负荷，这可能增加骨性缓冲需求量和加剧高骨量丢失[13]。

1.1.5.3　细胞水平的骨量控制

骨对负荷变化的感知和响应是受一系列复杂的细胞因子和成骨细胞、骨细胞、破骨细胞上的受体调节的。研究这些因子的作用机制对制定有效的对抗防护措施非常重要。

（1）机械负荷的感知

适应不同的负荷条件进行骨量的调整是骨骼感知和响应机械应

变的重要能力。但是应变转换为生物信号的机制尚不清楚。机械应变、压电现象或骨间流体压力是否是骨刺激的主要因素也尚未知晓。这与对抗措施的制定有关，因为锻炼对抗能增强骨骼的应力和应变，但不能重现地球上骨骼中存在的流体静水压梯度。

虽然准确的刺激因素不清楚，但是最近的研究证据表明：在细胞水平上对升高应变刺激的响应可能是通过骨保护素起作用，它能显著地抑制破骨细胞的活性和激活[58]。

（2）骨吸收调节

细胞因子骨保护素（又称破骨抑制因子）及其配体（又称为破骨细胞分化因子或 RANK 配体）的发现使人们能够更好地在细胞水平理解骨吸收的调控过程[59-60]。图 1-2 显示了骨调控细胞因子系统的作用模式。骨保护素配体是刺激破骨细胞产生、正常分化和激活所必需的因子[61]。该配体的作用效应在与骨保护素对抗中保持平衡。该配体和破骨细胞表面受体竞争性地与骨保护素结合。如果给予外源性骨保护素，将抑制破骨分化，显著降低骨吸收。多种钙调

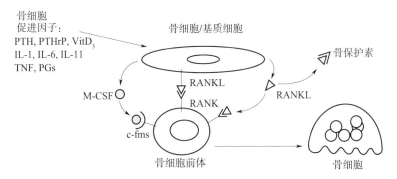

图 1-2　骨保护素及其配体系统的作用示意图

骨保护素配体（又称为 RANKL）刺激骨细胞前体成熟。

骨保护素与 RANKL 结合阻止破骨细胞成熟。过度表达骨保护素的转基因

小鼠发生骨硬化症，因为几乎没有破骨细胞形成。很多刺激破骨细胞

成熟的因素似乎都通过骨保护素配体系统起作用。

图片来源：见参考文献 [123]，《实验室调查》（Laboratory Ivestigation）杂志许可

因子、多肽和类固醇激素都能调控这两种因子的表达。这些因子作为最终的共同效应因子系统调节破骨细胞的形成[61]。

1.2　空间骨丢失

在三次载人天空实验室任务中，对空间钙代谢进行了较为系统的研究[2]。三个乘组分别在空间飞行了 29（天空实验室 - 2）、59（天空实验室 - 3）和 84（天空实验室 - 4）天。乘组人员在飞行前、飞行中、飞行后均参加了失重对钙代谢影响的研究。在其他飞行任务中也进行过相关研究。

1.2.1　骨吸收和形成的标志分子

如图 1 - 3 所示，空间飞行时钙排出量迅速升高，并维持数月。但目前尚不清楚钙排出在整个失重飞行过程中是一直处于高水平状态，还是最终恢复到正常状态。来自俄罗斯长期飞行的有限数据显示：2 人乘组飞行 218 天后钙分泌并未升高[62]。目前尚不知道是钙排出最终恢复到正常状态还是对抗防护措施有效降低了骨丢失。卧床实验和脊髓损伤实验结果表明：空间飞行导致的钙排出增加最终将逐渐消失。

最近采用新的骨吸收标志分子对天空实验室任务保存的尿液样本进行了检测[63]。数据结果显示骨吸收敏感标志物 N - 端肽在整个飞行任务中是升高的。Caillot Augusseau 等人[64]测定了和平空间站 180 天飞行中 C 末端肽的水平，结果显示其一直处于高水平状态。总之，这些研究表明尿钙排出升高是由骨吸收增加所导致的。

骨形成标志物的数据非常有限。180 天和平空间站飞行任务中一个乘员的数据显示：骨形成标志分子——骨钙素水平降低了[64]。动物实验结果显示在失重条件下骨形成受到抑制[65]。

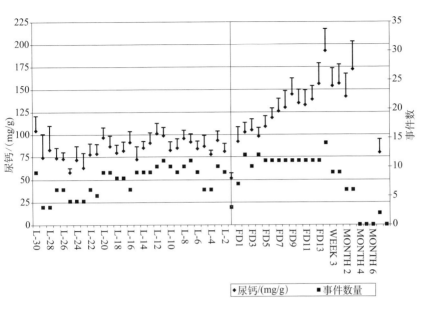

图 1-3　NASA 约翰逊航天中心生命科学部收录的
在空间飞行时检测的尿钙排泄汇总数据

数据来自双子座载人飞船、天空实验室、礼炮空间站、和平空间站和航天
飞机飞行任务。L 代表飞行前的时间（L-30 代表飞行前 30 天）；FD 代表飞行时间。
空间飞行几天内钙排泄显著增加，并在整个飞行期间保持高排泄状态。和平空间站的
217 天长期飞行任务中，2 个数据点显示尿钙排泄没有增加。这是由于航天员的个体差
异，还是先前升高的尿钙水平的逐渐降低，还是对抗措施产生的作用，目前尚不清楚

1.2.2　骨丢失部位

已经有多种技术被用来检测空间飞行后骨量和骨矿含量变化。
图 1-4 显示了和平空间站飞行后骨矿物质变化的汇总数据。这与来
自国际空间站的数据相似[66]。有文献报道在承重骨部位（如髋部）
的骨丢失每月可高达 1.7%；而上肢丢失较少；且有数据显示颅骨质
量增加。总之，空间骨丢失主要聚焦在脊柱下部和下肢；这些部位
在地面上主要起承重作用。但是，目前这些数据显示的是平均结果。
某些个体下降较大，而其他可能很小。这种个体间的较大差异需要

在制定对抗措施时予以充分考虑[67]。

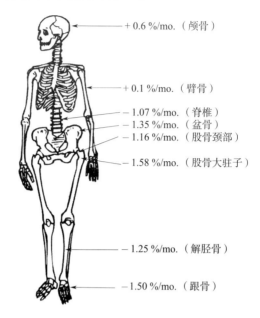

+ 0.6 %/mo. （颅骨）

+ 0.1 %/mo. （臂骨）

− 1.07 %/mo. （脊椎）
− 1.35 %/mo. （盆骨）
− 1.16 %/mo. （股骨颈部）

− 1.58 %/mo. （股骨大驻子）

− 1.25 %/mo. （解胫骨）

−1.50 %/mo. （跟骨）

图 1 - 4　　LeBlanc 等[4]、Oganov 和 Schneider[83]
报道的关于骨丢失率数据汇总图
骨丢失主要发生在下肢，上肢不受影响，头部很可能是增加的

1. 2. 3　甲状旁腺激素和维生素 D

天空实验室任务中的血钙检测结果显示：血钙在正常范围内有
轻微升高。这可能是由于甲状旁腺激素下降所引起的，甲状旁腺激
素的检测数据证明了这一点。在空间实验室生命科学 1 号和 2 号
（分别飞行了 9 和 14 天）和 180 天的和平号空间站飞行任务中，航
天员甲状旁腺激素水平均都下降了[64]。甲状旁腺激素的下降导致维
生素 D 减少，并伴随着钙吸收的下降。

1. 2. 4　空间飞行期间骨负荷

在空间飞行期间航天员使用踏车、功量计和抗阻锻炼设备进行

了锻炼。空间站还提供了绷带和健身器材等。由于采用了锻炼措施，空间飞行期间骨骼负荷不再是零，而是有一定间断性的负荷。地面反作用于足部的力的数据表明，在相同活动条件下，在地面所感受到反作用力的大小高于失重条件下感受到的力。空间飞行中使用的踏车配有绷带以维持乘员与踏车表面的接触，但是活动产生的力仍然低于地面同样活动产生的力。这表明，即使乘员采用对抗锻炼措施，仍然不能产生较高的负荷[68-70]。

1.2.5　空间相关的骨丢失生理学：概要

目前的空间骨丢失数据显示，空间飞行中，航天员的骨吸收增加且骨形成下降，而且这种现象主要发生在承重骨部位和甲状旁腺激素下降部位。这些变化与限动和脊髓损伤患者中观察到的现象相似。这些数据是令人鼓舞的，因为这说明其他领域的研究也可应用于空间飞行，反之亦然。

1.3　空间骨丢失的防护

限动和脊髓损伤的数据显示，骨量一旦发生丢失将很难恢复。在一项脊髓损伤恢复病人的研究中，在损伤 1 年后骨骼也未得到完全恢复[8]。空间飞行数据也显示，航天员的骨丢失恢复同样缓慢[6-7]。骨骼可能恢复，但所需时间要比飞行时间更长，而且并不能完全恢复。

这提示了空间飞行中防止骨丢失将比飞行后恢复更重要。如果飞行中骨丢失能得到有效抑制，这将减少飞行后的恢复量，并且能够延长在轨飞行时间。

1.3.1　钙和维生素 D

空间飞行器内较低的光照可能导致维生素 D 形成减少。由于甲状旁腺激素受到抑制，维生素 D 转化率就降低。较低的维生素 D 水平影响钙吸收。为了确保维生素 D 缺乏或者低钙饮食不加重钙从骨中丢失，从食物中摄入足量的维生素 D 和钙是必要的。虽然每天 400 国际单位的维生素 D 足以维持大部分人的骨骼健康，但是在缺乏日照的条件下，每天 600～800 国际单位的维生素 D 才足以维持骨骼健康[71]。目前尚不清楚口服维生素 D3 是否比饮食中补充维生素 D2 更有效。

至少在 1 次卧床实验中，补充的钙降低了卧床期间的钙负平衡。达到这种效果需要约 1 000 mg 的纯钙（通常以碳酸钙形式补充，其含钙量是 40%），因此在长达 360 天空间站飞行中推荐使用该剂量[9]。柠檬酸钙由于具有较好的口服吸收效果，因此可作为首选的口服剂[72]。

补充钙和维生素 D 时引起的一个令人担心的问题是，由于骨骼去负荷导致高血钙，如果再额外摄入钙可能加重高血钙和增加肾结石形成的风险。但多项研究证明情况并非如此[73]。尽管口服高剂量的钙和维生素 D 能够治疗绝经后的骨质疏松症，但在该方案治疗患者中没有发现肾结石形成。可能的原因是，钙可能在肠中结合了草酸盐，降低了草酸的吸收。因为草酸盐是形成草酸钙结石所必需的。减少草酸盐吸收就可降低肾结石形成的风险，从而克服钙摄入过多而使肾结石形成风险升高的问题[74]。为了获得这种效果，空间飞行期间必须通过饮食补充钙。

1.3.2 锻炼抑制骨丢失

锻炼防护已经在卧床实验中进行研究，并且成为现行对抗措施的一部分。在众多卧床实验研究中发现，锻炼并不能完全抑制骨丢失[75]。目前也收集了在空间飞行期间参与锻炼对抗的乘员的骨丢失数据。目前国际空间站的对抗措施为每周 6 天、每天 2.5 小时的对抗锻炼和有氧运动（见表 1-1）。

表 1 - 1　长期空间飞行期间日常运动锻炼对抗措施

每周 6 天、每天 2.5 h，包括安装和准备时间（每次 10 min），冷静和个人卫生时间（每次 20 min），有氧和无氧运动时间（每次 30 min）以及抗阻运动时间（60 min）

第 1 天：60 min 下肢抗阻运动；30 min 踏车

第 2 天：60 min 下肢抗阻运动；30 min 踏车

第 3 天：60 min 下／上肢抗阻运动；30 min 自行车

第 4 天：60 min 下肢抗阻运动；30 min 踏车

第 5 天：60 min 下肢抗阻运动；30 min 踏车

第 6 天：60 min 下／上肢抗阻运动；30 min 自行车

第 7 天：主动休息

随着锻炼时间的增加，每次参加之前可能强化训练

健康评估之前的 24 h 不进行任何锻炼

　　飞行实验数据显示骨丢失主要发生在下肢和后背下部（见图 1 - 4），这些部位也是在地球上正常活动时实际承受负荷的部位（见图 1 - 5）。因此为了防止骨丢失，任何锻炼对抗措施应该聚焦于下肢和后背下部。锻炼增加骨量的研究说明，冲击负荷比静态负荷更重要[23]。举重和体操运动员比跑步和游泳运动员具有较高的骨量[21]。

1.3.2.1　髋部负荷

　　一个需要抑制骨丢失的重要部位是髋部。到目前为止，所发现的空间飞行期间骨丢失的最大部位是髋部[4]。在地面上，步行或者跑步给髋部施加了巨大负荷。步行时髋部关节部位受力最大，可达体重的 3～4 倍，而慢跑时可达 5.5 倍，障碍跑时可高达 8.7 倍[76]。失重条件下，锻炼运动时也不能产生负荷。

　　利用假体可直接测定在不同活动过程中髋关节的接触压力。这些研究提供了令人惊讶的结果。Strickland 等人[31] 的研究显示，在康复期病人进行仰卧等长外展（Supine isometric abduction）时髋关节承受的压力峰值（3.78 mPa）与步行时产生的压力（3.64 mPa）相当。Hodge 等人[77] 利用可测量的髋部假体，测定了从坐姿到站立时的最大压力，可达 7.14 mPa；超过了步行时测定的压力值。这些研究得出的结论是：肌肉收缩力是髋部负荷的重要组成部分，而且能超出体重产生的负荷。在一项脊髓损伤病人的研究中，一个保留

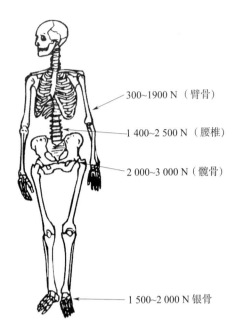

300~1900 N（臂骨）

1 400~2 500 N（腰椎）

2 000~3 000 N（髋骨）

1 500~2 000 N 银骨

图 1 - 5　Lindh[78] 和 Hall[76] 报道的下肢负荷的评估数据

为了得到以牛顿为单位的统一数据，测量对象体重为 70 kg。

数据显示 1 g 条件下髋部、背部下部和腿部承重较多

　　髂腰肌并能弯腰的病人维持了髋部骨量，这表明肌肉力量在维持骨量中具有重要作用[28]。

　　这些结果对空间飞行期间对抗防护措施的制定和应用具有重要的指导意义。失重下采用甲胄提供负荷的踏车跑步可能并不是有效的维持髋部骨量的方式。虽然踏车跑步提供了频繁的反复负荷并能有效维持有氧活性，但并不能提供最高的髋部负荷。外展、内展和下蹲等短时间高负荷运动可提供高峰值的髋部负荷和提供有效的合成代谢刺激。

1.3.2.2　腰椎负荷

　　在 1 g 条件下，70 kg 男性站立时其第三腰椎负荷大约是 70 kg；在放松静坐时负荷升高 75%。弯腰或旋转时同样使得负荷更高。在

失重条件下，椎骨去负荷，椎骨伸展，某些椎骨肌肉萎缩。即使在短期飞行后，后背固有肌肉也有明显的萎缩[79-80]。

Biering Sorensen 等人[27-28]发现，在脊髓损伤病人中，下肢骨量明显丢失，但是腰椎骨量没有发生变化。他们认为这是由于病人的大部分时间都是坐在轮椅上的，受到重力负荷的影响。由此可见，腰椎承受的坐姿重力负荷是非常重要的。但是目前还不清楚能够维持腰椎骨量的最小负荷是多少。卧床实验证明，每天站立几小时能显著降低卧床期间的钙丢失[81-82]。在失重条件下提供这种负荷也是非常困难的。相关问题是，短时间较高负荷是否能提供与长时间较低负荷对骨的相同保护效果。另外，肌肉负荷对维持椎骨骨量的作用也不清楚。椎骨伸展运动是否有助于保护肌肉和骨量也不清楚，但这可能是比较合理的方法。

1.3.2.3　股骨负荷

股骨颈和膨大的转子在上述髋部负荷重的讨论中已经考虑过了。这些股骨部位在空间飞行后表现出显著的骨丢失。股骨轴部主要由皮质骨构成，在长期空间飞行后骨量丢失最少（4～6 个月飞行后丢失约 1.6%）[83]。在脊髓损伤中股骨轴部骨矿物质也发生丢失，但是比其他下肢部位需要更长的时间才能发生[28]。然而，最终脊髓损伤病人的骨股轴部骨矿物质稳定在正常值的 75%[27]。哪一种运动能更有效地抑制股骨丢失还不清楚。

1.3.2.4　胫骨负荷

据报道，在 1 g 条件下，在步行时股骨与胫骨衔接部位承受的压力是体重的 3 倍，在爬楼梯时可高达 4 倍[76]。主要由骨小梁和皮质骨组成的胫骨近端在空间飞行一个月后，骨丢失达 1.25%（见图 1-2）。脊髓损伤病人中胫骨近端的骨丢失持续发生，一直达到正常值的 40%～50% 左右才能停止[28]。负荷条件下的下蹲运动有助于抑制或改善这种骨丢失。

1.3.2.5　跟骨负重

1 g 重力环境下的奔跑运动会对脚部产生相当于 2～3 倍体重的

地面反作用力。在 1 g 重力环境下，每天的坐立和行走都产生地面反作用力。这样的负荷过程在太空中是难以复制的。在脊髓损伤病人中，跟骨骨量在损伤后迅速下降。而体操运动员的跟骨骨密度是增加的[85]。来自体操运动员的研究数据说明，负荷峰值——而不仅仅是负荷次数——对增加跟骨骨量是非常重要的。在太空中，冲击负荷对于维持跟骨骨矿物十分重要。

1.3.3　药物抑制骨丢失

相当多的证据显示，空间骨丢失是由于骨吸收增加而骨形成减少引起的；因此，无论是减少骨吸收或增加骨形成的药物都能有效抑制骨丢失。正如本章开头提到的，脊髓损伤康复研究得到的一个关键结论是，在限动开始时就要尽量减少骨丢失，以防止持久性丢失而导致后期只能部分恢复的情况发生。空间飞行之初，骨量通常是充足的，因此没有必要进一步增加骨量。然而在骨骼去负荷发生后，为了防止骨丢失就要采取措施。多种药物可有效减少骨吸收或增加骨形成。一些有效防止空间骨丢失的药物列在表 1 - 2 中。

表 1 - 2　空间防止骨丢失的潜在药物

药物	剂量	优势	缺点	参考文献
胺丁羟磷酸盐	10～20 mg/d	在限动实验中起作用	食管炎，吸收较差	[90]
唑来膦酸	静脉注射，每 3 个月注射一次（0.5 mg）、每 6 个月注射一次（2 mg）或每年注射一次（4 mg）	不用频繁使用，可每年使用一次	非口服，长期效应还不清楚	
甲状旁腺激素	每天静脉注射 200 国际单位	对抗空间飞行期间的低甲状旁腺激素问题	数据有限，非口服，骨肉瘤的风险	[39，116]
雷洛昔芬	每天 60 mg	低脂，可以预防乳腺和前列腺癌	数据有限，血栓性静脉炎	

续表

药物	剂量	优势	缺点	参考文献
氢氯噻嗪	12.5～25 mg/d	预防肾结石	限动实验数据有限，可导致高钙血症	[104]
柠檬酸钾	25～30 毫克当量	预防肾结石	限动实验数据有限	[13]
维生素 D	每天 600 国际单位	避免因缺乏加重空间骨丢失	过量使用会导致高钙血症	[117]
钙	每天 1 000～1 200 mg	避免因缺乏加重空间骨丢失	和维生素 D 过度使用会导致高钙血症	[41]
他汀类药物	多种方式	可增加骨量	没有临床数据，非骨特异性	[111]

1.3.3.1　双磷酸盐类药物

双磷酸盐类药物（依替磷酸钠、阿仑磷酸钠、氨羟二磷酸二钠、利塞膦酸钠、替鲁磷酸钠、唑来磷酸钠）类似焦磷酸盐类药物；它们与骨基质中的羟基磷灰石结合，能抑制破骨细胞的骨吸收。早期的双磷酸盐类药物，如依替磷酸钠，如果每天给药会损害骨矿化；而新型双磷酸盐类药物，如阿仑磷酸钠、唑来磷酸钠，能更有效地抑制骨吸收并且不影响骨矿化。双磷酸盐类药物也能阻碍胆固醇合成的中间步骤，而胆固醇对于破骨细胞功能是必需的[86]。

在肢体限动或卧床期间，双磷酸盐类药物能有效抑制骨丢失[87-90]。将阿仑磷酸钠用于治疗绝经后骨质疏松症时，其效果超出了只将其作为骨吸收抑制剂的效果。一旦骨吸收区域被填充，骨量就不会进一步增加。然而，持续使用阿仑磷酸钠会继续增加骨量。刺激夜间甲状旁腺激素释放，可能是其一种潜在的机制[91]。目前尚不知道在空间飞行或肢体限动时，阿仑磷酸钠是否也具有该效果。最近也有证据显示，双磷酸盐类药物也可抑制成骨细胞及骨细胞的凋亡，从而具有促进合成代谢的作用[92]。

尽管双磷酸盐类药物有较好效果，但它们也有一些缺点[93]。跟其他双磷酸盐类药物一样，口服阿仑磷酸钠会引起上消化道粘膜的局部刺激[94]。因此，需要与 6~8 盎司（1 盎司＝28.35 克）的水一起服用，并且患者服用后需要至少站立 30 min，直到进食后将药物运送到胃中。服药后的站立要求在空间飞行过程中是无法实现的。口服阿仑磷酸钠在胃肠道中的吸收率非常低（<1%），并且受食物、饮料或其他药物的严重破坏[95-96]。患者服药前必须整夜禁食，并且服药后 30 min 内不得进食、饮水。男性和女性的口服阿仑磷酸钠的生物利用率是相同的。现在仍不知道失重是否会进一步影响药物的吸收。氨羟二磷酸二钠和唑来磷酸钠通过静脉注射给药，可以避免吸收的问题。例如，唑来磷酸钠可每年注射一次。

双磷酸盐类药物一旦被吸收，就不会被代谢。它们快速从血浆中清除（<2 h）并沉积在骨中（20%~80%），剩余的经尿液排出。骨骼的半衰期很长，以数年计。因为双磷酸盐类药物相对而言是种新药，它们的长期安全性还不知道。目前尚不知道在空间飞行期间的正常人体中能否长期抑制骨吸收。然而，在动物研究中，阿仑磷酸钠并不影响骨折修复或正常的骨重建[97]。一些长期使用双磷酸盐类药物治疗的患者，在拔牙后会发生颌骨坏死[98]。目前仍不清楚长期缓慢抑制骨更新是否导致骨响应骨损伤的能力减弱，这是值得关注的问题。

给予绝经妇女不同剂量（1~40 mg）的阿仑磷酸钠的治疗，骨矿密度的检测结果显示的最佳剂量为 10 mg[99-101]。但是防止空间骨丢失的剂量仍未确定。

1.3.3.2 噻嗪类利尿剂

噻嗪类利尿剂（氢氯噻嗪、氯噻酮）通常并不用于防治骨丢失，而被用于防治肾结石。它们能显著减少尿钙排泄，从而降低结石风险。然而，一些研究表明，噻嗪类药物同样能影响骨骼。噻嗪类利尿剂对抗骨丢失的数据主要来自流行病学、回顾分析或解剖研究。对所有噻嗪类药物研究分析显示，使用噻嗪类药物的患者骨折风险降低了 20%[102]。纵向研究显示，服用氢氯噻嗪的男性，极大地降低了骨丢失速率（桡骨降低 29%，髋骨降低 49%）[103]。老年人随机服用 2 种剂量噻嗪类药物的初步实验数据表明，氢氯噻嗪能防止骨丢失[104]。噻嗪类药物防止骨丢失的一个可能机制是，它减少了钙排泄。然而，一些证据显示，噻嗪类药物能直接作用于成骨细胞[105]，促进合成代谢。空间飞行或肢体限动期间，氢氯噻嗪防止骨丢失的作用仍有待详细研究。

氢氯噻嗪能被肠胃很好地吸收。在 2 h 内就开始利尿，4 h 达到峰值，并持续将近 6~12 h[106]。治疗高血压或肾结石时，氢氯噻嗪用药剂量从每天一次 12.5 mg，到每天两次 50 mg[106-108]。噻嗪类药物最主要的副作用是低钾血症；它通过改变细胞内 pH 值，导致肾脏柠檬酸盐重吸收增强并减少尿液柠檬酸盐排泄。尿液柠檬酸盐的减少对于防止肾结石是不利的。因此，噻嗪类药物通常与柠檬酸钾联用，从而取代钾并补充尿液中的柠檬酸。

噻嗪类利尿剂已经在临床上使用了将近 40 年。它的副作用是比较清楚的[107]，包括低钠血症、低钾血症、高尿酸血症、高血糖及偶发高钙血症。肾结石复发患者将长期服用噻嗪类药物，Yendt 和 Cohanim 等人[108]报道了给 376 位肾结石患者服用噻嗪类药物的经验。10% 的受试者因副作用而停药。他们中最普遍的给药剂量是每天两次 50 mg。疲劳、能量损耗和嗜睡是导致噻嗪类药物停用的最主要副作用。Yendt 和 Cohanim 的病人中有 6 个出现高钙血症，2 个出现甲状旁腺功能亢进。在空间飞行中，噻嗪类药物是否会导致高钙血症仍然未知。

尽管噻嗪类药物用于空间飞行有一些缺点（如利尿，可能导致高钾血症、高钙血症），但它们在地面上的使用非常普遍，并可能成为治疗航天员高血压的药物之一。

1.3.3.3　柠檬酸钾

柠檬酸钾经常与噻嗪类利尿剂联用来防治肾结石。柠檬酸代谢生成碳酸氢钠，并提供碱用以碱化尿液，帮助中和内源性产生的酸。

尽管柠檬酸钾主要用于肾结石防治，一些证据显示它也能用于防止骨丢失。Sebastian 等人[13]发现给绝经后骨质疏松的妇女服用柠檬酸钾，能改善钙平衡，减少骨吸收并增强骨形成。他们认为，柠檬酸钾能中和内源性酸，从而减少酸对骨的侵蚀，预防了骨丢失。

在空间飞行中，由于大多数飞行舱中的高浓度二氧化碳会造成低程度的慢性呼吸性酸中毒。目前已有理论支持中和酸可帮助对抗骨丢失的报道。然而，地基实验表明，呼吸性酸中毒对骨造成的影响远比代谢性酸中毒造成的影响小[16]。

目前仍没有柠檬酸钾对肢体限动引起的骨丢失的作用的相关研究。

1.3.3.4　选择性雌激素受体调节因子

雌激素对骨有益，且对男性和女性都十分重要。然而，雌激素充足的男性或女性使用雌激素将产生严重的副作用。与雌激素不同的是，选择性雌激素受体调节因子或 SERM（如他莫昔芬、托瑞米芬、雷洛昔芬）组成复合物，在不同组织或激素环境下可作为雌激素受体的激动剂或拮抗剂。雷洛昔芬能增加绝经后妇女的骨量，同时不会像雌激素那样对乳腺和子宫内膜有副作用[109]。尽管雷洛昔芬已经被用于男性[110]，但仍未有证据显示它能增加男性骨量或能治疗肢体限动引起的骨质疏松。

没有证据显示，雌激素在空间飞行引起的骨丢失中起作用。因此激活骨中的雌激素受体是否有效仍然未知。尽管这些药物，如雌激素的人体容忍性好，但它们提高了血栓性静脉炎的风险。这在空间飞行中将是非常严重的副作用。

1.3.3.5　他汀类药物

最近的证据显示：他汀类药物（洛伐他汀、辛伐他汀、普伐他汀、阿托伐他汀）除了能降低血清胆固醇外，可能对骨也起作用。动物实验显示，他汀类药物能增强骨形成[111]。流行病学研究表明，服用他汀类药物的患者骨折风险降低[112-115]。尽管这类促进骨形成的药物将对空间飞行期间的使用具有很强的吸引性，但目前仍没有他汀类药物在卧床实验等模拟空间飞行实验中应用的数据。

1.3.3.6　甲状旁腺激素

使用甲状旁腺激素能增加骨质疏松病人的骨量[39]。在大鼠肢体限动实验中，甲状旁腺激素同样能有效维持骨量[116]。甲状旁腺激素具有促进骨骼合成代谢的作用；它也能促进肾对钙的重吸收，并提高 1, 25-二羟维生素 D 的合成。因为空间飞行伴随着甲状旁腺激素降低，使用甲状旁腺激素治疗可能更具有生理意义[117]。甲状旁腺激素可刺激骨形成，增加维生素 D 合成并刺激钙重吸收。使用甲状旁腺激素治疗最主要的风险是引发骨肉瘤。而这种情况若在空间飞行期间发生，将会是毁灭性的并发症[82]。

1.3.4　人工重力

骨生理学的知识和理解用来减少骨丢失的物理因素、饮食和药理学方法对于即将进行空间飞行的航天员来说是十分重要的。另一个阻止空间骨丢失的方法是提供人工重力，维持像在地面一样的骨骼负重。这可以通过 2 种方式实现：一种方法是使整个飞船旋转，并提供持续的人工重力（该方法在 2001 年的电影：A Space Odyssey 中被使用）；另一种方法是在飞船上装上一个设备，能间歇性旋转航天员。这些方法都将在第 4 章中讨论。现在科学家正在研究空间飞行期间制造间歇性人工重力的最佳水平和最佳时间的确定问题。间歇性人工重力很可能是有效的，因为卧床实验期间的短时间站立能减少钙排泄。

1.4　空间骨丢失的监测

迄今为止，大多数空间钙代谢的研究都涉及了在空间收集样品，在地面进行分析的过程。然而，在长期空间飞行中，乘组医疗人员和乘组成员需要在飞行过程中获得信息来评估他们使用的防护措施是否有效。尽管骨量变化是一个关键参数，但当前的检测技术，如双能 X 射线吸收骨密度检测，其灵敏度不足以检测微小变化，不能提供实时信息来评估对抗措施的有效性。

因此，两个基本要求是：1）检测血钙和电解质，这是由于一些能抑制骨丢失的有效药物会改变血钙和电解质水平；2）能监控骨吸收，更希望能在血液或尿液中检测骨量（或骨密度）、骨形成或骨吸收标志分子。

1.4.1　血钙检测

在目前的空间设备中已经有检测血钙的装置。便携式临床血液分析仪已装备在航天飞机和国际空间站上[118]。从该设备获得的数据显示空间飞行降低了钙离子。目前还有待确认这个出乎意料的发现。测量电解质和血液其他指标的设施已经成为和平空间站和国际空间站的一部分，这将在第 12 章中讨论。

1.4.2　骨吸收监控

目前有很多骨形成和骨吸收的生化指标被用于监控骨质疏松治疗[119]。大多数试剂盒检测需要实验室设备的支持。检测骨丢失最简单的方法是在整个飞行的不同时间点监测尿钙排泄。尿钙非常容易检测并已经作为研究卧床时骨丢失的标记分子[2,81]。尽管尿钙排泄受饮食影响，但临床上使用 24 h 钙监控来观察频繁患上肾结石的病人已经获得成功。即使在没有饮食控制的情况下，它也能连续获得一段时间内的尿钙值[120]。在肾结石患者中，如果尿液参数保持在可接受范围内，那么结石一般不太可能复发。在空间飞行中可使用该方法。如果飞行时尿钙能一直接近在飞行前水平，那么严重的骨吸收将不会发生。在它成为空间使用的可靠方法之前，必须建立验证过程和规范化的数值。同样，对于其他标记分子（如 N-端肽）的检测将进一步确认尿钙结果。

随着技术的发展将会出现更好的分析仪器。微型质谱仪使检测尿液和血液中各种重要的生化标志分子成为可能。此外，采用超声技术检测骨量和骨密度将帮助评估对抗防护措施的有效性[121]，如果超声能检测髋骨而不仅仅是脚跟。超声检测的跟骨参数与空间髋骨骨量丢失没有相关性[66]。

1.5　基于现有知识的建议

空间飞行中的骨丢失对抗防护措施必须个性化。由于基因、物理或环境因素的综合影响，不同航天员的骨丢失量存在显著差异。当然，他们的任务也是不同的。在一些任务中，航天员能有大量时间来进行对抗防护锻炼。而另一些则因设备问题或日程紧凑，对抗防护措施的执行会有所偏差。这些事实表明，为所有航天员制定统一的方案并不可行。对抗防护措施必须具有一定的灵活性。这种灵活性可体现在：1）监控骨丢失的能力；2）针对某个航天员制定各种潜在的干预措施。通过这些方法，监测飞行期间航天员状态，并随时调整对抗防护程序、饮食或药物等措施能将骨丢失降到最低。

总的来说，应避免使用药物。特别是在长期飞行中，航天员无法处理严重的副作用或不良反应。如因阿仑磷酸钠引起的糜烂性食管炎或 SERM 引起的血栓性静脉炎，这将是空间飞行期间的一个重要问题。尽管这样，在对抗防护过程中也应该包括药物使用。如果监控显示尿钙水平高且不下降，使用药物可能是预防肾结石形成和严重骨丢失的最佳选择。不同的饮食和物理因素对空间飞行期间的骨量维持也十分重要。以下的建议有助于确认肾结石的形成或骨丢失并不影响空间任务执行。

（1）航天员选拔

患有遗传学高钙尿症的人难以进行长期的空间飞行。同样地，先天性骨质疏松或飞行前骨量低的航天员在长期失重飞行情况下会发展成严重的骨质疏松。而患有复发性草酸钙结石的人，在空间飞行时患上肾结石的风险较高。没有这些病症的人将是航天员的优秀候选人。是否基于遗传测试结果或以证实的临床发现相反的例子来选拔航天员仍有争议（在第 12 章讨论）。对于长期空间飞行，如火星飞行，采用保守的方法（使用遗传测试结果，即使它们的重要性尚不完全清楚）可能更有意义。

（2）饮食干预

对骨骼健康有益的最佳饮食是低钠盐、高钙及富含蔬菜蛋白。动物蛋白会产生酸负荷，这必须要被中和；而高钠盐摄入增加了钙排泄。每天摄入的钙应维持在 1 000～1 200 mg。肢体限动实验显示钙能降低骨丢失。同样，饮食中的钙能减少骨钙消耗以维持体内稳态。飞行舱中的低光照环境，使得每天必须摄入 600 国际单位维生素 D 来确保有充足的维生素。航天员同样不能缺乏维生素 K。每天服用的维生素 K 超出最大剂量是否会对骨形成更有益仍不清楚。食谱中包含大量豆类食品也很重要。

（3）锻炼

锻炼措施应聚焦在下肢高冲击负荷上。下蹲、大腿外展和大腿内收运动应该在负重下进行。在负重下进行脊椎扩展可维护背部肌肉。应该优化踏车锻炼以维持有氧锻炼；激烈的对抗运动和撞击锻炼可用于维持骨量。使用微型设备（Strap、Thera - Band）进行简单姿势肌肉的等长锻炼已经在失重状态下的 KC - 135 飞行器上得到证实。整天进行包括激烈活动在内的多个锻炼项目比在一段时间集中进行一项锻炼更有效。振动也是个非常有吸引力的对抗措施，但还有待进一步研究。使航天员持续接触振动平台（可能使用橡皮绳或下肢负压）的方案已经设计出来。

（4）药物干预

使用柠檬酸钾风险低，它在地面或国际空间站已用于防治肾结石。在长期空间飞行中使用也非常有意义。药物的使用可分成 2 大类：一类降低骨吸收，另一类增加骨形成。如果选择抗骨吸收类药物，那么有 2 种服药方法，或口服，或进行静脉注射。例如，唑来磷酸钠可在飞行前进行静脉注射，其效果能持续 1 年。但问题是服用双磷酸盐类药物对健康人的长期影响尚不清楚；在尚未证明其他方法是否有效维持骨量的情况下，失重状态下航天员已经在服用药物了。只有在需要的时候才口服双磷酸盐类药物并在不需要时中止。但这样可产生糜烂性食道炎的风险。重组人甲状旁腺激素（特立帕肽或 hPTH）也可考虑用于在空间增强骨形成。尽管它有良好的耐受性，但仍有少量报道表明使用该药物会引发骨肉瘤。

（5）人造重力

间歇性使用人造重力可能比锻炼更有效，且不会有药物副作用。是否使用持续性人造重力应在任务设计的早期就确定。人造重力的使用可能会导致运动病，关键在于使用方法（在第 9 章中讨论）。

（6）监控

通过监控尿钙排泄和血钙水平来反映对抗措施的有效性。飞船上的监控能力越强（如检测骨损坏标记的能力），对抗防护措施的灵活性就越强。航天员处在月球（地球的 1/6 重力）或火星上（地球的 1/3 重力）时，监控仍是需要的，因为我们不清楚月球或火星上的重力是否足够维持骨量。一个好的监控程序能检测任何程度的骨丢失，并允许航天员及时采取对抗措施。

参 考 文 献

[1] Lebedev, V., Diary of a Cosmonaut: 211 Days in Space, D. Puckett and C. W. Harrison, eds. 1988, PhytoResource Research, College Station, TX.

[2] Whedon, G. D., et al., Mineral and nitrogen metabolic studies on Skylab orbital space flights. Transactions of the Association of American Physicians. 1974. 87: 95 - 110.

[3] Whedon, G. D., Disuse osteoporosis: physiological aspects. Calcified Tissue International, 1984. 36 (Suppl 1): S146 - 50.

[4] LeBlanc, A., et al., Bone mineral and lean tissue loss after long duration spaceflight. Bone, 1996. 11: S323.

[5] Grigoriev, A. I., et al., Clinical and physiological evaluation of bone changes among astronauts after long - term space flights. Aviakosmicheskaia i Ekologicheskaia Meditsina, 1998. 32 (1): 21 - 25.

[6] Linenger, J. M., Off the Planet. 2000, McGraw - Hill, New York.

[7] Tilton, F. E., J. J. Degioanni, and V. S. Schneider. Long - term follow - up of Skylab bone demineralization. Aviation, Space, and Environmental Medicine. 1980. 51: 1209 - 13.

[8] Wilmet, E., et al., Longitudinal study of the bone mineral content and of soft tissue composition after spinal cord section. Paraplegia, 1995. 33 (11): 674 - 77.

[9] Weaver, C. M., A. LeBlanc, and S. M. Smith, Calcium and related nutrients in bone metabolism, in Nutrition in Spaceflight and Weightlessness Models. H. W. Lane and D. A. Schoeller, eds. 2000, CRC Press, Boca Raton, FL, pp. 179 - 96.

[10] Lemann, J. and M. J. Favus, The intestinal absorption of calcium, magnesium and phosphorus, in Primer on the Metabolic Bone Diseases and Disorders of Mineral Metabolism, M. J. Favus, ed. 1999, Lippincott Williams and Wilkins. Philadelphia. pp. 63 - 67.

［11］ Holick, M. F. , Vitamin D: Photobiology, metabolism, mechanism of action, and clinical applications, in Primer on the Metabolic Bone Diseases and Disorders of Mineral Metabolism, M. J. Favus, ed. 1999, Lippincott Williams and Wilkins. New York, pp. 92 - 98.

［12］ Bushinsky, D. A. , et al. , Decreased potassium stimulates bone resorption. American Journal of Physiology, 1997. 272 (6 Pt 2): F774 - 80.

［13］ Sebastian, A. , et al. , Improved mineral balance and skeletal metabolism in postmenopausal women treated with potassium bicarbonate. New England Journal of Medicine, 1994. 330 (25): 1776 - 81.

［14］ Drummer, C. , et al. , Effects of elevated carbon dioxide environment on calcium metabolism in humans. Aviation, Space, and Environmental Medicine. 1998. 69 (3): p. 291 - 98.

［15］ Messier, A. A. , et al. , Calcium. magnesium, and phosphorus metabolism, and parathyroid - calcitonin function during prolonged exposure to elevated CO_2 , concentrations on submarines. Undersea Biomedical Research, 1979. 6 (Suppt): S57 - 7.

［16］ Bushinsky, D. A. . Acidosis and bone. Mineral and Electrolyte Metabolism, 1994. 20 (1 - 2): 40 - 52.

［17］ Coe, F. L. , J. H. Parks, and J. R. Asplin, The pathogenesis and treatment of kidney stones. New England Journal of Medicine, 1992. 327: 1141 - 52.

［18］ Boyden, L. M. , et al. , High bone density due to a mutation in LDL - receptor - related protein 5. New England Journal of Medicine, 2002. 346 (20): 1513 - 21.

［19］ Judex, S. , L. R. Donahue, and C. Rubin, Genetic predisposition to low bone mass is paralleled by an enhanced sensitivity to signals anabolic to the skeleton. FASEB Journal, 2002. 16 (10): 1280 - 82.

［20］ Frost, H. M. , Bone "mass" and the "mechanostat": a proposal. Anatomical Record, 1987. 2119 (1): 1 - 9.

［21］ Nilsson, B. E. and N. E. Westlin, Bone density in athletes. Clinical Orthopaedics and Related Research, 1971. 77: 179 - 82.

［22］ Uusi - Rasi, K. , et al. , Long - term recreational gymnastics, estrogen use, and selected risk factors for osteoporotic fractures. Journal of Bone and Mineral Research, 1999. 14 (7): 1231 - 38.

[23] Taaffe, D. R. , et al. , High - impact exercise promotes bone gain in well - trained female athletes. Journal of Bone and Mineral Research, 1997. 12 (2): 255 - 60.

[24] Huddleston, A. L. , et al. , Bone mass in lifetime tennis athletes. Journal of the American Medical Association, 1980. 244 (10): 1107 - 9.

[25] Bevier, W. C. , et al. , Relationship of body composition, muscle strength, and aerobic capacity to bone mineral density in older men and women. Journal of Bone and Mineral Research, 1989. 4 (3): 421 - 32.

[26] Orozco, P. , and J. M. Nolta, Associations between body morphology and bone mineral density in premenopausal women. European Journal of Epidemiology, 1997. 13 (8): 919 - 24.

[27] Biering - Sorensen, F. , H. Bohr, and O. Schaadt, Bone mineral content of the lumbar spine and lower extremities years after spinal cord lesion. Paraplegia, 1988. 26 (5): 293 - 301.

[28] Biering - Sorensen, F. , H. H. Bohr, and O. P. Schaadt, Longitudinal study of bone mineral content in the lumbar spine, the forearm and the lower extremities after spinal cord injury. European Journal of Clinical Investigation, 1990. 20 (3): 330 - 35.

[29] Krebs, D. E. , et al. , Hip biomechanics during gait. Journal of Orthopaedic and Sports Physical Therapy, 1998. 28 (1): 51 - 59.

[30] Schultheis, L. , The mechanical control system of bone in weightless spaceflight and in aging. Experimental Gerontology, 1991. 26 (2 - 3): 203 - 14.

[31] Strickland, E. M. , et al. , In vivo acetabular contact pressures during rehabilitation, Part I: Acute phase. Physical Therapy, 1992. 72 (10): 691 -99.

[32] Anderson, F. H. , et al. , Androgen supplementation in eugonadal men with osteoporosis: effects of six months' treatment on markers of bone formation and resorption. Journal of Bone Mineral Research, 1997. 12: 472 - 78.

[33] Bikle, D. D. , et al. , The molecular response of bone to growth hormone during skeletal unloading: regional differences. Endocrinology, 1995. 136 (5): 2099 - 109.

[34] Marcus, R. , Recombinant human growth hormone as potential therapy for

osteoporosis. Bailliere's Clinical Endocrinology and Metabolism, 1998. 12 (2): 251 - 60.

[35] Bateman, TA., et al., Histomorphometric, physical, and mechanical eff - ects of spaceflight and insulin - like growth factor - I on rat long bones. Bone, 1998. 23 (6): 527 - 35.

[36] Dempster, D. W., et al., Anabolic actions of parathyroid hormone on bone. Endocrine Reviews, 1993. 14: 690 - 709.

[37] Canalis, E., J. M. Hock, and L. G. Raisz, Anabolic and catabolic effects of parathyroid hormone on bone and interactions with growth factors, in The Parathyroids, J. P. Bilezikian, M. A. Levine, and R. Marcus, eds. 1994, Raven Press, New York, pp. 65 - 82.

[38] Deal, C., The use of intermittent human parathyroid hormone as a treatment for osteoporosis. Current Rheumatology Reports 2004. 6 (1): 49 - 58.

[39] Quattrocchi, E., and H. Kourlas, Teriparatide: a review. Clinical Therapeutics 2004. 26 (6): 841 - 54.

[40] Thomas, T, et al., Ineffectiveness of calcitonin on a local - disuse osteoporosis in the sheep: a histomorphometric study. Calcified Tissue International, 1995. 57 (3): 224 - 28.

[41] Hantman, D. A., et al., Attempts to prevent disuse osteoporosis by treatment with calcitonin, longitudinal compression and supplementary calcium and phosphate. Journal of Clinical Endocrinology and Metabolism, 1973. 36 (5): 845 - 58.

[42] Tham, D. M., C. D. Gardner, and W. L. Haskell, Clinical review 97: Potential health benefits of dietary phytoestrogens: a review of the clinical, epidemiological, and mechanistic evidence. Journal of Clinical Endocrinology and Metabolism, 1998. 83 (7): 2223 - 35.

[43] Potter, S. M., et al., Soy protein and isoflavones: their effects on blood lipids and bone density in postmenopausal women. American Journal of Clinical Nutrition, 1998. 68 (6 Suppl): 1375S - 79S.

[44] Gennari, C., et al., Effect of ipriflavone - a synthetic derivative of natural isoflavones - on bone mass loss in the early years after menopause. Menopause, 1998. 5 (1): 9 - 15.

[45] Iwamoto, J., T. Takeda, and Y. Sato, Effects of vitamin K2 on osteoporosis. Current Pharmaceutical Design 2004. 10 (21): 2557 – 76.

[46] Heer, M., Nutritional interventions related to bone turnover in European space missions and simulation models. Nutrition, 2002. 18 (10): 853 – 56.

[47] Caillot – Augusseau, A., et al., Space flight is associated with rapid decreases of undercar – boxylated osteocalcin and increases of markers of bone resorption without changes in their circadian variation: observations in two cosmonauts. Clinical Chemistry, 2000. 46 (8 Pt 1): 1136 – 43.

[48] Rubin, J., et al., Formation of osteoclast – like cells is suppressed by low frequency, low intensity electric fields. Journal of Orthopaedic Research, 1996. 14 (1): 7 – 15.

[49] Flieger, J., et al., Mechanical stimulation in the form of vibration prevents postmenopausal bone loss in ovariectomized rats. Calcified Tissue International, 1998. 63 (6): 510 – 14.

[50] Rubin, C., et al., Anabolism. Low mechanical signals strengthen long bones. Nature, 2001. 412 (6847): 603 – 4.

[51] Bosco, C., et al., Adaptive responses of human skeletal muscle to vibration exposure. Clinical Physiology, 1999. 19 (2): 183 – 87.

[52] Rubin, C., et al., Prevention of postmenopausal bone loss by a low – magnitude, high – frequency mechanical stimuli: a clinical trial assessing compliance, efficacy, and safety. Journal of Bone Mineral Research, 2004. 19 (3): 343 – 51.

[53] Jee, W. S. and Y. Ma, Animal models of immobilization osteopenia. Morphologie, 1999. 83 (261): 25 – 34.

[54] Garland, D. E., et al., Osteoporosis after spinal cord injury. Journal of Orthopaedic Research, 1992. 10 (3): 371 – 38.

[55] Otter, M. W., et al., Does bone perfusion/reperfusion initiate bone remodeling and the stress fracture syndrome? Medical Hypotheses, 1999. 53 (5): 363 – 68.

[56] Lau, E. M. and J. Woo, Nutrition and osteoporosis. Current Opinion in Rheumatology, 1998. 10 (4): 368 – 72.

[57] Bourland, C., et al., Food systems for space and planetary flights, in Nu-

trition in space - flight and weightlessness models, H. W. Lane and D. A. Schoeller, eds. 2000, CRC Press, Boca Raton, FL, pp. 19 - 40.

[58] Rubin, J., et al., Mechanical strain inhibits expression of osteoclast differentiation factor by murine stromal cells. American Joumal of Physiology, Cell Physiology, 2000. 278 (6): C 1126 - 32.

[59] Greenfield, E. M., Y. Bi, and A. Miyauchi, Regulation of osteoclast activity. Life Sciences, 1999. 65 (11): 1087 - 102.

[60] Roodman, G. D., Cell biology of the osteoclast. Experimental Hematology, 1999. 27 (8): 1229 - 41.

[61] Hofbauer, L. C., Osteoprotegerin ligand and osteoprotegerin: novel implications for osteoclast biology and bone metabolism. European Journal of Endocrinology, 1999. 141 (3): 195 - 210.

[62] Grigoriev, A. I., B. V. Momkov, and D. V. Vorobiev, Water and electrolyte studies during long - term missions onboard the space stations SALYUT and MIR. Clinical Investigator, 1994. 72 (3): 169 - 89.

[63] Smith, S. M., et al., Collagen cross - link excretion during space flight and bed rest. Journal of Clinical Endocrinology and Metabolism., 1998. 83: 3584 -3591.

[64] Caillot - Augusseau, A., et al., Bone formation and resorption biological markers in cosmonauts during and after a 180 - day space flight (Euromir 95). Clinical Chemistry, 1998. 44: 578 - 585.

[65] Vico, L., M. H. Lafage - Proust, and C. Alexandre, Effects of gravitational changes on the bone system in vitro and in vivo. Bone, 1998. 22 (5 Suppl): 95S - 100S.

[66] Lang, T, et al., Cortical and trabecular bone mineral loss from the spine and hip in long - duration spaceflight. Journal of Bone and Mineral Research, 2004. 19 (6): 1006 - 12.

[67] Vico, L., et al., Effects of long - term microgravity exposure on cancellous and cortical weight - bearing bones of cosmonauts. Lancet, 2000. 355 (9215): 1607 - 11.

[68] Davis, B. L., et al., Ground reaction forces during locomotion in simulated microgravity. Aviation, Space, and Environmental Medicine, 1996. 67

(3): 235 - 42.

[69] McCrory, J., et al., In - shoe force measurements from locomotion in simulated zero gravity during parabolic flight. Clinical Biomechanics (Bristol, Avon), 1997. 12 (3): S7.

[70] McCrory, J. L., J. Derr, and P. R. Cavanagh, Locomotion in simulated zero gravity: ground reaction forces. Aviation. Space, and Environmental Medicine, 2004. 75 (3): 203 - 10.

[71] Holick, M. F., Vitamin D and bone health. Journal of Nutrition, 1996. 126: 1159S - 64S.

[72] Heller, H. J., et al., Pharmacokinetics of calcium absorption from two commercial calcium supplements. Journal of Clinical Pharmacology, 1999. 39 (11): 1151 - 54.

[73] Heller, H. J., The role of calcium in the prevention of kidney stones. Journal of the American College of Nutrition, 1999. 18 (5 Suppl): 373S -78S.

[74] Martini, L. A. and R. J. Wood, Should dietary calcium and protein be restricted in patients with nephrolithiasis? Nutrition Reviews, 2000. 58 (4): 111 - 17.

[75] Schneider, V. S. and J. McDonald, Skeletal calcium homeostasis and countermeasures to prevent disuse osteoporosis. Calcified Tissue International, 1984. 36 (Suppl 1): S151 - 44.

[76] Hall, S. J., The biomechanics of the human lower extremity, in Basic Biomechanics, S. J. Hall, ed. 1995, Mosby, New York, pp. 208 - 42.

[77] Hodge, W. A., et al., Contact pressures in the human hip joint measured in vivo. Proceedings of the National Academy of Sciences USA, 1986. 83 (9): 2879 - 83.

[78] Lindh, M., Biomechanics of the lumbar spine, in Basic Biomechanics of the Musculoskeletal System, M. Nordin and V. H. Frankel, eds. 1989, Lea and Febiger, Philadelphia, . pp. 183 - 207.

[79] LeBlanc, A., et al., Regional muscle loss after short duration spaceflight. Aviation, Space, and Environmental Medicine, 1995. 66 (12): 1151 - 54.

[80] LeBlanc, A., Final Report for Experiment E029: Life and Microgravity Spacelab, in Life and Microgravity Spacelab (LMS) Final Report, J. P.

Downey, ed. 1998, NASA, NASA – Marshall Space Flight Center. 361 –98.

[81] Issekutz, B. J. , et al. , Effect of prolonged bed rest on urinary calcium output. Journal of Applied Physiology, 1966. 21 (3): 1013 – 20.

[82] Vernikos, J. , et al. , Effect of standing or walking on physiological changes induced by head down bed rest: implications for spaceflight. Aviation, Space, and Environmental Medicine, 1996. 67 (11): 1069 – 79.

[83] Oganov, V. S. and V. S. Schneider, Skeletal system, in Space Biology and Medicine, A. E. Nicogossian and O. G. Gazenko, eds. 1996, American Institute of Aeronautics and Astronautics, Reston, VA, pp. 247 – 66.

[84] Chow, Y. W. , et al. , Ultrasound bone densitometry and dual energy X – ray absorptiometry in patients with spinal cord injury: a cross – sectional study. Spinal Cord, 1996. 34 (12): 736 – 41.

[85] Taaffe, D. R. , et al. , Comparison of calcaneal ultrasound and DXA in young women. Medicine and Science in Sports and Exercise, 1999. 31 (10): 1484 – 89.

[86] Fisher, J. E. , et al. , Alendronate mechanism of action: geranylgeraniol, an intermediate in the mevalonate pathway, prevents inhibition of osteoclast formation, bone resorption, and kinase activation in vitro. Proceedings of the National Academy of Sciences USA, 1999. 96: 133 – 38.

[87] Grigoriev, A. I. , et al. , Effect of exercise and bisphosphonate on mineral balance and bone density during 360 day antiorthostatic hypokinesia. Journal of Bone and Mineral Research, 1992. 7 (Suppl 2): S449 – 55.

[88] Rodan, G. A. and H. A. Fleisch, Bisphosphonates: mechanisms of action. Journal of Clinical Investigation, 1996. 97: 2692 – 2696.

[89] Thompson, D. D. , et al. , Aminohydroxybutane bisphosphonate inhibits bone loss due to immobilization in rats. Journal of Bone and Mineral Research, 1990. 5 (3): 279 – 86.

[90] LeBlanc, A. , et al. , Alendronate as a spaceflight countermeasure – preliminary results. Bone, 1998. 23: S405.

[91] Greenspan, S. L. , et al. , Alendronate stimulation of nocturnal parathyroid hormone secretion: a mechanism to explain the continued improvement in

bone mineral density accompanying alendronate therapy. Proceedings of the Association of American Physicians, 1996. 108: 230 – 38.

[92] Plotkin, L. I. , et al. , Prevention of osteocyte and osteoblast apoptosis by bisphosphonates and calcitonin. Journal of Clinical Investigation, 1999. 104 (10): 1363 – 74.

[93] Adami, S. and N. Zamberlan, Adverse effects of bisphosphonates. A comparative review. Drug Safety, 1996. 14: 158 – 70.

[94] de Groen, P. C. , et al. , Esophagitis associated with the use of alendronate. New England Journal of Medicine, 1996. 335: 1016 – 21.

[95] Gertz, B. J. , et al. , Studies of the oral bioavailability of alendronate. Clinical Pharmacology and Therapeutics, 1995. 58: 288 – 98.

[96] Porras, A. G. , S. D. Holland, and B. J. Gertz, Pharmacokinetics of alendronate. Clinical Pharmacology, 1999. 36 (5): 315 – 28.

[97] Peter, C. P. , et al. , Effect of alendronate on fracture healing and bone remodeling in dogs. Journal of Orthopaedic Research, 1996. 14 (1): 74 – 79.

[98] Ruggiero, S. L. , et al. , Osteonecrosis of the jaws associated with the use of bisphosphonates: a review of 63 cases. Journal of Oral and Maxillofacial Surgery, 2004. 62 (5): 527 – 34.

[99] Adami, S. , et al. , Treatment of postmenopausal osteoporosis with continuous daily oral alendronate in comparison with either placebo or intranasal salmon calcitonin. Osteoporosis International, 1993. 3 (Suppl 3): S21 –S27.

[100] Bone, H. G. , et al. , Dose – response relationships for alendronate treatment in osteoporotic elderly women. Alendronate Elderly Osteoporosis Study Centers. Journal of Clinical Endocrinology and Metabolism, 1997. 82: 265 – 74.

[101] Chesnut, C. H. , et al. , Alendronate treatment of the postmenopausal osteoporotic woman: effect of multiple dosages on bone mass and bone remodeling. American Journal of Medicine, 1995. 99: 144 – 52.

[102] Ray, W. A. , Thiazide diuretics and osteoporosis: time for a clinical trial? Annals of Internal Medicine, 1991. 115: 64 – 65.

[103] Wasnich, R. , et al. , Effect of thiazides on rates of bone mineral loss: a longitudinal study. British Medical Journal, 1990. 301: 1303 – 5.

[104] LaCroix, A. Z. , et al. , Low dose thiazide prevents bone loss in older a-
dults: results of a 3 - year randomized double - blind controlled trial. Bone,
1998. 23: S151.

[105] Barry, E. L. R. , et al. , Expression of the sodium - chloride cotransporter
in ostecrblast - like cells: effects of thiazide diuretics. American Journal of
Physiology, 1997. 272: C109 - 16.

[106] U. S. Pharmacopeia, U. S. , Drug Information for the Health Care Profes-
sional, 19th ed. 1999, Micromedex, Greenwood Village, CO.

[107] Field, M. J. , and J. R. Lawrence, Complications of thiazide diuretic thera-
py: an update. Medical Journal of Australia, 1986. 144: 641 - 44.

[108] Yendt, E. R. , and M. Cohanim, Prevention of calcium stones with thiaz-
ides. Kidney International, 1978. 13: 397 - 409.

[109] Delmas, P. D. , et al. , Effects of raloxifene on bone mineral density, serum
cholesterol concentrations, and uterine endometrium in postmenopausal
women. New England Journal of Medicine, 1997. 337 (23): 1641 - 47.

[110] Draper, M. W. , et al. , Antiestrogenic properties of raloxifene. Pharmacol-
ogy, 1995. 50 (4): 209 - 17.

[111] Mundy, G. , et al. , Stimulation of bone formation in vitro and in rodents
by statins. Science, 1999. 286 (5446): 1946 - 49.

[112] Meier, C. R. , et al. , HMG - CoA reductase inhibitors and the risk of frac-
tures. Journal of the American Medical Association, 2000. 283 (24):
3205 - 10.

[113] Wang, P. S. , et al. , HMG - CoA reductase inhibitors and the risk of hip
fractures in elderly patients. Journal of the American Medical Association,
2000. 283 (24): 3211 - 16.

[114] Edwards, C. J. , D, J. Hart, and TD. Spector, Oral statins and increased
bone - mineral density in postmenopausal women. Lancet, 2000. 355
(9222): 2218 - 19.

[115] Chan, K. A. , et al. , Inhibitors of hydroxymethylglutaryl - coenzyme A re-
ductase and risk of fracture among older women. Lancet, 2000. 355
(9222): 2185 - 88.

[116] Ma, Y. , et al. , Parathyroid hormone and mechanical usage have asynergis-

tic effect in rat tibial diaphyseal cortical bone. Journal of Bone and Mineral Research, 1999. 14 (3): 439 - 48.

[117] Holick, M. F. , Microgravity - induced bone loss - will it limit human space exploration? Lancet, 2000. 355 (9215): 1569 - 70.

[118] Smith, S. M. , et al. , Assessment of a portable clinical blood analyzer during space flight. Clinical Chemistry, 1997. 43: 1056 - 1065.

[119] Garnero, P. and P. D. Delmas, Biochemical markers of bone turnover. Applications for osteoporosis. Endocrinology and Metabolism Clinics of North America, 1998. 27 (2): 303 - 23.

[120] Parks, J. H. , M. Coward, and F. L. Coe, Correspondence between stone composition and urine supersaturation in nephrolithiasis. Kidney International, 1997. 51: 894 - 900.

[121] National Osteoporosis Society, The use of quantitative ultrasound in the management of osteoposisis in primary or secondary care. NOS, Camerton, Bath, UK.

[122] Breslau, N. A. , Calcium homeostasis, in Textbook of Endocrine Physiology, J. E. Griffin and S. R. Ojeda, eds. 2000, Oxford University Press, New York, pp. 357 - 92.

[123] Boyce, B. E, et al. , Recent advances in bone biology provide insight into the pathogen esis of bone diseases. Laboratory Investigation, 1999. 79 (2): 83 - 94.

第2章 社会性心理支持：有效团队的维系

2.1 引言

作为一个团队，航天员们发挥着较高的功能水平，并且相对来说，没有出现过心理或精神方面的问题。重大的精神疾患，如精神分裂症，从未在航天任务期间发生过。选拔前，航天员均通过了精神病筛查，而且如果他们团队协作不理想也不会被选入乘组。然而，长期飞行中的社会隔离及狭小环境对航天员的心理仍然具有较大的挑战。因医学问题而中止的长期飞行任务有一部分与社会性心理问题有关（见表 2－1）[1-2]。

表 2－1 航天飞行和南极任务中的一些重要社会性心理事件

任务	发生的事件	年份	参考文献
IGY 1958 南极	因精神问题而撤离	1957	[26]
IBEA 南极	很可能因为抑郁而撤离	1980	[17]
联盟-21，礼炮-5	人际冲突是导致撤离的重要因素	1976	[1，2]
联盟-T14，礼炮-7	抑郁可能是导致撤离的原因	1985	[15，16]
联盟-TM2，和平空间站	人际差异是撤离的可能原因	1987	[2]

注：表中所列的撤离事件皆发生在近期南极远征及航天任务中。虽然这些事件的具体情况不详，但已掌握的证据证明，社会性心理因素已经是导致长期航天任务中止的主要因素。

通过长期航天飞行能够测试任何个体的心理健康程度。狭小环境、工作负荷不足或过量、睡眠缺失以及枯燥单调等因素的复合作用，可能加剧人际关系紧张甚至导致抑郁。与地面控制人员的冲突可引起信任危机及团队绩效降低。乘员间的长期慢性不合会破坏团队功能，压抑的愤怒或挫败感可能突然爆发并引发潜在的危险。在以往的航天及南极科考任务中，发生过多起心理事件，这些事件对任务都有较大影响。

乘组及地面控制人员都需要意识到社会心理问题对任务的潜在危害，能够识别自身及他人的社会性心理问题的早期征兆，通过相应手段管理冲突、修复争论后的关系，能够识别并处理抑郁、焦虑和其他临床问题。本章综述了发生在航天飞行中的主要社会性心理问题，给出了一些预防方法和治疗措施。

2.2　航天飞行相关的社会性心理问题

《精神病学诊断及统计手册 IV》（DSM IV）[3] 列举了大量可能的精神病诊断方法，其中大部分很少用在航天飞行中。具有明显精神病问题或者人格障碍的个体一般不会通过飞行前的筛查。然而，对航天任务来说，有几个较关键的问题：人际冲突、抑郁及焦虑障碍。其他精神病临床诊断通常很少发生，如：创伤后应激障碍只会在火星或者月球任务中因为迷路或者接近灾难后果的事件中发生。

2.2.1　人际冲突

人际冲突的确存在于生活中。冲突往往是有益的，但也会导致强烈的情绪对立，例如愤怒。在地面，如果与其他人分开一会儿，就可以使愤怒和其他情绪慢慢平静下来。然而在太空，乘员们即使处在冲突中也必须继续相处。这就意味着每个人必须能够有效地处理冲突，而不是令冲突破坏团队功能，甚至影响任务完成。

2.2.1.1　人与人之间的冲突

关于长期航天飞行究竟是何种体验，Valentin Lebedev 在《航天员的日记》一书中曾有很好的见解[4]。在此次任务中的某个时间点，他提到："我们不明白自己究竟发生了什么，沉默地从彼此身边经过，感觉不愉快。我们必须找到令情况转变的办法"（P.139）。虽然他并未详细阐述到底发生了什么冲突，但是显然，空间站里的气氛是紧张、不愉快的。时间一长，这种紧张空气会影响到情绪和绩效。

对某些乘组，这种情况会进一步恶化。据报道，人际问题是决定中止 1976 年联盟－21 长期飞行任务的主要原因之一。在模拟环境中，也发生出由冲突导致的任务中断。在俄罗斯对狭小隔离环境的研究中，两个小组被隔离在相邻的房间内，第一组（4 个俄罗斯男性）在第一个隔离室内渡过了 240 天，第二组（3 个俄罗斯男性和 1 个德国男性）在第二个隔离室内渡过了 110 天后，换上了第三组，包括 3 名男性（分别来自奥地利、俄罗斯和日本）和一个加拿大女性。当第一组全俄罗斯人小组与第三组在新年晚会中相遇时，其中两个俄罗斯人发生了格斗，其中一个人企图吻那个加拿大女性。此事件后，那个日本男性中止了实验，在实验的剩余时间，其他人之间的关系处于紧张状态[5]。关于此事件，加拿大媒体进行了大量负面报道。尽管这个项目不属于典型的隔离环境，但是它的确使两个冲突源更加凸现：跨文化差异和两性关系。

总体上讲，长期航天任务中的人际关系是任务中止的一个潜在因素，而且许多证据表明，与其他的医学或者生理因素相比，它更具破坏性。尽管进入太空的绝大部分乘组有能力处理好冲突，并能创造相互尊重、相互接纳以及友好的氛围，但是仍然存在一种可能，即冲突可演变成权利之争，进而危害任务。

2.2.1.2　人与控制中心的冲突

乘组与地面控制中心的关系容易变得紧张。虽然在冲突中乘员们可以自由沟通并分享对情景的理解，但是对地面控制人员来说这却往往是不可能的。地面控制中心的人员很难完全了解飞行器上的情况，而且乘员也容易认为地面控制人员与任务无关。虽然地面控制人员与乘员之间的紧张关系不可避免（而且有时是有益的，这一点下面将讨论），但是如果这种关系彻底决裂则会危及到任务安全。

在俄罗斯和平-23 的空间站任务中，指令长与地面之间的关系非常糟糕，有时候指令长通过天地通话回路冲地面控制中心大喊大叫[6]。地面控制人员与和平-23 的乘组之间缺乏理解，从而导致无人的进步号货舱与空间站对接时发生碰撞[6-7]。此次碰撞之后，指令长失眠，导致严重的心律失常[7]。

阿波罗-7 飞行中，指令长与地面控制人员的关系升级到敌对程度[8-9]。指令长尖锐地批评地面指控中心的工作，其言辞刻薄并充满轻蔑。尽管此次任务成功完成，而且是指令长最后一次飞行，但其他的成员就不那么幸运了，他们再也没有机会参加飞行任务了。在天空实验室-4 任务中，地面控制人员和乘组在程序安排问题上气氛相当紧张，地面控制中心每天都会向乘组提供一个详细的工作计划，而且这个计划是乘组不可能完成的，结果导致紧张关系继续升级。因为在那样的环境中，工作乘组需要适应，任务控制人员担心任务不能完成。最终，乘组切断一切通信[10]。这促使任务控制人员和乘员之间进行了深度的交流，建立起双向理解，并在日常工作计划问题上给乘组更多的自主空间。本次冲突的一个长效益处是：尽可能允许乘组自主安排日常工作的重要性得到了认同。

有时，地面控制人员与乘组的关系紧张是故意制造出来的，因为有些时候当乘员们拥有地面控制中心这个共同的对立面时，乘组凝聚力及功能可以得到加强。正如工人们抱怨工头或战士们怀疑指挥部的能力一样，航天员们对地面控制中心也容易生出憎恨[11]。如果在飞行艰难期这是唯一能够保持乘组凝聚力的方法，并且地面控制人员也拥有足够智慧来理解和应对的话，那么这并非坏事。然而，如果信心和尊重丧失殆尽的话，其结果将是灾难性的。

2.2.2　抑郁

慢性隔离可导致抑郁[12]。而且，面对变化或情境改善而产生的慢性挫败感或已觉察的无力感均可导致抑郁[13]。还有，亮度低是导致季节性情感紊乱型抑郁的一个因素。所有这些因素均可在长期航天飞行中发生。结果是：简单工作、超负荷工作、隔离、与家人分离、冲突、环境或者对任务的不满等因素的联合作用致使乘员抑郁。

抑郁可能引起任务中止。1985 年 11 月，礼炮－7 空间站乘组在 56 天的飞行后返回地球，比原计划提前了 160 天。据报道，其中一个乘员在睡眠和饮食方面出现问题，且缺乏动力。这个问题在返回前几个星期就已被关注，乘组和地面还因此进行了频繁沟通[14]。此次飞行后，有些报道说因阑尾炎发作而返回，也有其他的报道说是因为前列腺炎。然而，乘员们的陈述暗示了部分原因是由心理[15]问题造成的。近期的报道提示，抑郁可能是真正的原因[16]。抑郁也曾导致南极任务的撤离[17]。

抑郁在地球上极为常见，而且如果伴有强烈的自杀念头，那将是致命的。虽然目前对抑郁有很好的治疗方法，但主要问题是诊断。情绪变化是正常的，而且往往是可以理解的，因此当抑郁情绪发展成临床抑郁症时，经常很难区分。在一个小乘组内，同伴心境的逐渐恶化往往当它妨碍到操作绩效时才会被察觉。在航天任务中，对于乘组的安全来说，每个人的贡献都很重要，其中任何一个人受到抑郁情绪的影响，都会是很危险的。

2.2.3　焦虑障碍

来自南极任务的数据表明，心理问题占所有健康问题的 4%～5%，其中的焦虑属于常见问题[18]。长期潜艇任务中，发生最频繁的心理问题就是焦虑[19]。航天飞行颇具风险，因此航天员对诸如发射、着陆或舱外活动等重要事件存在一定程度的忧惧属于正常现象。但是，如果这种担忧开始影响到正常功能的发挥，则为焦虑障碍。航天员都经过了焦虑障碍方面的选拔，而且通过了那些可能诱发焦虑的情境训练。因此，焦虑障碍在航天员人群中很少见。然而，在长期飞行中就不那么乐观了，因为乘员可能出现疲劳、与发生过冲突的伙伴一起工作或处在已经对地面控制中心失去信心的情形。在这种环境里，很难保持良好的洞察力，任务中的新事件也可能成为焦虑诱因。和平－23 任务后的公开报道曾如此评论：对此次任务的指令长来说，似乎睡眠剥夺、设备故障、不良的地面控制支持等多种因素的联合作用，是导致其焦虑及身体问题的原因[6-7]。

与抑郁相同，也存在有效的焦虑治疗方法，但其主要问题也是诊断。或对或错，心理问题如抑郁和焦虑，往往被看做是航天员虚弱的象征。选拔过程强化了这一点。所以，要求乘员们具有高度的自我觉察力来意识问题的存在。

2.2.4　衰弱

在俄罗斯航天计划中，"衰弱"这一词汇常被描述为发生在航天员人群里的一系列身心变化。衰弱被定义为"一种不正常状态，症状是虚弱、疲劳倾向增加、易激惹、注意及记忆力出现障碍"[20,p.419]。在俄罗斯的分类中，衰弱有三个阶段：第一阶段，症状是易激惹、夜间疲劳、情绪不稳性增加；第二阶段，伴有睡眠不良的疲劳感，操作易出错；第三阶段似乎与临床抑郁的症状相似，伴有情绪抑郁、冲突频繁、易激惹、操作失误[20-21]。这种分类在俄罗斯航天计划中证明是实用的，因为它概述了发生在长期飞行中（尤其是 4 个月以上）一系列常见的症状。

在美国，衰弱（或神经衰弱）不是一个清晰的诊断，但在 DSM－IV 中被划分到"未分化的心身障碍"一类[22]。神经衰弱症先是被美国神经精神病专家乔治·米勒归为神经衰竭，伴有神经细胞中的"贮存营养"的损耗[22]。此损耗是由应激导致的。米勒已经预见：长时间应激造成神经元内递质水平较低。大脑中的胺（多巴胺，血液里的复合胺）的确诱发焦虑和抑郁症状。神经衰弱的诊断标准详见表 2－2。神经衰弱的许多症状都与抑郁和焦虑障碍相交迭，导致诊断困难。然而，神经衰弱的几个症状，如疲劳、注意力难集中及其在睡眠后无改善，都与航天飞行中所见到的症状一致。在俄罗斯计划中，一些心理药物制剂用来预防认知症状[20]。

表 2 - 2　神经衰弱的诊断标准

A. 必须出现下列任一项症状：

　1. 一次微小的脑力劳动（如完成那些并不需要特别脑力付出的日常任务）后，出现精疲力竭的、持续的、痛苦的抱怨情绪

　2. 微小劳动后，出现疲劳及身体虚弱方面的、持续不断的、痛苦的抱怨

B. 下列症状中必须至少具备一种：

　1. 肌肉疼痛感

　2. 头晕眼花

　3. 紧张性头痛

　4. 睡眠不良

　5. 无法放松

　6. 易激惹

病人无法通过休息、放松或者娱乐而从 A 中第 1 项或者第 2 项所列感觉中恢复。症状需持续至少 3 个月

最常用的派生性条款：症状发生在非器质性病变引起的情绪变化、非脑炎综合症、非震荡后综合症、非心境障碍、非惊恐障碍或综合焦虑障碍

注：世界卫生组织许可引用，ICD - 10 心理和行为障碍分类及研究性诊断标准，1993[46]。

2.2.5　其他

　　DSM - Ⅳ中列举了大量心理的、神经学的以及人格方面的障碍，对航天飞行来说均为可能的复杂因素。然而，这些都不可能发生，它主要归功于飞行前的选拔性筛查以及长期的训练。长期飞行前，主要的精神病都能被很好地诊断出来。

2.3　社会性心理问题的应对方法

　　对航天飞行中出现的大多数医学问题来说，解决社会性心理问题的关键是预防。一旦社会性心理问题出现，治疗可能是很困难的，而且在某些情形下，正如上面所提到的，任务不得不中止。社会性心理问题预防的难度就好比阻止太空骨丢失一样，因为社会性心理的陈述很难准确表达。预防要靠把那些有心理问题的人排除掉，并

且要提高乘员的觉察意识以便及早发现问题。

2.3.1　选拔

在为长期飞行任务选拔航天员时，自然会出现两难境况：一方面，追求个人成就和竞争力的个体会被吸引进入航天员队伍，因为这些品质对一个动态的、生产效率要求较高的项目非常重要；但是，另一方面，在长期飞行任务中，竞争过度或者成就欲望过强会导致与其他人产生摩擦。因此，选拔过程旨在发现综合素质良好的候选者，即既成熟、具有强烈的个人成就动机，又能为了团队目标而很好地与他人协作。

2.3.1.1　筛查或"选出"

将那些具有明显精神心理问题的个体筛查出来并加以剔除，在早期的（20 世纪 50 年代）南极任务中被证明是关键的。当时，一名成员被送去建设工作站，他有精神病史，在极地期间他使整个任务小组陷入艰难的境地，最后不得不给他用了镇静剂，并将他隔离起来，直到救援到来[23]。这个事件促使建立更加有效的筛查程序，以识别出重大精神疾患。航天员选拔过程中，尤其关注如何识别重大精神病或者人格障碍的患者。这个过程涉及一整套书面心理测试及一次心理访谈[24]。这是一个剔除过程，因为并非用这个过程识别出哪些个体适合长期飞行任务，而是用它将那些问题个体排除掉。

2.3.1.2　选拔适合的人或"选入"

一旦某人进入了航天员队伍，就须有几种方法来判断出到底谁更适合长期航天飞行。一种方法就是所谓的"基于管理和经验的"方法，即某个人（如：航天员队伍的领导）或者一个委员会（如：由具有丰富经验的航天员组成）根据他们所掌握的相关经验来评估一个乘组的构成。这属于一种常识性方法，允许将资历、民族等因素纳入选拔过程；这种方法的不利之处在于，较易过分强调政治因素因而具有偏见性。

另一种方法称为"自主选择"法。即让某次任务的所有候选者评估：他最喜欢与谁一起执行此次任务。然后，依据这些评估结果，选出那些愿意与他人一起工作的人组成一个乘组。

还有一种方法是"现场测试"，即将一组人员放入一个模拟环境（如：野营计划，隔离舱）或者被测试环境（如：俄罗斯的自身稳态测试[25]），同时，专家观察者记录他们的互动。然后，来自这位观察者的信息将被纳入乘组选拔过程。这些不同的方法并不相互排斥，其中的许多元素都可以整合成一个组合式选拔程序。比如，将一组候选者放进一个模拟环境中，然后让每个人评估最愿意与谁一起执行任务。与此同时，由心理专家及有经验的航天员来综合分析这些评估结果。

科学地实施测试性选入策略是相当困难的，要想对不同的选拔技术之间进行统计学意义上的比较，需要数年的时间以及诸多被试者。考虑到人群及任务的变化，如果就航天任务的数据来看，任何一种选拔程序都不可能被验证。诸如南极任务、潜艇任务或特种部队等模拟环境，的确都为不同选拔策略的研究提供了一些潜在的方法。从南极任务的研究中，科学家得到了一系列常用的选拔原则，这些原则已经被简明概括在参考文献 [26] 中。能够成功在南极越冬的人员都具有灵活、爱交际、工作能力强的特点。具有高成就需要的人员以及那些容易厌倦的人员则表现不良。Stuster 编制的长期飞行的选拔标准[26]详见表 2 - 3。

表 2 - 3　长期任务人员选拔标准

1. 依据过往绩效是将来绩效最好预测指标的原则，开发人员选拔程序
2. 避免过分依赖人格心理测试及生化检验（如：可体松、液相色谱检测）。人格测试并非可靠的行为预测指标，而且不同的血生化状况并不一定导致不同的行为
3. 强调有关行为的实际绩效：
   a. 技术能力和任务动机
   b. 个人资料中能表明其相关技能及特质的部分
   c. 面试访谈中的反应
   d. 来自同事及领导的评价
   e. 在高度现场模拟情景中的绩效及其适应性

续表

---

4. 识别出具技术才能的候选者，但要选那些具备以下社交技能和行为特质的人：

　　a. 社交能力，或宜人性

　　b. 情绪控制

　　c. 耐心

　　d. 容忍度（低易激怒性）

　　e. 自信（无以自我为中心、自大傲慢或自负等）

　　f. 能为了团队目标而将自己的兴趣置于次要地位

　　g. 宜人的、灵活的

　　h. 实用性的、努力的态度

　　针对以上科学构建起的特质体系，应增加下列可从逸闻趣事中看出的特质：

　　a. 人际关系中机智圆滑

　　b. 具备有效解决冲突的技能

　　c. 幽默感

　　d. 具备让自己开心的能力

5. 选拔过程的最后一步即创设高度逼真的模拟情景，以便在乘组最后角色分配前对候选者执行力作出正式评价

注：许可自 Stuster[26]。

2.3.1.3　评估文化差异

　　太空探索的趋势是国际合作和协作。因此，乘组往往会由来自不同文化背景、不同民族的人员组成。这种多样性对任务来说有巨大的推动作用，但是在有些环境下它也会是一种弱点。有关研究表明，具有相同态度和价值观者构成的小组往往具备良好的相容性及工作能力[27]。正如 Stuster 指出："一个重要的发现是，即便是最成功的远程探索都是由相对同质的、或者心理相互包容的小组完成的"[28]。文化背景可影响领导关系、适当的角色责任、恰到好处的沟通以及公平决策的制定等。工作习惯以及对私密、个人空间、工作关系的期待等都有其文化因素。个人谋生以及个人家庭事件方面的风俗习惯，如死亡，也是因文化的不同而有所差异。

　　在危机时刻，文化背景相似的乘员可以理解彼此的困境和更准确地解读同伴的行为。他们会将具有不同文化背景乘员的行为理解成不尊重别人或者发生人际冲突，而事实上，此行为仅仅是此乘员自己文化背景的反映。这种差异会将最初的文化误解变成个体间的

个性冲突。如果由于文化差异而导致冲突一方的表达方式被误读，则冲突将更难得到解决。

在南极国际生物医学考察项目（IBEA）期间，国际小组未能作为一个统一的整体而共同工作，相反，他们按民族被分成小组[17]。在 NASA 和平空间站任务期间的一系列飞行任务中，当乘组和地面控制人员在语言、指令风格以及目标上出现差异时，俄罗斯和美国之间也同样出现了明显的紧张气氛[6-7]，时常出现关系紧张。

然而，将这些问题纳入监控视野后，IBEA 和 NASA 和平空间站任务项目都最终成功地完成了任务。而且，这两个项目拥有几个共同特点：两个项目在参与者的预选上都做得不多，乘员们没有很多的时间在一起相处，而且在任务开始前，其科学性及逻辑性方面的疑问没有彻底解决。从以上两个项目中得到的教训影响了未来任务的策划。通过观察选拔和训练过程发现，来自不同文化背景的成员可以很好地为了目标而一起工作，如国际空间站和南极科考站。

2.3.1.4 乘组选拔中的性别

事实上，文化差异、混合性别乘组既有其优势的方面，也存在潜在的问题（见第 10 章）。有无数混合性别乘组都成功地完成了远征探索。人们相信，南极队伍中由于增加了女性，其行为得到了改善，乘组的工作绩效更佳[28]。然而，混合性别的乘组，很可能产生嫉妒以及亲密关系。对长期任务来说更危险的是，亲密关系的打破，将不仅影响成员的心境和行为，而且还会影响整个乘组内的交互作用。男女之间混乱的性生活、性折磨、婚姻解体，以及破裂的关系等方面的事例都曾在南极任务中发生过，且对小组功能将产生负面影响[28]。而且，由于同性恋的比例之大，单一性别的任务乘组中不必排除亲密关系。

长期航天任务中，对于如何确定搭配混合性别乘组的方法，有不同的观点。一种明智的方法是选拔已婚的夫妇，虽然这也存在离婚或者重大冲突的风险。不管怎样，最终任务的成功还是要靠乘组的动机及其职业精神。在细致的选拔和训练之后，乘组将会充分意识到潜在的问题，并将尽力避免。同时，必须要有清晰的、双方共同制定的行为规则来确保乘组内对适当的任务行为达成共识。

2.3.2　训练

在短期飞行中，航天员可抑制对其他成员的厌恶或仇恨，也可限制与另一个人的职业互动。这种方法在长期飞行中完全无法接受。要想在长期飞行任务中保持乘组的高效，乘员间需要理解彼此的强项、弱点以及为了小组成功而承担的责任。作为一个整体而非个体，乘组或者成功或者失败，因此他们必须作为一个相互支持的团队而一起努力。这就要求他们具有良好的沟通能力、监控冲突及解决问题的技能以及对文化差异的敏感性。幸运的是，训练课帮助改善了他们的沟通能力、培养了冲突解决技能、提升了团队工作能力、促进了不同文化间的相互理解。

在航空领域，机组管理训练（CRM）被广泛用来培养机组成员间的沟通和团队合作能力。人因研究表明，不良沟通是许多飞行事故的关键因素[29]。增加训练已被证实可以改善沟通并能提高操作水平[30]。虽然很难证明这样做是否可以提高安全性，但是实践表明：接受过训练的飞行员比那些未接受过训练的飞行员表现得更有效率[31]。当在医学背景下进行 CRM 一类的训练时，错误率显著下降[32]。总体上看，虽然某些个体比其他成员做得更好，但是团队绩效可以通过训练得到提升。

与之相似，虽然针对一个训练项目进行控制性试验是极其困难的[33]，但在冲突解决和跨文化敏感性方面对个体进行训练，已经呈现出良好的结果。最终，训练应建立在一个常识之上，即一个对信息通常敏感的乘员有能力有智慧地处理人际困境。

在地面上，可利用教室及现场工作来实施训练。在太空，航天员可利用基于计算机的训练手段，如多媒体方法的优势，来实施自我评估和精力恢复训练。但是，对乘组来说，最具价值的训练形式是实践体验。在飞行前，乘员们必须要有机会在模拟环境中长期一起工作，确保乘员间建立起专业及社交方面的联系。

2.3.3　睡眠

睡眠缺乏会与其他因素交互作用，加剧或累积成为心理问题。太空飞行中最为广泛报道的例子就是和平－23。在此次飞行中，乘组由于努力，发现乙烯和乙二醇的持续泄漏问题而导致了慢性的睡眠缺失，他们还不得不处理了一场火灾，与进步飞船的交会对接也差一点失败，并与进步飞船发生了一次碰撞。临近任务结束时，地面人员决定送上一个新乘组实施碰撞后的在轨维修，因为在轨的乘组已经身心俱疲[6-7]。

慢性睡眠缺失，导致白天的工作绩效下降，对工作效率和绩效均产生破坏性作用[34]。在长期飞行任务中，睡眠质量会发生变化，而其操作限制可引起明显的睡眠缺失[35]。乘组需要对睡眠加以监控，以便当睡眠缺失即将引起操作失误及社会心理问题时，自己能有所察觉。

2.3.4　药物处理

非常明确，在航空飞行中不鼓励使用影响心理状态的药物。然而，在长期航天飞行中，任由社会性心理问题发展的后果却大于药物副作用所带来的风险。在何时、何种情况下使用药物都必须慎重。而且，需要制定药物分配及其作用记录的指南。

2.3.4.1　衰弱

在俄罗斯，医药箱中至少包括 4 种促智药物——据报道这些都是改善大脑皮层血流、改善认知功能（学习和记忆）的药物。有些药物已经被报道也可降低焦虑程度。这些药物在欧洲比在美国受欢迎，因为它们尚未得到美国食品药品监督管理局（FDA）的批准。俄罗斯航天计划所使用的这 4 种药物分别是：pyritinal、pantogram、phenibut 和 piracetam。其中最著名的是 piracetam，它是一种 γ-氨基丙酸（GABA），已经被用来改善记忆、增强认知功能、降低焦虑。有些研究已经提示，piracetam 可产生有益的效果[36]，但在其他的研究中，类似的功能却未发现[37]。一般来说，动物研究表明：piracetam 具有抗遗忘的功效，而且可增加对缺氧的耐受。这种药物没有什么副作用，且已被俄罗斯航天计划规律地使用。Piracetam 已经在航天领域用来预防衰弱症状。Phenibut 在俄罗斯也被广泛用来缓解紧张、焦虑和恐惧，用来治疗以衰弱和抑郁为特征的障碍。

在美国，用选择性的、来自血液中复合胺的提取物作为抑制剂来治疗神经衰弱，如氟羟甲基睾丸素。其他的抗抑郁药物诸如 nefazodone 和 mirtazapine，在地面上已经被用来治疗神经衰弱。Nenzodiazepines 作为一种刺激物也是一种可能的治疗方法，如 dexamphetamine（Dexedrine）[22]。

2.3.4.2　抑郁

在地球上，抑郁症的主要治疗药物是抑制剂，它是从血液复合胺（SSRI）中提取的。此类药物中最著名的是氟羟甲基睾丸素，这在空间站中美国的药箱中也有。除了治疗抑郁外，SSRI 还可用来缓解环境适应不良导致的焦虑。这些药物具备很好的安全记录，并且不会成瘾。过量服用也不会致命。它们的副作用是失眠和亢奋（建议早上服用此药物），但一些病人或许体验到镇静。SSRI 可产生肠内胀气，其抗抑郁治疗的适当疗程是 4 周[38]。

如果氟羟甲基睾丸素不见效，美国药箱内还备有三环类抗抑郁药——去甲替林，这或许对严重抑郁者更有效。刺激性药物也被尝试用来治疗抑郁。空间站上就备有右旋安非他明。俄罗斯的药物 Syndocarb 也是一种温和的刺激物，其作用类似安非他明。

2.3.4.3　焦虑

苯并氧芴是治疗焦虑的良药，俄罗斯和美国的药箱内都备有几种类似药物。安定、medazepam、吩嗪、羟基安定、盐酸丙咪嗪、硝基安定、alprazolam 已经在国际空间站上使用。除了用来治疗焦虑外，它们还可用来治疗失眠和癫痫。Alprazolam 对治疗伴有抑郁的焦虑效果更好。安定可长时间起作用，频繁服用会有副作用；但羟基安定是短时间内有效，对付失眠效果不错。俄罗斯太空药物处方中一些药物（吩嗪、medazepam 和硝基安定）是 FDA 所不认可的。

苯并氧芴比较安全，但有副作用，其最为常见的副作用就是虚弱、健忘和呕吐。这些药物有时会影响机械操作任务的绩效，所以乘组对此潜在的副作用要有清晰的了解[39]。而且，这些药物可导致成瘾或药物依赖。

SSRI 对治疗焦虑也有效，其中的几种药物除了治疗抑郁之外，也已经被允许治疗由于不能适应环境而造成的焦虑。

2.3.4.4　失眠

治疗睡眠问题的药物在短期飞行任务中是最常见的药物[34]，这在长期飞行中也是需要的。上面提到过，任何一种苯并氧芴都对失眠有帮助，但最好选择短时间内见效的药物。Ambien 就是一种短时间内见效、副作用又小的药物。Diphenhydramine、抗组胺剂也会有镇静作用，可用来帮助睡眠。俄罗斯的药箱内就备有一种草药（Valeriana officianlis），可治疗失眠和焦虑。

持续使用助眠药物将会有不良后果。如果长期服用苯并氧芴（如安定），代谢物将在体内积攒，进而导致操作绩效下降。而且，乘员有可能发展成对这种药物的依赖。一般来说，市面药物应该被看做是暂时的解决办法。

2.4　航天飞行中产生的社会性心理问题的对抗措施

能成为运行良好、高效团队的一员，实乃人生中最值得纪念和令人满意的事情之一。对抗计划的目标是确保长期飞行乘组有效工作。如果乘组得到很好的训练、能很好地一起工作、有很高的积极性，那么它将能够面对严重困难。构建这种团队的关键在于适当的选拔和训练。

第一步就是筛查出具严重潜在精神疾病的人员。一个具有人格障碍的神经症患者会以耗尽小组资源而告终，而不是为小组的成功作贡献。筛查后，长期任务的乘组应该谨慎组建。在最终选拔之前，每个可能的乘组必定作为一个团队，在困难的情况下一起工作一段时间。在那些未经细心选拔的乘组（如南极国际生物研究小组[17]）内，或者未曾一起工作过的乘组（如 SFINCSS - 99 隔离研究[5]），都有重大问题发生。一旦乘组确定，他们需要接受训练，如何处理冲突、如何识别抑郁和衰弱以及如何准确地评估他们自己的处境。

2.4.1　冲突解决训练

飞行前，乘组应该在教室里接受处理冲突的训练，学习并练习这些关键技能。在这项训练中，每位成员应该提高对"扳机"问题的觉察——即由于他们的过往历史和背景而令自己反应强烈的情形。他们也应该了解同伴的"扳机"问题，并在那些问题上尽量不触发同伴。乘员们应该练习处理模拟冲突，学习避免"赢-输"式思维，因为那样会有一方不得不充当失败者。只要可能，他们应努力找到解决冲突的方法，以便双方都能有所收获。他们会学习到：有关原则性问题的争论是不可能得到解决的，应加以避免，除非是对任务来说非常关键的原则。为了解决冲突，他们需要找到可达成一致而非分歧的空间。这些技能在上述领域经常被强调[40]。

飞行期间的冲突解决训练可以以计算机模拟的形式实施[41]。这种方式颇具时效性，因为乘员们必要时可通过模拟的冲突或回顾地面上学过的材料进行处理。即使乘员不能找到人讨论如何解决现有冲突的方法（在地球上这个角色通常是亲近的朋友或配偶），他们可通过回顾电脑上存储的视频或文本资料，来得到解决问题的灵感。

最终的目标是解决冲突，而不是回避冲突。长时间地压抑愤怒或怨恨可导致意外的、不合时宜的爆发。乘组有必要具备讨论分歧或紧张点的能力。这种讨论可在制度化的乘组例会或者其他聚会上进行。在这些会议上，问题可在没有过度情绪的条件下得到解决。

如果没有机会这样做，在乘组疲惫或应激的情况下有可能发生争论或分歧。那时候争论可迅速升级。早点解决这些问题可防止发生不合时宜的冲突。

2.4.2　模拟训练

乘员需要相互依赖的情景是构建有效团队的重要途径。户外生存训练或水下栖居或者其他类似航天飞行的情景，皆可强迫乘组合作。这些经历可快速令存在的问题凸现。在俄罗斯航天计划中，乘组紧密合作的一段时间，被看做是必需要求。这也是国际空间站计划的重要组成部分。

2.4.3　心理支持计划

为了对抗隔离感及越来越远的距离感，给乘员们提供各种各样的方式以便他们与地面上最亲近的人保持联系，并与这个世界保持最大限度的联系。可定期安排他们与家人进行音频和视频通话。允许乘员用电子邮件与地面上的亲友保持联系。遇到诸如生日和纪念日等特别事件应该给予庆祝，以便成员拥有持续的地面生活的感觉[2]。

可定期运送包裹到空间站，包括特别的视频、CD、书、家庭相册以及可帮助成员与亲友保持联系的便签等。这种支持系统已经被记录在有关长期飞行任务的书籍中，并作为非常重要的因素来保持稳定的情绪[6-7]。

2.4.4　问题解决式治疗

如果在恰当的选拔和训练后仍然发生了抑郁，还可通过计算机系统来帮助乘员度过抑郁期。问题解决式治疗对轻度和中度的抑郁有临床效果，可在接受最低程度的训练后实施[40]。普通意义上的治疗方法或者不必进行的训练，使问题解决式治疗适合计算机实施，乘员自己可通过电脑实现。

相对来说，问题解决式治疗在治疗抑郁方面属于新方法，比起其他的治疗方法（如：认知行为治疗）更容易被理解和使用。这种方法的基本点是令个体自行发展解决方法，并自行对导致或引起抑郁的生活问题进行解决。这种治疗过程包括 7 个步骤：首先对问题解决式治疗做一个介绍；第 2 步，澄清并定义问题（如：与其他乘员的冲突、单调、超负荷等）；第 3 步，实行头脑风暴、找到可行的解决方法（如：计划无工作时间、改变工作程序等）；第 4 步，个体选择自己喜欢的解决方法；第 5 步，实施这个方法；第 6 步，评估进展；第 7 步，重建其对生活的控制感并帮助改善其心境。对轻度和中度抑郁，问题解决式治疗已经被证明与抗抑郁药物具相同的效果[42-45]。

对没有陷入压抑的人来说，这种治疗效果听起来比较鲜明。然而，一旦陷入抑郁，无望和无力感、连同认知缓慢，可严重破坏病人的行动能力。这种治疗提供了一个行动步骤。

2.4.5　药物处理

在太空中使用心理兴奋性药物，显然是一件两难的事。苯并氧芴具有镇静作用，并破坏机械性任务的操作绩效。虽然通常情况下人对 SSRI 有较好的耐受，但它会导致失眠，还可能会加剧疲劳感。空间站上对精神性药物的使用不加控制，据报道这导致了药物的过度使用[20]。药物干预太迟或者药量不足，也是危险的。抗抑郁药连续几周服用才会见效，这意味着在很长一段时间内要与操作绩效不佳的伙伴一起生活。要想找到使用药物的恰当时机，就要求乘员与地面飞行医生之间进行密切合作。

除了当焦虑、抑郁等问题出现时用药之外，还可以服用预防性药物。在俄罗斯船上的药物配备中，有些 nootropics 和其他药物在乘员无症状时就分配下去服用，他们就如同服用维生素或营养补充剂一样。因为这些药物基本上都具备良好的安全性，其副作用极小。但是乘员从这些药物所得的益处的大小和性质尚不清楚，所以很难断定是否应该冒险去服用。

2.5　心理健康监控

在航空环境中，很显然乘员将疾病看做是虚弱的征兆，这导致问题很少被汇报。一个乘员要看情况是否能改善或试图忍耐问题，而不是与地面进行讨论。而且，即使乘员们担心会出问题，但是也不想谈及，因为表达担心就意味着地面将察觉出自己没有信心。由于这些因素，向乘组提供两种东西是很重要的：1）可观察、自行实施的绩效测试；2）在轨自我评估工具。

2.5.1　自我评估

对空间站飞行来说，甚至更重要的是对火星飞行，乘组需要工具来评估自己的心理状态。在国际空间站上，乘组使用一套名为 WinSCAT 的认知测试工具（基于 Windows 平台的航天飞行认知评估工具）。这个测试工具评估记忆以及其他认知功能。乘员通过此测试工具为自己的操作绩效建立了一个常规模型，如果有两项持续操作的分数显著落在飞行常规模型之外，本信息将告知地面。这个信息允许乘员和地面就此变化的原因进行讨论，评估其睡眠、心境以及其他因素。

乘员也应该拥有可利用的工具来评估自己的心境。有多种不同的工具可测量抑郁（如：贝克抑郁量表、汉密尔顿量表），这些不同的问卷对乘组会有用。而且 PHQ‐9（个人健康问卷 9）也是有效的，它是一个多项选择的抑郁测量方法，通常用在问题解决式治疗中。它是在发病初期 PRIME‐MD 心理健康简短评估的主要组成部分，它直接基于 DSM‐IV。PHQ‐9 询问有关主要抑郁每项诊断的标准的出现及其严重程度，它具有高表面效度，可被用来进行抑郁自我管理的测量。也有焦虑测量问卷。

自评问卷及测试均可通过计算机实施。运用计算机实施评估，正如上面所述，具备一些优点。研究表明，人们面对计算机时常常比面谈时能提供更加诚实的回答。在航天飞行中，如果计算机无下载链接，乘员的回答会完全诚实，因不用担心其他人可能看到自己的回答。

2.5.2　声音和文本监控

正如上面提到的，以往的经验告诉我们：尽管心理评估可以采纳匿名的方式，或者控制在非常有限的范围内，但是只要心理问卷被地面控制或者到达研究者手中，其回答一般是无效的。在 NASA和平空间站项目中，乘员们曾参加了一项研究，即用心境状态量表（POMS）来评估自我情况[11]。一般情况下，整个飞行过程中的问卷都显示了稳定的心境状态。而后续有关和平空间站各时段实际情况的出版物却显示，有几个航天员在心境状态上出现过重大而明显的变化。由于种种原因，乘员们不愿意他人知道自己在空间站上的实际情况。

由于这种不情愿，在俄罗斯已经开发出监控方法，间接地判断飞船上航天员的社会心理状态。除了对生物因素和绩效（任务中的失误）进行检查的同时，对来自飞船的声音也要进行分析。医学及心理学专家评估这些信息，也要对来自航天器的报告文本的内容、长度和措辞等进行分析，以便深入了解航天员的心理状态。然后，控制中心的心理神经专家据此作出大致结论。这些评估将被用来决定艰巨任务，如舱外活动是否要继续，是否要启用对抗措施[20]等。

2.6　基于现有知识的建议

虽然本章集中讨论了长期飞行中的问题，但是大多数的长期飞行任务都能成功完成。乘员具备强大的适应能力，在强大动机的支持下他们可以达到任何目标。而且，作为功能良好乘组里的一员，他们也有了一次令人满意的经历。对抗计划的目标是确保团队强大、功能良好。来自文献以及过往经验的数据表明，长期飞行应遵守下列建议。

（1）选出具精神病问题的个体

长期飞行中，具人格障碍及其他精神病理问题的个体很难处理。

（2）根据背景、自我选拔、在一起工作的时间长度进行选拔

对选拔团队成员的对象来说，问卷和面谈都不适合，因为有人会由于非常渴望参加任务而伪装自己。在乘组最后选定之前，须让有可能进入乘组的人员组成一个团队一起工作。

（3）建立小组规则

任务实施过程中，乘组面临的一个应激源是需要解决重要问题（如：性关系、不同国家的代表之间进行任务决策等）。乘组应该花时间讨论，透过他们应对各种情形的方式来对主要问题达成共识。

（4）训练乘员识别自己及他人的抑郁和衰弱

一旦抑郁形成，其扭转和恢复需相当长的时间。乘组有必要了解抑郁造成的风险，而且须懂得如何识别以及寻求适当的治疗。

（5）训练乘员如何解决冲突

乘组不可避免地会发生冲突，但是冲突是可以成功解决的。尽管有些人天生就比其他人善于解决冲突，依然有那么一些冲突解决方法是可以教授的。

（6）提供在轨自我评估和训练的工具

传到地面的那些心境和感受问卷的数据是不可靠的，乘组需要具备评估自己以及敏锐觉察他人变化的能力。

（7）监控身体

除了心境和认知功能的变化外，抑郁的另外一种信号就是体重下降。任何不明原因的体重下降都应该得到深入探查。

（8）监控认知功能

尽管心境可能比较难以评估，但是认知功能明显下降的原因必需探究。

（9）评估睡眠

不良睡眠是社会心理问题形成的关键因素。如果乘组被慢性睡

眠剥夺，地面控制人员应该能获得这些信息。而且，乘组应该意识到生物节律紊乱的可能性。适当运用亮光可以帮助恢复睡眠和工作的节律。

（10）适度用药

如果药物使用过频，其副作用带来的问题会增加。如果用药太迟，乘员则可能承受不必要的痛苦。

参 考 文 献

[1] Ignatius, A. , Russian psychiatrist tries to make sure Russian cosmonaut stays up. Wall Street Journal, 1992, p. 1.

[2] Holland A. W. , Psychology of Spaceflight, in Human Spaceflight: Mission Analysis and Design, W. J. Larson and L. K. Pranke, eds. 2000, McGraw Hill, New York, pp. 155 - 91.

[3] APA, Diagnostic and Statistical Manual of Mental Disorders, 4th ed. 1994, Amerecan Psychiatric Association, Washington, DC.

[4] Lebedev, V. , Diary of a Cosmonaut: 211 Days in Space, D. Puckett and C. W. Harrison, eds. 1998, PhytoResource Research, College Station, TX.

[5] Gushin, V. I. , J. M. Pustynnikova, and T . M. Smirnova, Interrelations between the small isolated groups with homogeneous and heterogeneous composition. Journal of Human Performance in Extreme Environments, 2001. 6 (1): 26 - 33.

[6] Linenger, J. M. , Off the Planet: Surviving Five Perilous Months Aboard the Space Station Mir. 2000, McGraw Hill, New York.

[7] Foale, C. , Waystation to the Stars: The Story of Mir, Michael and Me. 1999, Headline Book Publishing, London.

[8] Kranz, G. , Failure is Not an Option. 2000, Simon and Schuster, New York, pp. 223 - 33.

[9] Kraft, C. , Flight: My Life in Mission Control. 2002, Dutton/Plume, New York.

[10] Carr, G. P. , Human experience in space. Cutis, 1991. 48 (4): 289 - 90.

[11] Kanas, N. , et al. , Crewmember and ground personnel interactions over time during Shuttle/Mir space missions. Aviation, Space, and Environmental Medicine, 2001. 72 (5): 453 - 61.

[12] Tarzi, S. , et al. Methicillin - resistant Staphylococcus aureus: psychological impact of hospitalization and isolation in an older adult population. The Jour-

nal of Hospital Infection, 2001. 49 (4): 250 – 54.

[13] Gilbert, P. , The evolution of social power and its role in depression, in Depression: The Evolution of Powelessness, P. Gilbert, ed. 1992, The Guilford Press, New York, pp. 147 – 86.

[14] Newkirk, D. , Almanac of Soviet Manned Space Flight. 1990, Gulf Publishing Company, Houston, TX.

[15] BBC Radio. Summary of World Broadcasts: Savinykh's Diary on State of Health of Vasyutin, in Pravda. January 7, 1986, London.

[16] Channel 4 Television. Helen Sharman's Tomorrow's World Interview. June 1995, London.

[17] Rivolier, J. , G. Cazes, and I. McCormick. The International Biomedical Expedition to the Antarctic: psychological evaluations of the field party, in From Antarctica to Outer Space: Life in Isolation and Confinement, A. A. Harrison, Y. A. Clearwater, and C. P. McKay, eds. 1991, Springer – Verlag, New York, pp. 283 – 90.

[18] Lugg, D. , Current international human factors research in Antarctica, in From Antarctica to Outer Space: Life in Isolation and Confinement, A. A. Harrison, Y. A. Clearwater, and C. P. McKay, eds. 1991, Springer – Verlag, New York, pp. 31 – 42.

[19] Weybrew, B. B. , Three decades of nuclear submarine research: implications for space and Antarctic research, in From Antarctica to Outer Space: Life in Isolation and Confinement, A. A. Harrison, Y. A. Clearwater, and C. P. McKay, eds. 1991, Springer – Verlag, New York, pp. 103 – 14.

[20] Myasnikow, V. I. , and I. S. Zamaletdinov, Psychological states and group interactions of crew members in flight, in Space Biology and Medicine, A. E. Nicogossian, et al. , eds. 1996, American Institute of Aeronautics and Astronautics, Reston, VA. Pp. 419 – 32.

[21] Kanas, N. , et al. Asthenia – does it exist in space? Psychosomatic Medicine. Special Issue: Outerspace Research, 2001. 63 (6): 874 – 80.

[22] Sadock, B. J. , and V. A. Sadock. Chronic fatigue syndrome and neurasthenia, in Kaplan and Sadock's Synopsis of Psychiatry. 2003, Lippincott Williams and Wilkins, New York, pp. 661 – 67.

[23] Stuster, J. , Behavioral effects of isolation and confinement, in Bold Endeavors: Lessons from Polar and Space Exploration. 1996, Naval Institute Press, Annapolis, MD, pp. 7 – 13.

[24] Santy, P. A. , and D. R Jones. An overview of international issues in astronaut psychological selection. Aviation, Space and Environmental Medincine, 1994. 65 (10 Pt 1): 900 – 3.

[25] Eskov, K. N. , et al. Group dynamics and crew interaction during isolation. Advances in Space Biology and Medicine, 1996. 5: 233 – 44.

[26] Stuster, J. , Personnel selection criteria, in Bold Endeavors: Lessons from Polar and Space Exploration. 1996, Naval Institute Press, Annapolis, MD, pp. 247 – 70.

[27] Connors, M. M. , A. A. Harrison, and F. R. Akins. Small groups, in Living Aloft: Human Requirements for Extended Spaceflight. 1985, NASA, Washington, DC, pp. 164 – 87.

[28] Stuster, J. , Group interaction, in Bold Endeavors: Lessons from Polar and Space Exploration. 1996, Naval Institute Press, Annapolis, MD, pp. 164 –87.

[29] Wiegmann, S. A. , and S. A. Shappell. Human error and crew resource management failures in Naval aviation mishaps: a review of U. S. Naval Safety Center data, 1990 – 96. Aviation, Space, and Environmental Medicine, 1999. 70 (12): 1147 – 51.

[30] Salas, E. , et al. , Team training in the skies: does crew resource management (CRM) training work? Human Factors, 2001. 43 (4): 641 – 74.

[31] Helmreich, R. L. , et al. Preliminary results from the evaluation of cockpit resource management training: performance ratings of flightcrews. Aviation, Space, and Environmental Medicine, 1990. 61 (6): 576 – 79.

[32] Morey, J. C. , et al. , Error reduction and performance improvement in the emergency department through formal teamwork training: evaluation results of the MedTeams project. Health Service Research, 2002. 37 (6): 1553 – 81.

[33] Stevahn, L. , Effects of conflict resolution training integrated into a high school social studies curriculum. Journal of Social Psychology, 2002. 142 (3): 305 – 31.

[34] Dijk, D. , et al. , Sleep, Circadian rhythms and performance during Space Shuttle missions, in The Neurolab Spacelab Mission: Neuroscience Research in Space, C. Buckey and J. L. Homick, eds. 2003, NASA, Houston, TX, p. 211 - 22.

[35] Gundel, A. , V. V. Polyakov, and J. Zulley. The alteration of human sleep and circadian rhythms during spaceflight. Journal of Sleep Rearch, 1997. 6 (1): 1 - 8.

[36] Dimond, S. J. , and E. M. Brouwers. Increase in the power of human memory in normal man through the use of drugs. Psychopharmacology (Berlin), 1976. 49 (3): 307 - 9.

[37] Abuzzahab, F. S. S. , et al. , A double blind investigation of piracetam (Nootropil) vs placebo in geriatric memory. Pharmakopsychiatrie Neuro - Psychopharmakologie, 1977. 10 (2): 49 - 56.

[38] Schatzberg, A. F. , J. O. Cole, and C. DeBattista, Antidepressants, in Manual of Clinical Psychopharmacology. 2003, American Psychiatric Publishing, Washington, DC, pp. 37 - 157.

[39] Schatzberg, A. F. , J. O. Cole, and C. DeBattista, Antianxiety agents, in Manual of Clinical Psychopharmacology. 2003, American Psychiatric Publishing, Washington, DC, pp. 321 - 80.

[40] Greenhalgh, L. , Managing Strategic Relationships: The Key to Business Success. 2001, Free Press, New York.

[41] Bosworth, K. , et al. , Using multimedia to teach conflict - resolution skills to young adolescents. American Journal of Preventive Medicine, 1996. 12 (5 Suppl): 65 - 74.

[42] Barrett, J. E. , et al. , The treatment effectiveness project. A comparison of the effectiveness of paroxetine, problem - solving therapy, and placebo in the treatment of minor depression and dysthymia in primary care patients: background and research plan. General Hospital Psychiatry, 1999. 21 (4): 260 - 73.

[43] Mynors - Wallis, L. , Problem - solving treatment: evidence for effectiveness and feasibility in primary care. International Journal of Psychiatry in Medicine, 1996. 26 (3): 249 - 62.

[44] Mynors - Wallis, L. , et al. , A randomised controlled trial and cost analysis of problem - solving treatment for emotional disorders given by community nurses in primary care. British Journal of Psychiatry, 1997. 170: 113 - 19.

[45] Mynors - Wallis, L. M. , et al. , Randomised controlled trial of problem solving treatment, antidepressant medication, and combined treatment for major depression in primary care. British Medical Journal, 2000. 320 (7226): 26 - 30.

[46] WHO, The International Classtfication of Mental and Behavioural Disorders, 10th ed. , Diagnostic Criteria for Research. 1993, World Health Organization, Geneva.

第 3 章 辐射风险：建立安全限值水平

3.1 引言

在 James Michener 所著的小说《航天》中，虚拟的阿波罗航天员遭遇了一些在实际飞行任务中尚未发生过的情况[1]。如书中所描述，当来自太阳耀斑的辐射出现时，航天员正在月球表面，他们遭受到致命剂量的照射。塑造这一幕的灵感可能来自于 1972 年 8 月 4 日的太阳风暴。如果航天员在那一天中的多半天都滞留于月球表面或屏蔽较少的月球舱内，所受到的辐射剂量水平将可能导致辐射病或死亡[2]。尽管这个故事是虚拟的，但是它提示辐射可能成为航天任务中的重要挑战，必须进行预测并掌握其情况。

地球的质量、大气、磁场为行星表面提供了辐射保护。在当前和计划中的航天飞行中，提供相当水平的防护是工程上面临的重要挑战，那将极大地增加经费和工程复杂度。航天飞行给航天员带来的电离辐射，远高于他们在地面所经历的水平。另外，航天中的辐射性质也与地面不同：太阳风暴放射出高能的质子和其他粒子，通常不会引起地球表面辐射剂量的明显增加；然而，当辐射到达航天器时，且如果航天员此时正好处在舱外，太阳耀斑将会对他产生致死性剂量。银河宇宙辐射包含高能粒子，只有少量到达地球表面。然而，在星际空间，宇宙辐射十分重要，很难屏蔽。由于地面上此类辐射环境的暴露十分有限，有关其长期效应的经验较少。

对于长期飞行辐射暴露的研究，可以认为它是急迫的问题，也可以是长期的问题。必须进行适当的监测和评估。本章讨论航天任务中的辐射类型、辐射暴露的可能生物效应以及减轻其负效应的方法。

3.2　辐射的概念与术语

3.2.1　电离辐射

尽管多数生物学和生理学效应与分子大小的粒子或更大的粒子有关，而辐射的最初作用是发生在原子水平。多数辐射效应为高能光子（γ射线、X线）或粒子（质子、中子、原子核）与原子中的电子和核相互作用。最常见的相互作用是电离。能量从辐射线传递到原子中，射出电子并产生离子。继而，被电离的原子或自由电子形成自由基（高反应分子，如超氧化物），进一步损伤周围的分子。尽管一些分子可能遭受损伤，但是多数受损的分子是细胞核中的脱氧核糖核酸（DNA）分子。自由基可以损伤 DNA，DNA 分子本身的电离也可以造成损伤。图 3-1 总结了辐射如何损伤 DNA 分子。

光子辐射和粒子辐射所产生的损伤之间存在不同。图 3-2 表明，不同方式的辐射都可以在细胞中沉积能量，其中 X 射线在辐射区域产生电离，在多个细胞中沉积少量能量；与此相反，象中子一样的粒子可能沉积同样的能量，但它沿着一条径迹，只影响几个细胞。因此，在分析银河宇宙辐射的效应时，上述区别不容忽视。

辐射的能量越大，造成的损伤也越大。表 3-1 总结了不同类型的高能辐射。电离辐射承载的能量通常用电子伏特（eV）表征。例如，医疗 X 射线，其能量为几千电子伏特（keV），而在星际空间穿梭的一些粒子（银河宇宙射线）却有兆电子伏特甚至更高的能量。电离辐射的能量只是其效应的一种测量方式，当辐射穿过组织时，其电离产生的能量称为传能线密度（LET）。与光子相比，太阳耀斑和银河宇宙射线中的质子和重离子更大、数量更多。这样的粒子比光子每单位传输距离将产生更多的电离。正因为如此，质子和高能粒子被认为高能 LET 辐射，并且，当重离子在组织中停留时，速度

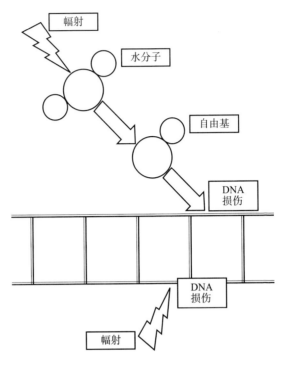

图 3-1　电离辐射可以从两种途径造成损伤：
辐射可以形成自由基，继而损伤 DNA 分子；
如果 DNA 中的原子被电离，也可以直接造成 DNA 损伤

下降同时 LET 增加，其能量传递给停留区域的分子，就像一辆高速行驶的小车撞到树上。实际上，质子辐射的特性用于一些放射治疗方案中，使质子停留点的损伤最大化。高能粒子的另一特性是它们更有可能与其他核相互作用，这些作用继而产生有害的次级辐射。

10 mGy (1 rad) X射线　　　　10 mGy (1 rad) 中子射线

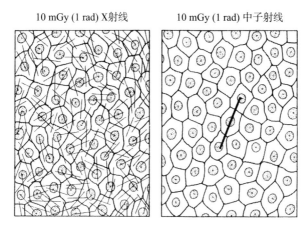

图 3 - 2　X 射线与高能粒子辐射的主要区别

左图显示受到 X 射线辐射的细胞，右图显示接受同样剂量中子照射的细胞。

左图中，当一群细胞受到 X 射线辐射时，带电粒子的径迹穿过每个细胞；

然而在右图中，中子只穿过一小部分细胞。当 X 射线剂量增加时，

沉积在每个细胞中的平均能量增加；当中子剂量增加时，接受照射的

细胞数量增加。本图来自参考文献[9]，经 Elsevier 许可

表 3 - 1　各种电离辐射的特征

辐射类型	辐射能量	辐射流量	辐射成分	辐射剂量
胸部 X 射线	$40 \sim 60$ keV	5×10^7 光子/ (cm^2/s)	光子	0.000 1 Sv
相对电子	500 keV 以上	$100 \sim 10^4$ 光子/ (cm^2/s)	电子	可变
辐射治疗	1.2 MeV	10^9 光子/ (cm^2/s)	光子	高达 80 Sv
1972 年 8 月太阳粒子事件，无防护	$10 \sim$ 100 MeV	10^{10} 粒子/ (cm^2/s)	主要是质子	$1 \sim 5$ Sv
宇宙射线，无防护，太阳辐射最低	$300 \sim$ 3 000 MeV	4 光子/ (cm^2/s)；0.4 氦离子/ (cm^2/s)；0.04HZE 粒子/ (cm^2/s)	85% 的质子，14% 的氦原子，1% 的重原子	0.5 Sv/年

注：HZE 粒子指含有高能、高原子序数的原子核粒子。

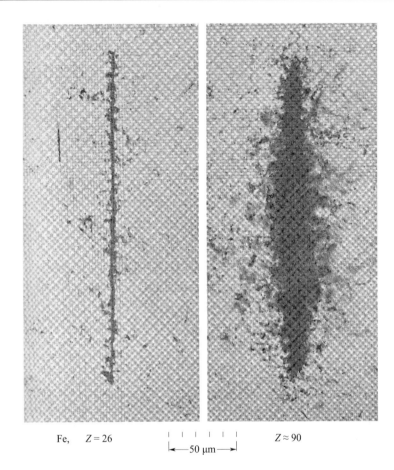

Fe,　$Z = 26$　　　　|　|　|　|　|　|　$Z \approx 90$

⊢———50 μm———⊣

图 3 - 3　尽管组织中的微病变很难发现，
而该图显示了高能粒子穿过乳胶胶片时的径迹
左图显示铁核的径迹，沿着离子径迹有电离的径迹，
δ射线（电子）从侧面发出。本图来自参考文献[10]，经 Elsevier 许可

3.2.2　太阳质子事件（太阳耀斑）

　　空间辐射一个特有的形式就是太阳质子事件或太阳耀斑辐射，
它们来自于太阳风暴。这些高能的风暴向地球释放大量的能量，破
坏卫星，摧毁通信。辐射主要为质子，也包括一些高原子序数的离

子（如碳、氮和氧）[3]。当出现太阳耀斑时，电磁脉冲能可先于粒子在 8 分钟内从太阳到达地球。此后 10 分钟，高能粒子到达地球[4]，粒子的峰密度通常在 4～6 小时后才出现[2]。

通常，航天器对于来自太阳耀斑的辐射具有一定的屏蔽能力。而且，由于地球可为轨道飞行的航天员提供部分防护，因此星际空间的辐射比低地轨道辐射更受关注。然而，着舱外航天服出舱的航天员将面临更大的风险，而且，如果太阳风暴很强，即使航天员在航天器内，也会受到明显的辐射。为了确保航天员安全，当太阳质子事件发生时，航天员应当处在一个屏蔽良好的环境中。这就要求必需具备预测太阳风暴并警示航天员的能力。当太阳质子事件发生时，预示和监测是为航天员提供屏蔽保护时需要优先考虑的选项。太阳风暴可以发生于背离地球表面的太阳面，而当风暴转到朝向地球或在飞往火星的航天器上碰到时就会成为严重的问题。因此，监测太阳的两面（朝向面和背阴面）将有助于预先给予警示[5]。对于火星飞行任务而言，航天员将在远离地球的航天器或火星表面活动，他们不得不依赖于可靠的监测功能。

3.2.3　银河宇宙射线

银河宇宙射线是太阳系的本底辐射，太阳耀斑是极高能、低质量粒子的间歇性爆发，而银河宇宙射线则是高能、较高质量的粒子持续流动。银河宇宙射线的粒子范围从质子到较重的原子核，如铁原子。随着粒子原子序数的增加，该类辐射对组织的损伤增加。这种高能、高原子序数的原子核被称为 HZE 粒子。通常，HZE 粒子是指原子序数大于 2 的核，其能量可以穿透至少 1 mm 的航天器或航天服屏蔽[6]。如果这些粒子停留在组织或屏蔽层中，它们可以沉积大量的能量（即它们具有较高的 LET）。银河宇宙射线通常为高 LET 辐射（与 γ 射线或 X 射线相对而言，这两种射线为低 LET 辐射）。

由于单个粒子能量较高，银河宇宙射线很难被屏蔽。例如，高能铁核遇到铝屏蔽时，可能会停留在金属中，但在这个过程中，铁粒子可能与铝原子进行正面的碰撞，核团会碎裂为较轻的核而继续穿行。这些碎片继而产生其他碰撞，其连锁结果就是产生次级辐射而进入航天器。实际上，高密度材料，如铅，可以有效屏蔽 γ 射线和 X 射线，但对于银河宇宙辐射的屏蔽能力较弱。这些高密度的材料比氢、水等材料产生更多的次级辐射。防护银河宇宙射线的屏蔽策略将在本章中进行讨论。

3.2.4　相对电子

地球周围存在着一个辐射带（范·艾伦辐射带）。其外层电子带主要为相对电子，即能量大于约 500 keV 的电子（见表 3 - 1 的能量对比）。这些电子可以穿过航天服。由于电子流量随时间有几个数量级的波动，因此其风险也是变化的。另外，空间站的轨道会有 20% 的时间每 24 小时穿过相对电子带。随着时间的推移，电子辐射的累积剂量主要取决于轨道高度和辐射流量。

电子辐射的另一个重要风险是在执行出舱活动时遭遇高相对电子事件（highly relativistic electron event，HRE）。在 HRE 中，电子流量可以达到很高水平。如果遭遇这些事件，乘组成员皮肤和眼睛遇到的辐射剂量可达到短期辐射剂量限值。暴露于这些辐射带对于低地轨道飞行是一个重要问题[2]，但是在星际飞行中，电子不再是需要关注的问题。

3.2.5　注量（流量）

注量（流量）用于测量单位时间内穿过给定区域的辐射量。用于医疗的辐射注量通常较高，太阳质子事件也可产生极高的注量。1972 年一个大太阳质子事件中能量大于 30 MeV 的粒子注量为 5×10^9 粒子/cm^2，能量大于 10 MeV 的粒子注量为 1.1×10^{10} 粒子/cm^2[7]。相对而言，银河宇宙射线注量较低。表 3 - 1 中说明了太阳耀斑和银河宇宙射线的不同注量。辐射的注量十分重要，因为细胞具有从电离辐射损伤中恢复的能力。在低辐射注量的条件下，细胞能够更好地维持损伤修复机制。

3.2.6 吸收能

对于生物效应而言，最重要的考量不是辐射本身的能量或流量，而是组织吸收的能量。吸收剂量是指对组织产生损伤的能量数量。该剂量用戈瑞（Gy）度量，$1\ Gy = 1\ J/kg$，文献中还可见曾经使用过的单位——拉德（rad），$1\ rad = 10^{-2}\ Gy$。单一的全身辐射致死剂量为 $4 \sim 7\ Gy$。在低地轨道 90 天飞行中，航天员受到的辐射约为 $0.07\ Gy$。然而，戈瑞值没有考虑不同形式辐射的效率。如前所述，较重的核团与组织相互作用时有较大的横截面，其损伤更大。这一差异被称为辐射相对生物效应（RBE），通常用品质因子（Q）来评估。γ 射线和 X 射线的品质因子为 1。宽能量范围的质子，其相对生物效应与 X 射线相似[4]。RBE 数值取决于所关注的生物效应。例如，中子在杀伤细胞时的 RBE 与 γ 射线相似，但对于白内障的形成，其 RBE 更高。品质因子乘以剂量戈瑞值为西沃特（Sv）值。Sv 是辐射暴露剂量和剂量限值的测量单位。10 年航天员生涯的剂量限值范围是 $0.4 \sim 3\ Sv$，精确限值取决于航天员首次辐射暴露的性别和年龄[8]。表 3-2 给出了不同活动时的 Sv 值范围。

表 3-2 不同工作地的辐射暴露剂量

工作地	剂量	资料来源
在休斯敦 1 年	0.001 Sv	[30]
在丹佛 1 年	0.002 Sv	[30]
在航天飞机飞行 8 天	0.0053 Sv	[30]
在和平飞船 5 个月	0.16 Sv	[30]
在和平飞船经历 1989 年 10 月太阳事件	0.15 Sv	[2]
飞往月球途中	0.011 Sv	[30]
飞往火星途中	0.50 Sv/年	[3]
火星表面	0.12 Sv/年	[45]

3.2.7　剂量率

给出辐射剂量的速率也是值得关注的重要因素。尽管职业生涯限值高达 3 Sv，但如果在一次短暂暴露中即遭遇这些剂量的照射，将会引发急性辐射病，甚至死亡。因此，这一剂量必须按照明确的安全限值分配到职业生涯中。为实现该目的，剂量率有效因子经常被引入风险评估，以考量机体对电离辐射损伤的修复能力。

3.3　与航天飞行相关的辐射生物学

3.3.1　水和氧的电离

辐射引起的电离效应是随机的。由于水是组织中最常见的物质（在组织中占比 70%～80%），许多辐射效应来自于辐射与水分子相互作用的结果。每次相互作用沉积的能量通常比化学键的能量大得多，因此，最初的作用是破坏化学键，产生高能电离。高能电离及随后的相互作用进展迅速，受影响的分子没有时间扩散到其他部位。因此，绝大多数化学事件（如 DNA 和蛋白质的氧化、还原反应）仅在低能产物产生后才会发生。最普遍的化学反应是产生羟基自由基（OH·）和高能电子（或在较低的 pH 值下可形成氢原子）。自由基可以是一个原子或分子，其外层是不成对的电子，通常很活跃。羟基自由基将从任何有机分子中被氧化出来（接收电子），速率相当于其与分子相撞的速率，而高能电子或氢原子几乎为同样有力的还原剂（提供电子）。因此，他们可引起大范围的化学变化。

氧在辐射电离损伤中起着关键的作用。如果组织中氧水平较低，组织就有辐射抵抗能力。氧的存在可以增加的辐射敏感度几乎达到 3 倍。氧分子与能够经受逆反应（即化学损伤）的化学介质迅速结合而产生生物效应。上述结合导致不能经受逆反应的自由基（例如超氧化物）产生。如果这些自由基与 DNA 相互作用，将会造成明显的损伤。据估计，约 2/3 的损伤是由 X 射线和 γ 射线经自由基介导而造成的[9]。增加组织中的自由基清除剂（在自由基对 DNA 或蛋白质造成损伤前，与它相互作用形成复合物）将可最大程度地降低辐射损伤。抗氧化剂是一些化合物，其可与反应介质或扩散的自由基相互作用，逆转或防止损伤发生。此外，一些酶（例如超氧化物歧化酶和过氧化氢酶）可以中和一些反应介质（超氧化物阴离子和过氧化氢），继而减轻辐射损伤。

3.3.2 直接电离效应

除了活性分子产生的损伤外，电离辐射与关键分子，特别是 DNA 的直接作用也可导致损伤。由于重离子的高 LET，它对大分子特别有害，通过成倍增加单个分子中的电离作用而将其破坏。受重离子作用后，DNA 将出现单链和双链断裂[9]。重离子可在组织中产生密集的电离径迹，沿途相关细胞均被杀死。粒子的中央径迹将被半影包围，这些半影区是组织被电离发出的 δ 射线（高能电子）损伤所致。图 3-3 给出了高空气球飞行中感光胶片捕获的重离子径迹[10]。尽管这样的径迹不能在组织中直接看到，该现象仍然被认为是存在的，并将其称为微损伤。微损伤至少包括四种类型的细胞：被电离直接击中而不可修复的死亡细胞，被电离直接击中而突变的存活细胞，由于场外电子损伤而突变的存活细胞及未被击中的细胞。细胞损伤之所以受到关注，一方面是因为被杀死的细胞在分化十分缓慢的组织（如大脑）中无可替代；另一方面，突变的细胞可能致癌。

高能粒子对中枢神经细胞的致死作用尤其重要，因为这些细胞的损失将是永久性的。Curtis 等人[11]采用计算机模型评价了 3 年的火星任务中，中枢神经系统关键区域被银河宇宙射线粒子击中的细胞数量[11]。表 3-3 总结了评价结果。大体上讲，原子序数大于 15 的离子将击中大约 6%～12% 的中枢核团（取决于其大小和位置）。而且，在核团以外也会有击中的可能性。尽管我们不知道因离子击中而造成的潜在脑细胞死亡是否会引起功能受损，但上述数据显示击中的细胞数量是相当惊人的。

表 3 - 3　3 年期的火星模拟任务中银河宇宙线击中细胞和细胞核的数量

	视网膜	海马体	梅纳特基底核	丘脑
细胞总数量	6.5×10^4	4.32×10^7	4 116	1.83×10^6
原子核截面积/μm^3	40	60	99	100
原子序数大于等于 15 的粒子在 3 年期的航天器中撞击原子核的总次数	3.8×10^3	3.3×10^4	508	2.3×10^5

注：总屏蔽层厚度等于压力舱厚度（铝材，密度 1 g/cm²，厚度 0.4 cm）加上屏蔽层厚度 1.9 cm（铝材密度 5 g/cm²）. 没有考虑火星表面的辐射水平。来自参考文献 [11]。

3.3.3　即刻辐射剂量相关效应

大的辐射剂量，例如放射治疗或受太阳风暴照射，将会产生即刻的、与剂量相关的效应。这些效应有时被称为确定性效应或急性效应，效应来自特定器官或组织中细胞或细胞功能的缺失。除了在最高剂量条件下，多数效应是由于细胞无法再生而造成的。因此，辐射效应最初出现在其正常功能的发挥需要活性细胞再生的器官系统中，如骨髓和胃肠道。细胞再生能力损害所产生的急性临床结果，取决于组织的功能。例如，在同样的辐射剂量下，在睾丸和骨髓中均出现细胞再生功能抑制，但仅在后者出现急性临床风险。临床效应的时程取决于细胞的正常再生功能。例如，对于胃肠道内表面和骨髓，当剂量足够高，出现再生功能抑制时，首先在胃肠道出现临床症状。这是由于胃肠道上皮周转率更快一些，而骨髓具有更强的储备能力。表 3 - 4 列出了辐射主要的确定性效应及其发生时的预期剂量。低辐射剂量将导致恶心、呕吐；随着剂量的增加，可以出现骨髓抑制、中枢神经系统效应[12]。在太阳风暴中未受保护而受到辐射照射时，需要考量这些确定性辐射效应。

表 3 - 4　直接（确定性）辐射效应

辐射剂量/Sv	预计的生理效应
0.1~0.5	无明显效应，血球计数有微弱变化
0.5~1.0	疲劳，淋巴细胞和中性粒细胞瞬时减少，5%~10%的人出现恶心呕吐，持续 1 天，预期无死亡
1.0~2.0	50%的人淋巴细胞和中性粒细胞减少，25%~50%的人出现一天的恶心呕吐现象，无死亡
2.0~3.5	75%的人循环血液元素减少，多数伴有恶心、呕吐症状，无食欲、腹泻、少量出血可见，暴露者死亡率达到 5%~50%（骨髓造血功能衰竭综合症）
3.5~5.5	几乎所有测试者第一天出现恶心、呕吐症状，接着出现发热、出血、腹泻和消瘦症状，6 周内的死亡率为 50%~90%，幸存者需要 6 周的康复期（骨髓造血功能衰竭综合症和胃肠综合症叠加出现）
5.5~7.5	暴露 4 小时，所有测试者出现恶心和呕吐，接着出现辐射病症状，死亡率 100%（胃肠综合症）
7.5~10	严重恶心和呕吐症状持续 3 天，存活时间减少到 2.5 周（死亡原因可能是中枢神经系统或者心脏病变，胃肠抗感染能力和液体平衡能力急剧下降）
10~20	1~2 小时后出现恶心、呕吐症状，2 周内全部死亡（中枢神经和心脏综合症）
45	数小时内失去行为能力，可见严重的中枢神经综合症（失向、失调、抽搐、昏迷），数天内全部死亡

注：选自参考文献 [12]，但做了调整。所列剂量采取全身照射。相同辐射剂量的危险性可能在局部没有这么严重。

3.3.4　长期辐射效应

3.3.4.1　中枢神经系统损伤

由于在中枢神经系统中只有很少的活性分裂细胞，脑和脊髓对辐射效应有一定的抵抗能力。对于急性辐射暴露，仅在最高剂量时才会出现中枢神经系统症状（见表 3 - 4）。这些症状起源于急性水肿和电解质失衡，而不是因为细胞的死亡。在癌症的放射性治疗中，持续数周的照射将累积的大剂量（10~80 Gy）辐射传递至大脑，但是不会出现急性效应[13]。然而，与胃肠道或骨髓组织相比，中枢神经系统的细胞很难再生，因此，由于辐射杀死细胞而对中枢神经系统造成的损伤可能是永久性的。

银河宇宙射线对中枢神经系统的损害很难预测。一方面剂量率比较低（特别是与放射治疗相比）；另一方面，与相似剂量的 γ 射线和 X 射线相比，重离子更容易杀死细胞。在长期飞行中，许多细胞可能被重离子击中，如表 3 - 3 所示。重离子对中枢神经系统损伤效应的相关研究十分有限[14]。

3.3.4.2　白内障

辐射暴露可导致白内障[15]。据估算，低 LET 辐射（γ 射线或 X 射线）致白内障形成的剂量约为 2 Sv[4]。这一估计值来自于高剂量率暴露，因此尚不清楚该阈值剂量对于空间飞行中可能存在的低剂量率是何关系。而且，尽管当晶体暴露剂量大于 8 mSv 时，航天员患白内障的风险增加，但尚不清楚致白内障产生的高 LET 辐射量（银河宇宙射线中的重离子）是多少[15]。中子对于导致白内障的作用较大，可能是由于该辐射为高 LET，因此银河宇宙射线中其他类似的辐射也可能具有致白内障的作用。

3.3.4.3　生殖能力下降

对于男性，0.5~4.0 Sv 的低 LET 急性辐射性腺，可能导致暂时性不育。对于女性，低至 1.25 Sv 的剂量也可暂时性影响生殖能力。0.15 Sv 的急性照射可减少精子数量。根据多数辐射资料，这种照射被看作急性、单次照射。

3.3.5　统计学上的辐射长期效应

急性高辐射照射很可能引起各种症状。这些效应是确定性的，因为它们是可以预测且十分普遍的效应。长期低剂量照射效应，如致癌效应，可能发生，也可能不发生。这些效应是通过统计学数据进行描述的，因而被称为统计学上的辐射长期效应（或随机辐射效应）。这些统计效应被认为是由于辐射引起的全身细胞 DNA 的随机改变，这些突变可能引起癌症，也可能引起遗传学上可遗传的染色体缺陷。在辐射照射和效应之间存在着一个较长的迟发期——癌症可以在照射 2～20 年后出现。为了减少这些效应的发生，人们设定了辐射限值。为制定这些限值，人们假定随着剂量的增加，随机效应也增多且无更低的阈值。航天飞行中主要关注的效应是癌症的预防，由辐射诱发突变而引起遗传性缺陷的风险相对较低[4]。

许多辐射致癌的资料来源于对广岛和长崎原子弹爆炸幸存者的研究，也来源于对医学诊断、治疗中进行辐射照射的病人的观察。这些资料由美国国家辐射防护理事会进行回顾分析，以便对航天员可接受的辐射限值制定提供指导[8]。在进行评价时，选择的限值将使癌症风险的增加不超出基本风险的 3%。没有受到额外的辐射时，一生中罹患癌症的风险为 20%～25%，当前制定的辐射有效剂量限值在表 3-5 和表 3-6 中列出。

表 3-5　2000 年美国国家辐射防护理事会设定的辐射限值

时限	骨髓/Sv	眼睛/Sv	皮肤/Sv
30 天	0.25	1.0	1.50
1 年	0.5	2.0	3.00
从业期	见表 3-6	4.0	6.00

注：本限值基于终生 3% 的患癌风险率而确定。选自参考文献 [8]，Elsevier 许可。

表 3-6　10 年期从业有效辐射剂量限值

暴露期年龄	女性/Sv	男性/Sv
25	0.4	0.7
35	0.6	1.0
45	0.9	1.5
55	1.7	3.0

注：本限值基于终生 3% 的患癌风险率而确定。选自参考文献 [8]，Elsevier 许可。

这些估计值中包含有相当的不确定性。被深入研究的多数受照射人群，如原子弹爆炸幸存者均为急性受辐照人群。几乎没有类似在空间中随机受到低剂量照射的人群资料。而且，如上所述，空间辐射的性质与多数地面辐射明显不同。银河宇宙射线在地球上很少受到关注，而在空间中却要受到更多的关注。银河宇宙射线致癌的相对生物效应尚未最终确定。正如美国国家研究理事会最近报道的，多数高能、高原子序数的粒子致癌的数据资料来源于对大鼠副泪腺（Harderian）的研究，这些数据与人体癌症之间的关系尚不清楚[4]。这些数据是评估相关生物效应的基础，这些评估继而影响着辐射限值。这些辐射限值是基于当前可用的信息而做出的有根据的推测。根据最新的研究结果，可轻易向上或向下修正。

为确定职业照射是否增加癌症风险，必须收集航天员和飞行员的流行病学资料。航天员在飞行中受到明显的辐射，飞行员随其高空飞行时间的延长，也终生受到高剂量银河宇宙射线的照射。在NASA 约翰逊航天员中心进行的航天员健康纵向研究中，将其与相对应的人群进行了比较。这一研究结果通过两篇论文报道了航天员人群中的癌症发病率[16-17]。第一篇研究的是 1991 年前的数据，没有发现癌症风险增加。但在航天员人群中，由于事故而导致的死亡率存在着确定性增高。第二篇即在 1998 年所做的研究中，航天员中特定年龄的癌症死亡率高于对照组，但这一差异并不显著。两组人群特定年龄的癌症发病率均低于一般人群。

研究表明，飞行时间大于 5 000 小时的飞行员，其急性白血病、黑素瘤的患病风险增高[18]。参考文献 [19] 对国际航线的航班人员进行的研究表明，其黑素瘤的发病率增高，但其他癌症发病率并未增加。目前尚不能确定是否较高的黑素瘤风险与这些群体受太阳的辐射有关。Blettner 等人在参考文献 [20] 中回顾了飞行员和乘务人员中癌症风险增高的数据。一些研究表明，一些人的癌症风险增加，但另一些人没有增加，这一问题仍未得到解决。考虑到癌症的发生需要一定的基础，而用统计学评估时依据的样本数量相对较小，人群对于癌症的易感性差异仍未知晓，因而很难根据这些资料给出确定性的结论。

在高海拔地区生活的人受到的辐射较多。在丹佛、科罗拉多生活的人，每年受到的辐射剂量大约为一般人的 2 倍。在 50 多年的时间里，丹佛居民受到的辐射照射比生活在海平面地区的人增加了约 0.05 Sv。在地球上某些区域的居民，每年受到的辐射剂量约为 0.01 Sv。尽管如此，流行病学研究仍未发现高海拔居民癌症患病率的增加[21]。然而，再一次需要说明的是，评估这些效应的数据不足以得出可靠的结论。

另一个复杂因素是人对辐射适应的可能性。受到职业照射的人，其淋巴细胞对辐射损伤的敏感性比未受过照射的人要低[22]。这一效应被称为适应反应，并被无数离体外试验所证实[23]。这些数据表明，辐射暴露可诱发 DNA 修复能力的提高，继而改善辐射耐力。个体产生这种反应的能力也可能存在差异，因此在航天员选拔时这是一个很重要的考虑因素。遗传学筛选和对癌症的遗传易感性在第 12 章中阐述。航天飞行中免疫功能的变化也可能影响癌症发生的风险，这一部分也将在第 12 章中叙述。

3.4 长期飞行中的辐射危险

在低地球轨道的长期飞行中，即使地球大气层的辐射保护作用下降，飞行乘组仍受到来自地磁场的保护。而且，地球上的物质阻碍了半数以上的银河宇宙射线。然而，地磁捕获带（范·艾伦带）产生了地球上不存在的额外的辐射源。在星际飞行中，航天员无法受到地球磁场或地球物质的保护，但地磁捕获带的辐射也将不是问题。在火星上，航天员将再次受到一些保护，火星将阻断半数以上的银河宇宙射线（即半数的辐射将必须穿过火星到达航天员）。火星缺少明显的大气层或磁场区，因此，火星除了其星球物质本身外，无法提供其他额外的保护。长期飞行的主要辐射风险是时刻存在的低剂量率辐射以及可能出现的短期、高剂量率辐射。

3.4.1 高剂量率辐射

如前所述，最让人担忧的是航天员执行出舱活动任务时所发生

的辐射。10 MeV 的质子可以穿透近 3/4 的航天服，25 MeV 或更大
能量的质子可以穿透航天服上屏蔽最厚的部分——面窗。在地磁捕
获带中存在的电子，当其能量达到 0.5 MeV 或更大时，可以穿透服
装的其他部分。1972 年 8 月的太阳质子事件，相当于造血器官经受
0.15～0.3 Sv/h（取决于所做的假定）的峰值剂量范围。在太阳质
子事件中，执行 6 小时出舱活动，对于造血器官经受暴露剂量的最
低估计为 0.06～1.2 Sv[2]。这一范围的下限值不受关注，但是其高
限值可能导致辐射病的发生。

　　在受屏蔽的航天器内，太阳质子事件使辐射剂量明显增加。如
表 3－2 所示，1989 年 10 月太阳质子事件中，和平空间站上航天员
受到的辐射相当于没有太阳风暴时，航天员在轨道飞行 5 个多月中
受到的辐射剂量。较大的太阳风暴可在几个小时中产生相当于几个
月的辐射剂量。

3. 4. 2　低剂量率辐射

　　在星际飞行中，银河宇宙射线受到高度的关注。在航天器内，
约有 64％ 的宇宙射线是由质子产生的，然后是氦（15％）、氧
（4.4％）、碳（3.2％）、铁（1.9％）核[24]。剂量率为 0.5 Sv/a，它
随航天器屏蔽厚度而改变。在地球上，几乎不会有高重原子粒子到
达地球表面，因此这一银河宇宙射线的辐射水平对于航天飞行而言
是独一无二的。尽管细胞对于辐射损伤具有很好的修复能力，但一
些细胞仍被重离子杀死，死亡细胞数会随着时间的推进明显增加。
而且，这种辐射照射（低剂量率、重离子持续暴露）的癌症风险很
难进行评估。

3.5　辐射危险的防护措施

3. 5. 1　屏蔽

　　辐射的防护措施十分简单，因为屏蔽可以将辐射降低到任何要

求的水平。目前的屏蔽方法主要分为两种：被动式和主动式。被动屏蔽是在辐射源和航天员之间使用屏蔽材料（如铝或水）；主动屏蔽是通过制造一个磁场使辐射偏离方向，正如地球磁场的保护作用一样。

被动屏蔽通常用"厚度"来度量，其单位为 g/cm^2。要达到某一水平的屏蔽保护作用，就得用材料密度除以单位厚度以得到实际屏蔽厚度。较薄的高密度材料（如铅），可以提供和较厚的低密度材料（如水）同样的屏蔽效果。当然这只是一般规律，对于银河宇宙射线等特殊条件下的屏蔽，其他因素也影响材料的选择。在医疗应用上，健康保障工作人员使用铅或其他一些高密度的材料阻断医疗过程中产生的 X 射线。然而在航天中，这一方法并不理想。银河宇宙射线中能量特别高的粒子将与铅材料中的核相互作用，产生次级辐射（如中子、γ 射线）。次级辐射虽然不像银河宇宙射线那样高能，但同样具有损伤性。例如，对于 $20\ g/cm^2$ 的屏蔽厚度，用铅屏蔽的航天器内每年辐射剂量比用水屏蔽时高 2.25 倍，比用液氢屏蔽时高 9 倍[25]。高能离子的屏蔽策略之一就是交替使用高密度和低密度材料，以对高、低 LET 辐射提供保护。

低密度材料含有氢分子的百分比较高（例如聚乙烯或水），是星际飞行中理想的屏蔽材料。在一些火星航天器设计的设想方案中，用水环绕整个任务居住区域。富含氢的材料可以产生较少的次级辐射。密度更高的材料，如铝，可以成为"风暴掩体"——即太阳质子事件发生时提供保护的高屏蔽小空间。

被动屏蔽策略存在着局限性。在星际空间，即使铝材厚度大于 30 cm，航天器内每年的辐射剂量也将持续高于 0.25 Gy。这说明屏蔽银河宇宙射线有一定难度。而且，航天器越厚，发射就越困难。例如，将厚 6 cm、宽 396 cm、长 1 219 cm 的铝制圆柱体装在航天飞机的有效载荷舱中，它的质量达 24 212 kg，占据了航天飞机的全部载荷能力。在月球或火星上，那儿的土壤可以提供保护，将辐射剂量降低到地面水平约需 5～10 cm 的土壤层。

主动屏蔽提供了另一种方案，即在航天器周围建立磁场。这一方案的工程实现与电能约束使其在过去几年中不可行。然而新技术的开发将将对这一方法赋予新的生命。高温超导体线圈将用比过去少得多的电力和质量产生磁场，而且产生屏蔽所需的能量大约以磁场线圈半径的三次方下降。大半径线圈的另一优点是产生给定磁场所需要的最小质量也随半径的增加而下降[26]。如果任务执行中，在航天器周围配置一个很大半径（1～10 km）的线圈，则只需要很少的电力即可提供对抗辐射的磁场保护。

3.5.2　抗氧化剂

辐射通过在组织中产生自由基及其他活性分子而形成生物损伤。抗氧化剂有助于使产生的活性分子的损伤最小化。术语"抗氧化剂"提示这些化合物具有抵抗氧的作用，但它们主要抵抗由活性分子造成的氧化损伤，这些活性分子不一定直接含有氧。氧增加了氧化损伤的程度，但并不增加损伤的类型。抗氧化剂与受损伤的分子发生反应，对它们进行化学修复，或在化学介质损伤关键生物分子前与之发生反应[27]。有几种不同类型的抗氧化剂，其中一类是天然产物或营养化合物，如半胱氨酸，谷胱甘肽，维生素 C，维生素 E，硒，超氧化物歧化酶等；另外一类是药物，如阿密磷定（amifostine），二乙基硫代氨基甲酸盐（diethyldithiocarbamate），哌啶（tempol）。表 3 - 7 列出了可用于抵抗辐射副效应的化合物。

表 3 - 7　可能降低辐射危害的物质

物质	人体试验	动物试验	人体参考剂量	备注
半胱氨酸化合物（半胱氨酸、巯基乙胺、N - 乙酰 - L - 半胱氨酸、核糖半胱氨酸	是	是	超过乙酰氨基础剂量时，建议剂量 141 mg/kg，接着再每 4 小时按 70 mg/kg 服用 12 剂。辐射防护剂量未知	可作为前体药物，核糖半胱氨酸[46-47]

续表

物质	人体试验	动物试验	人体参考剂量	备注
维生素 E	是[48]	是[49]	服用 α 生育酚 30 mg/d[48]	志愿者服用抗氧化混合物 4 个月后，进行体外淋巴辐射
维生素 C	是[48]	是	服用抗坏血酸维生素 C 150 mg/d[48]	志愿者服用抗氧化混合物 4 个月后，进行体外淋巴辐射
维生素 A	是	是	服用维生素 A 乙酸酯 3mg[48]	
β 胡萝卜素	是[48,50]	是[51]	15～40 mg/d	受到切尔诺贝利核辐射的儿童服用后，血液中的过氧化物血脂减少[50]
硒	是	是	男性 70 μg，女性 55 μg	美国国家研究理事会推荐的服用量[30]
谷胱甘肽	是[28]	是	1 500～3 000 mg/m² IV	大鼠口服后出现了低生物利用率[52]，也许对保护肾脏、肺和末梢神经有效
过氧化歧化酶	是	是	10 000 μg/kg IV 封闭的头部伤研究用[32]	未做过防辐射研究，在肌萎缩侧索硬化症、头部受伤、支气管肺发育不良等方面有研究
阿密磷定	是	是	100～900 mg/m² IV（辐射前）	IV 管理，短时作用引起恶心、呕吐、低血压
哌啶	是	是	未知	IV 管理，短时作用引起恶心、呕吐、低血压、抽搐[34]

3.5.2.1　营养剂及天然存在的抗氧化剂

半胱氨酸是一种在硫醇基中含有硫原子的氨基酸。这是第一种被发现对电离辐射可提供防护的化合物[27]。半胱氨酸是三肽谷胱甘肽的一部分（与谷酰胺和甘氨酸共同构成谷胱甘肽）。谷胱甘肽也是一种氧化剂，对于几种放射性污染的消除十分重要[28]。然而，口服半胱氨酸不会发挥作用，而且在辐射防护中的有效剂量具有毒性[29]。目前正在尝试通过合成含有硫醇基的其他化合物等来解决这些问题。这些化合物将在下面进行讨论。

其他可提供一定程度辐射保护作用的食用抗氧化剂包括：维生素 E、维生素 C、维生素 A（其前体为 β 胡萝卜素和其他类胡萝卜素），以及微量元素如铜、镁、锌、硒[30]。但是，这些天然存在的食用抗氧化剂通常只能防护低剂量或低剂量率辐射[27]。这些化合物具有低毒性的特点，可以每日口服。第 8 章将对抗氧化剂进行更为详细的讨论。

超氧化物歧化酶是一种催化超氧化物（一种组织中的自由基）分解的酶，将其转化为过氧化氢。超氧化物歧化酶必须肠胃外给药，不能作为营养补充剂。以下将讨论具有超氧化物歧化酶活动性的药物。

3.5.2.2　药物

阿密磷定（Amifostine，即 WR-2721）由 Walter Reed 医疗中心在深入研究抗辐射化合物测试中发现。该药物用于临床以减少放射和化学治疗的副作用。与半胱氨酸一样，该药含有硫醇基，常规剂量为 $740 \sim 910 \text{ mg/m}^2$。该药物的主要副作用是诱发低血压[31]，目前尚无作为辐射防护剂长期使用的相关资料。在航天任务中，如果预测有急性、高剂量辐射存在或即将发生，则该药物十分有效。该情况下使用的药物剂量尚未完全确定。

目前已制备了多种形式的超氧化物歧化酶以确定外源性复合物在不同背景下是否可用于防护辐射损伤。超氧化物歧化酶已与聚乙二醇相结合而在脂质体中使用[32-33]，但必须肠胃外给药，以快速从循环系统中消除（尽管已通过脂质体技术得到了改善）。对于长期服用超氧化物歧化酶预防累积性辐射损伤的作用，目前尚无数据。在与航天飞行状况相似的急性辐射情况下的使用剂量尚未确定。

其他化合物也具有类似超氧化物的活性。硝基氧是稳定的自由基化合物，具有超氧化物歧化酶活性，可在体外或体内防护活性氧元剂的毒性[34-35]。Tempol 是一种可渗入细胞的亲水性硝基氧，能够对抗氧化应激。局部使用 Tempol 有助于防止放射治疗引起的脱发。大量动物实验研究了 Tempol 在减少氧化应激影响中的作用。Tempol 目前尚不能用于人体，也无长期使用的相关数据。Tempol 可能对于预防急性照射时的辐射损伤十分有用。

另一项充分研究的抗氧化剂是 N-乙酰-L-半胱氨酸（NAC），它是一种巯基供体，可以减少细胞内氧化的谷胱甘肽，从而恢复其效能。NAC 常用做乙酰氨基酚中毒解药，也用于预防中毒性休克时的肺损伤及呼吸衰竭综合症。NAC 可口服，但目前无长期使用的研究数据[36-37]。动物研究发现，NAC 有助于减少电离辐射损伤效应，与 Amifostine 相似，在空间中，如果存在高剂量辐射或近期受到高剂量辐射，可以使用 NAC。

3.6 辐射暴露监测

3.6.1 辐射监测

为研究长期辐射效应，明确辐射防护有效性，必须测量辐射剂量。剂量计是一种能提供辐射剂量信息的仪器。物理剂量计，如胶片式射线计量器，可以提供各种不同类型辐射剂量和剂量率的信息。在航天器中及航天员身上有各种不同的辐射测量装置，但是剂量计不能提供辐射生物效应的信息，这是个问题，因此，必须寻找辐射剂量的生物标志物、寻找辐射生物效应的测量方法——也称生物剂量计。

3.6.2 生物剂量计

辐射照射可导致外周血淋巴细胞染色体畸变。辐射照射后，染色体畸变率增高[38]。在高辐射环境中生活的个体，染色体畸变率明显增加[39]。染色体畸变的存在可能与继而发生的癌症有关[40-41]。生物剂量计使用辐射照射后的生物标志，如染色体畸变，跟踪研究辐射效应。在飞行前后采集血样以测量染色体畸变。飞行前用血样进行体外校正，以确定辐射剂量与染色体畸变率之间的关系。使用该技术，就能将染色体畸变率与飞行前水平进行比对、评分。辐射剂量可从飞行前辐射剂量-染色体畸变反应曲线中推断，长期飞行中使用该技术在研究的初期是大有前途的[42-44]。

氧化应激反应中也存在几种标志物，但其有效性和使用价值仍有争议。氧化应激时，超氧化物歧化酶和谷胱甘肽水平下降，而其他标志物如丙二醛则出现脂质过氧化反应。理论上对这些效应的了解是有价值的，因为如果抗氧化剂防御能力下降，乘组成员将对辐射损伤更敏感；然而，当前尚无足够的信息确定长期航天飞行中抗氧化剂及其他氧化应激标志物的有效水平。

3.7　基于现有知识的建议

长期航天飞行中预防辐射损伤的主要方法是适宜的屏蔽。开发新的推进系统可缩短星际飞行时间，从而减少辐射照射。然而，在当前的星际飞行中，提供一种与地球一样的屏蔽保护水平是不现实的，大幅度改善推进系统也需要时间。对于火星飞行，乘组将可能受到比地面水平更高的辐射，下列措施将有助于减少航天中的辐射损伤。

（1）屏蔽

航天员应当有"风暴掩体"，即在太阳风暴时可供航天员躲避的较厚区域。尽管被动式屏蔽是航天中最切合实际的短期辐射防护方法，但是，即使很厚的屏蔽也不能将航天器内辐射水平降低到地面水平，因而尚需针对主动防护概念进行探索。

（2）抗氧化剂

可使用的抗氧化混合物包括维生素 E、维生素 C、维生素 A、β

胡萝卜素、硒。如第 8 章中将会提到的，虽然避免这些化合物的缺乏十分重要，但并没有支持大剂量补充的数据，而且尚无资料表明常规服用抗氧化剂可减轻长期低剂量效应。这些化合物副作用很小，易于服用。由于出舱活动中存在皮肤的高剂量暴露风险，应当在出舱活动前考虑使用抗氧化营养剂及皮肤抗氧化霜（例如含有维生素 E、维生素 A/α 脂质酸等复合物的霜剂）。目前尚需研究皮肤抗氧化霜的最好配方。

（3）异常高辐射的防护药物

对于预期发生或持续存在的高水平辐射（如太阳耀斑），乘组有权使用药物如 amifostine 以减少损伤。应建立处置显著辐射暴露的方案，这就要求有能力进行血循环细胞计数和管理抗生素。

（4）监测

物理剂量计可为乘组航天员提供辐射照射的持续记录。然而，生物剂量计在生物效应上提供了更有价值的信息。开发氧化应激测量技术十分有价值，这将在第 8 章中讨论。

（5）选拔

如 12 章所述，在 DNA 修复中存在缺陷或对辐射缺乏适应性反应的个体，其受航天辐射照射的致癌风险较高。这是一个复杂而研究较少的领域，但对于火星任务十分重要。

参 考 文 献

[1] Michener, J. A. , Space. 1998, Fawcett Books, New York.

[2] National Research Council, Radiation and the International Space Station: Recommendations to Reduce Risk. 2000, National Academy Press, Washington, DC.

[3] Letaw, J. R. , Radiation biology, in Fundamentals of Space Life Sciences, S. E. Churchill, ed. 1997, Krieger, Malabar, FL, pp. 11 – 18.

[4] National Research Council, Radiation Hazards to Crews of Interplanetaty Missions. 1996, National Academy Press, Washington, DC.

[5] Feynman, J. , and A. Ruzmaikin, Problems in the forecasting of solar particle events for manned missions. Radiation Measurements, 1999. 30 (3): 275 –80.

[6] Fry, R. J. , Radiation effects in space. Advances in Space Research, 1986. 6 (11): 261 – 68.

[7] Robbins, D. E. , et al. , Ionizing radiation, in Space Biology and Medicine, Joint U. S. /Russian Publication, A. E. Nicogossian, et al. , eds. 1996, American Institute of Aeronautics and Astronautics, Reston, VA, pp. 365 –93.

[8] Townsend, L. W. , and R. J. Fry, Radiation protection guidance for activities in low – Earth orbit. Advances in Space Research, 2002. 30 (4): 957 – 63.

[9] Hall, E. J. , and J. D. Cox, Physical and biologic basis of radiation therapy, in Moss' Radiation Oncology, J. D. Cox, ed. 1994, Mosby, St. Louis, MO, pp. 3 – 66.

[10] Curtis, S. B. , Radiation physics and evaluation of current hazards, in Space Radiation Biology and Related Topics, C. A. Tobias and P. Todd, eds. 1974, Academic Press, New York, pp. 21 – 114.

[11] Curtis, S. B. , et al. , Cosmic ray hit frequencies in critical sites in the central nervous system. Advances in Space Research, 1998. 22 (2): 197 – 207.

[12] Robbins, D. E. , and T. C. Yang, Radiation and radiobiology, in Space Physiology and Medicine, A. E. Nicogossian, C. L. Huntoon, and S. L. Pool, eds. 1994, Williams and Wilkins, Philadelphia, pp. 167 – 93.

[13] Kun, L. J. , The brain and spinal cord, in Moss' Radiation Oncology; J. D. Cox, ed. 1994, Mosby, St. Louis, MO, pp. 737 – 81.

[14] Vazquez, M. E. , Neurobiological problems in long – term deep space flights. Advances in Space Research, 1998. 22 (2): 171 – 83.

[15] Cucinotta, F. A. , et al. , Space radiation and cataracts in astronauts. Radiation Research, 2001. 156 (5 Pt 1): 460 – 66.

[16] Peterson, L. E. , et al. , Longitudinal study of astronaut health: mortality in the years 1959 – 1991. Radiation Research, 1993. 133 (2): 257 – 64.

[17] Hamm, P. B. , et al. , Risk of cancer mortality among the Longitudinal Study of Astronaut Health (LSAH) participants. Aviation, Space, and Environmental Medicine, 1998. 69 (2): 142 – 44.

[18] Gundestrup, M. , and H. H. Storm, Radiation – induced acute myeloid leukaemia and other cancers in commercial jet cockpit crew: a population – based cohort study. Lancet, 1999. 354 (9195): 2029 – 31.

[19] Rafnsson, V. , J. Hrafnkelsson, and H. Tulinius, Incidence of cancer among commercial airline pilots. Occupational and Environmental Medicine, 2000. 57 (3): 175 – 79.

[20] Blettner, M. , B. Grosche, and H. Zeeb, Occupational cancer risk in pilots and flight attendants: current epidemiological knowledge. Radiation and Environmental Biophysics, 1998. 37 (2): 75 – 80.

[21] Mason, T. J. , and R. W. Miller, Cosmic radiation at high altitudes and U. S. cancer mortality, 1950 – 1969. Radiation Research, 1974. 60 (2): 302 – 6.

[22] Barquinero, J. F. , et al. , Occupational exposure to radiation induces an adaptive response in human lymphocytes. International Journal of Radiation Biology, 1995. 67 (2): 187 – 91.

[23] Wolff, S. , The adaptive response in radiobiology: evolving insights and implications. Environmental Health Perspectives, 1998. 106 (Suppl 1): 277 – 83.

[24] Zaider, M. , Microdosimetric - based risk factors for radiation received in space activities during a trip to Mars. Health Physics, 1996. 70（6）: 845 -51.

[25] Letaw, J. R. , R. Silberberg, and C. H. Tsao, Radiation hazards on space missions outside the magnetosphere. Advances in Space Research, 1989. 9 (10): 285 - 91.

[26] Sussingham, J. C. , S. A. Watkins, and F. H. Cocks, Forty years of development of active systems for radiation protection of spacecraft. Journal of the Astronautical Sciences, 1999. 47（3）: 165 - 75.

[27] Weiss, J. F. , and M. R. Landauer, Radioprotection by antioxidants. Annals of the New York Academy of Sciences, 2000. 899: 44 - 60.

[28] Hospers, G. A. , E. A. Eisenhauer, and E. G. de Vries, The sulfhydryl containing compounds WR - 2721 and glutathione as radio - and chemoprotective agents. A review, indications for use and prospects. British Journal of Cancer, 1999. 80（5 - 6）: 629 - 38.

[29] Roberts, J. C. , et al. , Thiazolidine prodmgs of cysteamine and cysteine as radioprotective agents. Radiation Research, 1995. 143（2）: 203 - 13.

[30] Pence, B. C. , and T. C. Yang, Antioxidants: radiation and stress, in Nutrition in Spaceflight and Weightlessness. Models, H. W. Lane and D. A. Schoeller, eds. 2000, CRC Press, Boca Raton, FL, pp. 233 - 51.

[31] Hensley, M. L. , et al. , American Society of Clinical Ontology clinical practice guidelines for the use of chemotherapy and radiotherapy protectants. Journal of Clinical Oncol0gy, 1999. 17（10）: 3333 - 355.

[32] Young, B. , et al. , Effects of pegorgotein on neurologic outcome of patients with severe head injury. A multicenter, randomized controlled trial. Journal of the American Medical Association, 1996. 276（7）: 538 - 43.

[33] Jadot, G. , et al. , Clinical pharmacokinetics and delivery of bovine superoxide dismutase. Clinical Pharmacokinetics, 1995. 28（1）: 17 - 25.

[34] Hahn, S. M. , et al. , Evaluation of the hydroxylamine Tempol - H as an in vivo radioprotectot. Free Radical Biology and Medicine, 2000. 28（6）: 953 - 58.

[35] Hahn, S. M. , et al. , Hemodynamic effect of the nitroxide superoxide dis-

mutase mimics. Free Radical Biology and Medicine, 1999. 27 (5 – 6): 529 – 35.

[36] Neal, R., et al., Antioxidant role of N – acetyl cysteine isomers following high dose irradiation. Free Radical Biology and Medicine, 2003. 34 (6): 689 – 95.

[37] Reliene, R., E. Fischer, and R. H. Schiestl, Effect of N – acetyl cysteine on oxidative DNA damage and the frequency of DNA deletions in atm – deficient mice. Cancer Research, 2004. 64 (15): 5148 – 53.

[38] Limoli, C. L., et al., Genomic instability induced by high and low LET ionizing radiation. Advances in Space Research, 2000. 25 (10): 2107 – 17.

[39] Ghiassi – Nejad, M., et al., Long – term immune and cytogenetic effects of high level natural radiation on Ramsar inhabitants in Iran. Journal of Environmental Radioactivity, 2004. 74 (1 – 3): 107 – 16.

[40] Baria, K., et al., Chromosomal radiosensitivity as a marker of predisposition to common cancers? British Journal of Cancer, 2001. 84 (7): 892 – 96.

[41] Bonassi, S., M. Neff, and R. Pantoni, Validation of biomarkers as early predictors of disease: Mutation Research, 2001. 480 – 481: 349 – 58.

[42] Yang, T. C., et al., Biodosimetry results from space flight Mir – 18. Radiation Research, 1997. 148: S17 – S23.

[43] Durante, M., et al., Risk estimation based on chromosomal aberrations induced by radiation. Radiation Research, 2001. 156 (5 Pt 2): 662 – 67.

[44] Greco, O., et al., Biological dosimetry in Russian and Italian astronauts. Advances in Space Research, 2003. 31 (6): 1495 – 503.

[45] Nicogossian, A. E., and D. E. Robbins, Characteristics of the space environment, in Space Physiology and Medicine, A. E. Nicog0ssian, C. L. Huntoon, and S. L. Pool, eds. 1994, Williams and Wilkins, Philadelphia. pp. 50 – 62.

[46] Carroll, M. P., et al., Efficacy of radioprotective agents in preventing small and large bowel radiation injury. Diseases of the Colon and Rectum, 1995. 38 (7): 716 – 22.

[47] Rowe, J. K., et al., Protective effect of RibCys following high – dose irradiation of the rectosigmoid. Diseases of the Colon and Rectum, 1993. 36 (7):

681 - 88.

[48] Gaziev, A. I. , et al. , Effect of vitamin - antioxidant micronutrients on the frequency of spontaneous and in vitro gamma - ray - indueed micronuclei in lymphocytes of donors: the age factor. Carcinogenesis, 1996. 17 (3): 493 - 99.

[49] Felemovicius, I. , et al. , Intestinal radioprotection by vitamin E (alpha - tocopherol) . Annals of Surgery, 1995. 222 (4): 504 - 8 [discussion 508 - 10] .

[50] Ben - Amotz, A. , et al. , Effect of natural beta - carotene supplementation in children exposed to radiation from the Chernobyl accident. Radiation and Environmental Biophysics, 1998. 37 (3): 187 - 93.

[51] Slyshenkov, V. S. , et al. , Protection by pantothenol and beta - carotene against liver damage produced by low - dose gamma radiation. Acta Biochimica Polonica, 1999. 46 (2): 239 - 48.

[52] Grattagliano, I. , et al. , Effect of oral glutathione monoethyl ester and glutathione on circulating and hepatic sulfhydrils in the rat. Pharmacology and Toxicology, 1994. 75 (6): 343 - 47.

第 4 章　肌肉质量丢失：保持肌力的有效方法

4.1　引言

　　1970 年 6 月 19 日，在经过破纪录的长达 18 天的飞行后，联盟-9 飞船返回地球。航天员是在一个狭窄的太空舱内绕地球飞行的，舱内设有小空间用于锻炼。当舱门打开，虚弱的乘组人员很难自行从舱内走出。据报道，他们恢复 10 天后身体仍然虚弱[1]，尽管多种生理变化是由于环境因素（如立位耐力下降、丧失平衡）造成的，但他们的虚弱极有可能是由于在太空中的肌肉萎缩造成的。

　　从那时起，飞行乘组在长期空间飞行中遵守着严格的训练规程，这些训练规程旨在将肌肉力量和功能的丢失程度降到最低。然而，尽管在国际空间站实行一周 6 天、每天 2 小时的训练计划，乘组人员在返回地球时仍然伴有明显的肌肉质量丢失。此外，在太空中肌肉缺乏运动，也能导致骨丢失，这是因为附着于骨头上的肌肉牵拉是预防骨骼脱矿化的因素之一。

　　为了在执行任务过程中保持较强的工作能力，减少返回地面后的机能康复过程，乘组人员必须锻炼以维持肌肉力量。将来，如果乘组人员重返月球或者探索火星，他们也需要让身体适应那里艰巨的任务。训练是任何对抗措施的重要组成部分，但是这需要花费大量时间，并且会增加氧气、水和食物的摄取量，乘组人员需要高效的对抗措施来维持肌肉力量。本章概述了肌肉丢失的生理学原因以及乘组人员采取何种措施能预防或减少肌肉丢失。

4.2　航天肌肉生理学

并非所有的肌肉都会同样受到失重的影响，在地面直立状态下维持姿势和稳定性的肌肉会在太空中发生引人注目的变化。

4.2.1　抗重力肌

在地球上，负责站立和行走的双腿会遇到生理上的挑战，这是因为为了维持直立状态而不摔倒，机体必须对抗重力作用。幸运的是，骨骼、肌肉以及平衡系统都已经进化到足以满足这种需求。人在站立时，重力线贯穿脊柱（见图 4-1，表 4-1），所以当人们双腿站立的时候，身体能够保持平衡，而且重心在脚踝的前方。

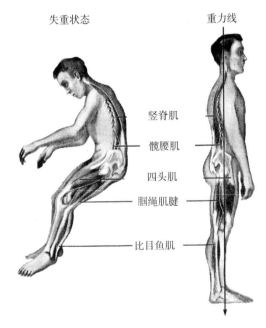

失重状态　　　　　　　　　重力线

竖脊肌
髂腰肌
四头肌
腘绳肌腱
比目鱼肌

图 4-1　维持姿势的主要肌群，在失重状态下肌群是去负荷的

表 4-1　返回地面后当天，核磁共振成像（MRI）测定的不同肌群肌肉体积的变化

肌群	长期飞行后丢失的百分比/%
背部（竖脊肌和内部肌肉）	-10.9
腰肌	-20.0
四头肌	-12.1
腘肌	-15.7
比目鱼肌	-19.6

注：数据引自参考文献 [78]。

重心稍微向前意味着小腿后侧的肌肉，特别是比目鱼肌，必须定期地活动以防止人向前摔倒，其结果是，在静立时通常小腿后侧的肌肉（比目鱼肌和腓肠肌）比小腿前侧的肌肉（胫骨前肌）活跃[2]。由于存在轻微的前后摆动，所以肌肉的活跃程度不同。除了腘绳肌腱（股二头肌）之外，大腿的大部分肌肉并不会随站立而不断活动，但是会随着摇摆而活动。

肌肉活动的目的是维持脊柱的直立状态（竖脊肌的作用）、平衡髋部和后背周围的力。在站立姿势时，髂腰肌通常是活跃的，以稳定髋关节[3]。背部较长的深部肌肉和腹部肌肉作为一个整体，共同协作以维持脊柱的稳定[2]。在直立姿势时，颈部肌肉也是活跃的，然而，随着姿势的改变，除了斜方肌抬高肩带骨之外，上肢肌肉并没有更多的运动。尽管在站立时很多肌肉会间歇地运动，但是令人惊讶的是，只有极少的肌肉会连续运动。

重力状态下维持稳定性的肌肉被称为抗重力肌。总之，这些肌肉的作用是保持脊柱直立并伸展髋关节、膝关节和踝关节[4]。维持姿势只是抗重力肌的一个作用，或许并不是最重要的作用。从卧姿或者坐姿变为站姿，需要抗重力肌（如四头肌）提供强有力的运动[2]。行走时，髋关节周围的肌肉必须强有力地收缩，以保证每次一只脚离地时，髋部保持紧张状态。在行走和奔跑过程中，整个小腿和脊柱的肌肉都在运动，这些都保证了运动的平稳和身体的稳定。图 4-1 显示的是主要的姿势肌（抗重力肌）。

　　在太空中，身体以自然的姿势悬浮着，膝盖和髋关节弯曲，脊柱呈轻微的弧状。对运动的控制转变为依靠上肢、手和指头，而下肢主要用以保持稳定，结果，在地球上作为每日生活一部分的强有力的肌肉收缩，在太空中却并不是必需的。

4.2.2　肌肉类型

　　抗重力肌提供强有力的收缩，有时这种收缩需要持续较长时间，这和短距离赛跑或激烈而短时训练的肌肉不同。肌肉包含不同的纤维类型，纤维类型根据肌肉面对的不同条件而有所优化，很多抗重力肌（例如比目鱼肌）含有高比例的Ⅰ型肌纤维[5]，这些Ⅰ型肌纤维是以在其细胞内占优势的Ⅰ型肌球蛋白重链（MHC）而命名的[6]，被称做慢缩肌纤维，这些纤维不提供快速的收缩力，而是提供平稳的、抗疲劳的收缩力。这些纤维富含线粒体、有极好的需氧能力和高浓度的肌红蛋白[7]，在富含这些纤维的肌肉中，其毛细血管密度也很高。对于姿势肌而言，Ⅰ型纤维无疑是最理想的，从表4-2中可以看出，很多姿势肌含有高比例的慢缩肌纤维，在太空中这些纤维非常重要，因为它们似乎对于不活动、制动和失重非常敏感[4]。

表 4 - 2　给定肌肉慢缩肌纤维的比例

肌肉	慢缩肌纤维比例/%
腓肠肌	55
骨外侧肌	45
比目鱼肌	90
肱三头肌	35
二头肌	55
三角肌	60

　　注：Ⅰ型（慢缩肌）纤维对弃用性萎缩非常敏感，因此推断，在弃用状态下，含有高浓度Ⅰ型纤维的肌肉会出现严重的质量丢失。比目鱼肌慢缩肌纤维含量很高，在微重力状态下，肌肉的大小和肌力都出现显著减少。数据引自参考文献［5］。

　　其他类型的肌纤维有Ⅱ型纤维（或快缩肌纤维），这些纤维具备很高的缩短速率（用以快速收缩），但是非常容易疲劳。相比Ⅰ型纤维，Ⅱ型纤维含有极少量的线粒体和较少的肌红蛋白[7]。根据纤维中MHC类型的不同，它们又可以分为ⅡA型、ⅡX型，ⅡA型纤维有时又被称为快-抗疲劳纤维，因为它们既可以进行有氧代谢，又可以进行无氧代谢；ⅡX型纤维有时被称做快-易疲劳纤维，因为它们主要依靠糖酵解。骨骼肌通常是混合型纤维，在耐久性强的肌肉（如比目鱼肌）中慢缩肌纤维占优势，而快缩肌纤维在类似上臂的肱三头肌这样的肌肉中占优势。它们常提供快速但不持久的力。训练或者不运动都能够改变肌肉内纤维类型之间的平衡，在制动或者不运动期间，一些Ⅰ型纤维能够转化为Ⅱ型纤维[8]。

4.2.3　肌肉萎缩

　　有两个主要因素能够引起肌肉质量丢失、肌力下降。缺乏运动将会降低肌肉内的蛋白合成，热量摄取不充分（或者应激）将会增强肌肉的分解，从而获得氨基酸来提供能量。有几个因素能够影响肌肉的萎缩，例如废用、营养不良、应激（心理或生理的）、氧化应激和激素等。

4.2.3.1　制动和废用

　　肌肉必须通过使用来维持其正常结构与功能。肌肉中的蛋白不是静态的，而是时常变动的，最具代表性的是，肌肉中蛋白合成和降解的速率必须保持平衡，以满足日常需要。诸如举重这样的负荷能够改变肌肉中蛋白合成和降解之间的平衡，导致纤维横截面积增加、肌肉肥大[9]，这种结果在健身者中很容易见到。然而，如果肌肉负荷减少，肌纤维的蛋白合成会下降，由于骨骼肌内蛋白降解的半衰期少于7天[6]，所以合成的下降会加剧肌肉萎缩。

　　制动、慢性收缩、去神经和不活动将会导致肌肉的萎缩。通过某种（目前还没有完全研究清楚）机制，肌肉能够感知运动的减少并降低蛋白的合成。当肌肉保持去负荷状态时，蛋白降解会暂时性升高，最终会建立新的稳态，此时蛋白合成和降解会减少到相对正常的水平，肌肉会稳定在较低的质量状态[6]。典型的萎缩是单个肌纤维的横截面积减少，而肌纤维的数量并不减少。

表达 MHC-Ⅰ 亚型（Ⅰ型肌肉）的肌纤维似乎对去负荷非常敏感，在萎缩过程中纤维大小明显下降[10]。去负荷也能够影响Ⅰ型纤维和Ⅱ型纤维之间的平衡，在萎缩过程中，一些慢缩肌纤维中纤维蛋白的组成会发生改变。一部分慢肌球蛋白被降解，被快 MHC 亚型（主要是Ⅱ X 亚型）取代[6]，这就构成了一种新型的纤维——慢/快混合型纤维，因此，已经萎缩的肌肉尺寸更小、肌力更弱，但是收缩加快。

有一些因素能够影响不运动肌肉萎缩的数量，慢性牵拉处于制动状态下的肌肉，其萎缩程度小于正常长度状态下制动的肌肉，而长度缩短状态下制动的肌肉，其萎缩程度更严重[11]。如果不活动的肌肉能够被动移动，就像正常活动时出现肌肉长度不断变化那样，也会有助于延缓萎缩[12]。

运动能够预防或减弱肌肉萎缩程度。利用脊髓离断模型（该模型中肌肉由神经支配，但是不活动的）进行动物研究的结果表明，在没有任何运动的情况下，比目鱼肌萎缩到其最初大小的 33%，然后维持在该水平上。极小量的活动（9 分钟静力活动）都能够使肌肉质量升高 64%。在灵长类动物中，连续的肌电图（EMG）记录表明，尽管比目鱼肌是下肢肌肉中最活跃的，但是 90.5% 的时间里它都是不活动的[13]。总之，动物研究结果表明在负荷状态下相当短时间的活动就能够维持肌肉的质量和功能[12]。

4.2.3.2 营养不良和应激

作为蛋白的储备库，骨骼肌在应激或者营养不良情况下被动员起来。在应激状态下，蛋白质转换增强，意味着蛋白合成和蛋白降解都增加，但是蛋白降解超过蛋白合成，导致肌肉质量的丢失[14]。在营养不良的状态下，蛋白合成下降，降解增强。在营养不良和应激状态下，可能有一种调节机制来增强蛋白降解的能力[15]。在太空中，营养不良和应激的问题更为重要，因为它们能加重肌肉的废用问题。伴随应激反应、营养不良或者二者兼有而引起的肌肉废用可能是引起低脂肪人群肌肉丢失的主要因素。这种情况下的肌肉丢失在住院病人中很常见。

4.2.3.3　氧化应激

虽然氧气在生活中必不可少，但是它也是一种活性分子。机体利用氧气后，会引起活性氧簇（例如超氧化物、过氧化氢）的产生，这些活性氧簇能够破坏 DNA、蛋白和膜脂质。氧化应激是指氧化剂（例如活性氧簇）和抗氧化剂之间的平衡。抗氧化剂是一种复合物，能降低活性氧簇的破坏作用。抗氧化剂和已破坏的分子起反应，用化学方法修复它们，或者在中间物质破坏关键的生物分子之前，和它们起反应。天然的或者营养性的抗氧化物包括半胱氨酸、谷胱甘肽、维生素 A、维生素 C、维生素 E、硒和超氧化物歧化酶等化合物。

利用大鼠进行的一些研究结果显示，氧化应激（在活性氧簇和抗氧化剂的平衡中向氧化方向的转化）能够加剧肌肉的萎缩[16-19]，通过增强泛素-蛋白酶体旁路（肌肉蛋白降解的主要旁路）的活性来增强肌肉的降解[20]。补充抗氧化剂能够减轻肌肉的萎缩[21]，但是，目前这一结果并没有在所有的研究中观察到[22]。

4.2.3.4　激素影响

激素在肌肉萎缩和肥大中起重要作用。在肌细胞水平，胰岛素类生长因子 1（IGF－1）在肌纤维中有着重要的影响。IGF－1 能激发肌细胞内的级联效应，增强蛋白的翻译和转录，从而明显增加蛋白合成[6]。IGF－1 在肝脏合成中，也可以直接由肌肉自身产生，注射 IGF－1 能够减轻或消除去神经引起的萎缩[23]。

生长激素由脑垂体分泌，刺激肝脏产生全身性的 IGF－1，相反，全身性 IGF－1 水平下降能够刺激生长激素的释放[24]。甲状腺素也能增强这种生长激素诱导的 IGF－1 生成[10]。结合锻炼，并注射外源性的生长激素，能够减轻动物肌肉的萎缩[11]。

　　睾酮也对肌肉有重要的影响，已经证实，当给予老年人睾酮后，其蛋白质的平衡能够得到显著改善[25]。这种改善源于肌肉蛋白降解水平下降，因为蛋白合成没有发生变化。在给予睾酮后，在蛋白降解中起着重要作用的泛素-蛋白酶体旁路活性下降，这表示睾酮在蛋白降解中的重要作用。其他研究也表明，睾酮能够增加蛋白合成[26]，能够增加 IGF - 1 浓度、降低 IGF 抑制蛋白的浓度[24]。目前的研究认为，睾酮既能影响肌肉蛋白合成，又能影响肌肉蛋白的降解。当给予体内睾酮水平较低的男性睾酮后，其肌肉质量和肌力都会增加[24]。睾酮类药物（促同化激素类）已经被用于治疗烧伤和外伤病人，以增强他们机体的工作能力，减少肌肉质量的丢失。

　　在多种生理应激和心理应激情况下，机体皮质醇会升高，因此，皮质醇被认为是经典的应激激素。尽管皮质醇在应激中的确切作用还不明确，但是它能动员来自于细胞的氨基酸和脂肪，用于合成其他的复合物或者葡萄糖，这一作用的完成，部分是通过减少肌肉中蛋白合成和增加蛋白降解来实现的[27]。皮质醇水平的持续升高能够导致肌肉的分解。

4.2.4　卧床对肌肉的影响

　　前文提到的联盟-9 任务向人们展示了，在没有充分的干预措施的情况下，失重状态下的肌肉质量和力量将会发生怎样的变化。在那次飞行中，对抗措施计划不足，18 天的飞行任务足以引起明显的萎缩。不过从此以后，所有的空间飞行任务都包含了一些训练对抗措施以预防肌肉萎缩。在飞行任务中和飞行后收集的肌肉丢失数据，体现的是失重、训练、应激和营养等因素的综合影响，例如，一项研究表明，在 8 天的空间飞行后，小腿、四头肌和背部肌肉出现了明显的丢失[28]；而另外的研究表明，空间飞行 17 天后小腿的肌力和纤维组成没有变化[29]。已经发表的研究成果通常不会考虑某一次特殊飞行或者飞行乘组（例如航天飞机/和平空间站计划）中特定的操作或心理应激，这些应激会对生理学的变化产生一定的影响。

　　因为采集空间飞行的数据有一定的难度，人们利用模拟失重来进行有关肌肉丢失的研究，该研究是可控的，其中最常用的就是卧床。在水平位或者头低位的倾斜卧床中，重力并没有消失，但是姿态肌处于去负荷状态，就像在太空中一样；而且肌肉的活动程度减到最低。相比而言，宇宙飞船的环境下，姿势肌虽然是去负荷状态，但是仍然会进行大量的肌肉运动。在动物研究中，普遍应用的模拟失重模型是后肢悬吊，在该模型中，大鼠的后肢离地，大鼠可以用前肢自由活动。人类卧床实验和动物的后肢悬吊这两个模型，都为人们提供了很多类似空间飞行的数据。

　　在持续很长时间卧床实验研究中，受试者仰卧或者身体呈 -6°头低位状态，姿势肌的收缩降到最低，但是骨骼肌仍然能够活动，这是因为受试者在床上能够翻身以自我调整。卧床能够引起蛋白合成净减少[30]、氮排放增加，这表明机体蛋白丢失。这些丢失的蛋白大多来源于肌肉。图 4 - 2 是综合几次卧床研究的数据后得到的卧床影响肌肉体积的数据分析。为了作出这张图，LeBlanc 和同事[31]综合了大量不同时长卧床实验研究中利用 MRI 获得的肌肉体积的数据[31]，收集了参加 5～17 周卧床实验的 11 名男性和 5 名女性的数据，利用曲线拟合程序拟合出曲线图。该结果是卧床实验期间肌肉体积下降值和时间的近似值；该图主要是以下肢和背部肌肉为主绘制的，因为这些肌肉受卧床的影响很大。上肢肌肉也会出现萎缩和肌力下降，但是和下肢相比并不显著[32-33]。

　　正如预期的那样，数据显示踝屈肌（比目鱼肌和腓肠肌）所受影响极大，像腘肌和四头肌这样同姿势和行走有关的肌肉也出现明显的质量丢失。有趣的是，下肢前部的肌肉（胫骨前肌）也受到明显的影响，即使在维持姿势时它们并不像比目鱼肌那样活跃。据报道，在地球重力下人们站立期间较为活跃的腰肌，则相对没有受到影响。

　　来自于其他卧床实验的数据显示了身体受限的实际影响。表 4 -

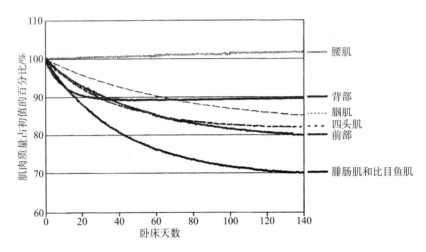

图 4-2　卧床期间肌肉质量丢失的大小和部位

MRI 测定的的肌肉体积数据来自卧床实验结果，综合了 5～17 周的卧床实验数据，

并用数学函数加以拟合。该图提供了卧床期间肌肉丢失的比例、位置和时程。

腓肠肌和比目鱼肌一起下降到大约初始值的 70%。有趣的是腰肌的丢失最少。

资料来源于参考文献 [31]，有修改

3 包含了 3 次卧床实验数据，这些数据表明，在卧床期间、踝、膝、肘屈肌和伸肌的肌力都减弱[33-34]，而且，踝屈肌肌力的丢失最严重，这和慢缩肌比目鱼肌对弃用敏感的结果相符。

　　幸运的是，卧床数据似乎并没有随着激素环境的变化而使人困惑。14 天卧床并没有影响血清皮质醇、胰岛素、IGF-1 和睾酮的水平[30]，而且，卧床实验研究进行了代谢控制，营养不良对结果的影响是极小的。因此，卧床实验研究虽然提供了一套可能在太空中出现的各种改变的预测值，但是卧床并不能如实地复制失重环境，而是通过对可能出现在卧床实验中的混合因素进行严格控制后得出的校正结果。

表 4 - 3　不同卧床实验研究中肌群肌力的下降

肌群	肌力丢失（35 天研究）/%	肌力丢失（42 天研究）/%	肌力丢失（120 天研究）/%
握力		0	
肘屈肌	− 7	− 9	
肘伸肌	2	− 7	
膝屈肌	− 8	− 8	
膝伸肌	− 19	− 8	
踝屈肌	− 8	− 13	− 39
踝伸肌	− 25	− 21	− 34

注：无论屈肌和伸肌肌力都会丢失，尽管踝屈肌的肌力下降得最多。在较长期的卧床实验期间，上身肌力下降明显，尽管它受的影响明显小于下肢（数据未提供）。数据来自于参考文献 [33]。

卧床实验后，萎缩肌肉运动过多会引发肌肉疼痛。对运动员进行的研究表明，未经过训练的肌肉进行强有力的训练，特别是离心训练（例如肌肉像刹车那样工作，当肌肉伸长的时候活动等），将会引起肌肉酸痛、僵硬、触痛，出现肌力下降，训练后这些症状会随时间推移而加重，所以这种典型症状被称为延迟发生的肌肉酸痛。在超微水平上能够看到肌纤维内部受到损伤[9]。这种肌肉酸痛也会在空间飞行后出现。

4.2.5　空间飞行对肌肉的影响

已经报道的空间飞行数据，许多都是返回地面后检测的有关肌肉体积和力量的综合数据。如果用这些数据强调主要趋势时则非常有用；但是在解释这些数据时应持谨慎态度；因为在很多飞行任务中，饮食、训练和应激不能得到严格控制，因此飞行后的数据结果反映了所有这些影响的综合效应。

4.2.5.1　肌肉体积

关于太空中肌肉丢失的综合数据在表 4 - 1 中已有概述。在长期空间飞行后，踝屈肌、踝伸肌、膝屈肌、膝伸肌和背部肌肉体积下降。将这些数据和卧床实验研究中获得的预期结果进行比较非常有意义。太空飞行中背肌和腰肌质量的丢失程度超出了从卧床实验中获得的预计结果（比较表 4 - 1 和图 4 - 2 的结果）。腿前部肌肉、四头肌和腱肌的体积丢失程度同卧床实验预期结果一致，而腓肠肌和比目鱼肌体积的变化或许稍低于卧床实验的结果。总的说来，太空中肌肉体积的变化值得关注，因为考虑到太空飞行数据是在实施了一整套积极的对抗措施下采集的，而卧床实验数据采集并非如此。

4.2.5.2 激素变化

飞行前后肌肉体积出现差异的原因可能是激素造成的，但是迄今为止的研究结果尚未得出确定结论。太空中进行的一次最综合性的生化研究是 20 世纪 70 年代的太空实验室计划，从三次太空实验室任务中采集的数据表明，飞行期间促肾上腺皮质激素（ACTH）、生长激素、血浆皮质醇没有发生明显改变[35]。采集自其他飞行任务的数据也支持该结论，即在飞行期间 ACTH 和生长激素似乎没有改变[36]。在太空飞行任务中也进行了 IGF - 1 的检测，结果显示 IGF - 1 也没有变化[36]。然而，数据显示尿皮质醇有升高的趋势，提示皮质醇的升高可能导致空间肌肉丢失[35-36]，不过关于尿皮质醇升高并没有一致的结论[37]。

有关太空中睾酮水平的数据非常少，有研究检测了飞行中 5 天的睾酮水平，发现其水平下降[38]。大鼠研究也证实太空飞行导致睾酮水平降低[39]。睾酮水平变化是失重还是其他因素造成的，至今还不清楚。大鼠研究结果还证实后肢去负荷过程中睾酮水平也是下降的[40]。在正常人群中，心理压力也能造成睾酮水平下降[41]。

4.2.5.3 营养

很多空间飞行研究的一个共同的结论是，航天员经常处于负能量平衡状态。他们消耗的热量大于摄入热量，从而出现体重下降[14]，这种影响在早期太空任务中就已经发现了。运动病症、新环境和其他因素等都会导致食物摄入减少。早期太空飞行中蛋白质代谢方面的研究表明，蛋白质转换增加。这与代谢性应激响应一致，食物摄入量减少和代谢性应激响应的叠加效应，导致早期飞行任务中乘员蛋白质的明显丢失。

然而，即使在适应了空间飞行之后，食物的摄入依然不足[14]。在太空中飞行几个月之后，测量结果也显示蛋白合成是减少的，这可能与摄入减少有关，而食物摄入量不足的原因还不清楚；但是摄入量减少，特别是如果还伴有大运动量的训练计划，就会使身体进入明显的肌肉丢失阶段。在太空中摄入量的减少及其可能的原因会在第 8 章讨论。

4.2.5.4　氧化应激

在太空中，源于 DNA 和脂质过氧化反应的尿液排泄物并没有升高，但是在恢复期却明显增加[42]。这有可能是因为太空中能量摄入减少，导致抗氧化系统的功效减弱所致。太空飞行之后，氧化应激增加，抗氧化系统功能得以恢复[42]。

4.2.5.5　结束语

一般而言，太空中肌肉体积的减少通常比卧床实验中的严重，造成这种差别的因素很多，可能包括皮质醇升高、睾酮水平下降和食物摄入不足等。氧化应激可能也是其中一种因素，但是还没有被深入研究。正如在其他章讨论的那样，由于每次飞行任务的运动操作要求和心理应激也是重要原因之一。某位乘员出现轻微的抑郁，有可能导致食物摄入不足，进而对肌肉产生不利影响。一些乘组人员返回地面后，发现肌肉质量和力量只出现轻微减少[29-30]，这说明对抗措施计划非常有效。

4.3　应对空间中肌肉丢失的方法

尽管失重是空间飞行的共同特点，但是应激水平、营养状况、训练情况各不相同，肌肉对于空间飞行的反应程度在不同飞行任务和不同个体之间有很大差异。因此，任何对抗措施计划都必须是可调整的和个性化的，以便使机体摄入氧气、食物和水的量都处于最低水平的情况下能够维持其正常的功能。

4.3.1　有氧训练

在太空中不活动会引起厌氧适应（aerobic deconditioning）。良好的氧供能力对于航天员胜任工作非常重要，而且有时候对于身着航天服从事高强度工作也非常重要（参见第 5 章）。有氧训练也能降低心血管疾病的风险，增强胰岛素的敏感性，并且能够增进心理健康[9]。常规的运动训练能增强抗氧化系统的作用效应。然而，在一次空间任务中，有氧训练也提高了航天员对食物、饮水和氧气的需求。Greenleaf 等人[43]估算，在长期空间飞行中，每天训练时间减少 30 分钟，每年将会节省 110 869 千卡热量和 91 升水[43]。所以，虽然维持需氧条件是值得的，但是大量的耐力训练是对资源的浪费。而且，需氧条件并不是维持肌肉质量最理想的训练手段。

有研究认为，没有经过训练的人在最大氧气摄取量的 50% 或更高的情况下训练 30 分钟，将会改善有氧适应性，因此或许应该考虑将其设为在地面时要达到训练效果的最低水平的有氧训练水平[9]。在失重情况下或许训练量会稍微高一些，因为在太空中缺乏其他的有氧活动（走路等）。

4.3.2　伸展肢体

一种简单的干预措施就能减轻肌肉萎缩发生，维持肌肉尽可能地处于拉伸状态。动物研究证实，在去负荷期间，慢性被动的拉伸有助于维持肌肉的质量[44-45]。在俄罗斯空间计划中，人们利用一种特殊的衣服来达到这种被动拉伸的效果。企鹅服（商标名为 Adeli）在领子、腰部、腕部、踝部以及沿着衣服的纵向都嵌入了松紧带，是一种舒适、全长型的长袖连身衣裤。衣服的里面含有松紧带、布带和扣环等一套装置，能够调整服装的舒适度和松紧度。一套松紧系统加在身体长轴方向，可以在 15～40 kg 的范围调节，其他的松紧系统可以调节肢体的位置。像膝关节和踝关节这些主要关节的角度，都能被调整固定，例如让脚部背曲，这样就能牵拉比目鱼肌。虽然很难判定这套装置在对抗措施方面的相关作用，但是这种方法在生理的角度有一定的意义。

4.3.3　力量训练

抗阻锻炼能引起蛋白质合成增加、纤维肥大、力量增强，这是在太空中抵抗肌肉丢失的自然选择。要获得最佳的训练效果，抗阻锻炼计划的细节，诸如训练类型、训练频率、训练强度等都是最重要的。

人体卧床研究和大鼠后腿悬吊研究已经证实了一些基本的原则：其一就是在实验期间训练的刺激强度非常重要。在悬吊研究中，已经发现每天小量的高负荷活动（至少 6 分钟）能显著性地维持比目鱼肌质量。而且，全天数次短周期的训练与一次长时间的训练相比，效果相同或者前者更加有效[11]。在卧床实验期间，隔天一次大量的抗阻训练能够有效地维持蛋白合成、防止肌肉力量下降[46]。

抗阻锻炼有向心、离心和等长训练几种形式[9]。向心锻炼时肌肉运动并被缩短，例如二头肌卷曲期间，当提升重力时，二头肌经历了向心性收缩。离心性训练时，肌肉活动但被拉长（例如当做制动时）。在完成卷曲了之后，肱二头肌在慢慢放下重力时是活动的，此时属于离心收缩。既没有伸长也没有缩短的肌肉活动属于等长收缩，例如，托住手中的某个重物并保持在某个固定的位置，需要肱二头肌进行等长收缩。

在地面进行的力量训练计划中，在某个水平上训练时，建议在选定的负荷上重复 5～6 次（也称为 5～6 次最大重复或者 RM）。训练类型的最佳组合是，在正常的力量训练中，包括 15% 离心抗阻锻炼、10% 等长抗阻锻炼和 75% 向心抗阻锻炼。在太空飞行中，参与大量工作的肌肉涉及伸展踝关节、膝关节和后背的肌肉。从下蹲位置起始、在负荷状态下转移到站立位置的训练将会锻炼许多主要的姿势肌肉。髋部肌肉也需要活动，目前国际空间站的训练计划包含一些适当的训练形式，如表 4 - 4 所示。

4.3.4　电刺激

依靠意志力活动能够刺激肌肉、增加肌肉内蛋白合成。电刺激也能刺激蛋白合成、阻止弃用导致的氧化酶降低[47-48]。常常用电刺激来缩短制动后的康复过程[49]。在制动病人中，使用电刺激能够促进肌肉生长[47]，每天刺激肌肉 10 小时，连续 9 天。在卧床实验中，已经开始使用短期电刺激方式。在一次卧床实验研究中，一条腿的膝伸肌、膝屈肌、踝伸肌、踝屈肌受到了 4 次、每次 5 分钟的刺激。每天给予两次刺激，刺激 3 天停 1 天。另一条腿作为对照组。从实验中可以看到，刺激侧腿的肌肉力量和大小都明显优于对照侧腿[50]。

在俄罗斯太空计划中，对肌肉进行电刺激的方法已经应用了很多年，Tonus - 2 和 Tonus - 3 电刺激器也分别在联盟和和平空间站中使用过，然而，它们在对抗措施中所起的作用还不是十分明确。

4.3.5　人工重力

在地球上，由于每天暴露于重力作用下足以预防肌肉萎缩，人们有理由认为，在宇宙飞船中使用地球重力水平，将会消除废用导致的姿势肌萎缩。然而，人们并不知道低水平的人工重力会有什么样的效果（或者在只相当于地球重力 1/6 或 1/3 的重力的月球和火星上会有什么样的效果）。目前还不确定维持姿势肌正常状态所需的最小水平的重力负荷量。

尽管连续的人工重力有可能是阻止肌肉丢失的非常有效的方法，但是实现起来非常困难。人们利用各种各样的装置来提供间断的人工重力，短臂离心机可作为睡床，在人们睡眠期间提供重力梯度[51]。另一种可能是使用太空圈，乘组人员用脚踏动绕轴圆环，从而产生离心力[52]，当然还可以使用短臂（直径 4～6 m）离心机。在动物中进行的研究表明，不同的组织系统需要不同水平和不同时长的人工重力。参考文献 [53] 利用大鼠后肢悬吊模型进行研究发现，维持比目鱼肌质量大约需要每天 4 小时的 1 g 重力，增加离心力至 2.6 g 并没有获得更大的效果[53]。在 20 世纪 60 年代，人们使用间断离心法作为对抗措施，来评估间断人工重力的效果。这些研究结果表明，每天 4 次短时（11.2 分钟）的短臂离心机训练能够非常有效地预防肌肉丢失[54]。人们还需要进一步研究太空中需要使用的间断人工重力的最佳水平和时间间隔。

4.3.6　药物和其他干预措施

由于有多种因素能够减轻肌肉萎缩，因此人们利用大量潜在的干预手段来减慢或阻止肌肉萎缩。

4.3.6.1　抗氧化剂

大鼠研究表明，抗氧化剂或许在废用性肌肉萎缩中起着一定的作用[16,18,21]。在一项大鼠一只后肢制动研究中，注射维生素 E 组的大鼠肌肉萎缩程度明显低于对照组，然而，在后肢去负荷大鼠中并没有发现这种现象[22]。目前还没有进行人体研究，因此并没有在太空中大力推荐应用抗氧化剂作为对抗萎缩的手段。在太空中有可能应用抗氧化剂抵御辐射损伤，所以任何对肌肉萎缩起到对抗作用的方法都有可能带来额外的益处。

4.3.6.2　生长激素

目前，没有证据证明在太空中生长激素是降低的，或者和太空飞行有关的肌肉萎缩源于生长激素的缺乏。然而，补充生长激素或许能够减轻太空中出现的肌肉萎缩。在老年人中进行的研究表明，补充外源性生长激素是有益的，但是同时也能产生一些副作用。当给予老年人生长激素后，瘦弱体质的人体重会增加，尽管肌肉做功能力和肌力并没有得到改善[24]。当补充生长激素后，其他副作用的发生率（如葡萄糖不耐、腕管综合征）也很高[55]。这些副作用使得生长激素不适用于太空飞行中。

4.3.6.3　生长因子

IGF-1 在维持肌肉正常功能中起着关键作用。最近的研究认为，IGF-1 或许是力学信号转化成生物学信号从而增加蛋白合成这一通路中的重要信使[6]。在去神经小鼠肌肉中注射 IGF-1，能够维持肌肉的直径、质量和强度（和正常肌肉相比）[23]。一项关于烧伤患者的研究发现，每天分别以 1 mg/kg、2 mg/kg 和 4 mg/kg 的剂量静脉注射 IGF-1（主要结合蛋白 3，即 IGFBP-3）[56]，小腿蛋白合成会随着 IGF-1 增加而改善。但是，IGF-1 也有副作用，其胰岛素类效应能够引起低血糖；在 IGF-1 治疗期间，神经病变也会加重。注射结合了结合蛋白 IGFBP-3 的 IGF-1，有助于减缓副作用的产生[57]，但是，人们在太空中处理副作用的能力有限，因此任何副作用都不能出现。

4.3.6.4　萎缩抑制因子

在肌肉萎缩过程中涉及蛋白降解的生化通路同样也是采取对抗措施的潜在靶点。在肌肉细胞中，将被降解的蛋白连接上泛素，某个蛋白一旦连接上泛素，它很快会被细胞内一种所谓的蛋白酶体破坏。最近的研究已经发现了一些将泛素连接到特定蛋白的酶，最著名的是 atrogin-1。Atrogin-1 或许是太空中肌肉萎缩过程中促进蛋白降解的重要组分[15,58]。目前，还没有经临床检验能够影响蛋白降解通路的产品存在，但是未来这一领域将大有可为。

4.3.6.5　克伦特罗

克伦特罗是一种 β2 肾上腺素类兴奋剂，已经在动物饲养中增加肌肉质量。慢性长期注入克伦特罗能够引起骨骼肌肥大，这主要通过改变蛋白代谢平衡及转向合成为主[59]，而克伦特罗的确切机制目前还不明确[60]。在大鼠后肢悬吊模型研究中证实，克伦特罗能够明显减缓肌肉萎缩[59,61]。克伦特罗也被用于减轻患者矫形手术后制动引起的肌肉萎缩[62]。克伦特罗是 β2 兴奋剂，所以它的主要副作用就是受体由兴奋剂引起的心动过速和节律障碍。

在美国，克伦特罗不准应用于人类，目前还不清楚其他已经批准使用的 β2 肾上腺素类兴奋剂（特布他林和沙丁胺醇）在对抗肌肉萎缩方面是否有效，在副作用和有效性之间的权衡还需要人们来进行验证，以确定 β2 兴奋剂是否能用于对抗太空飞行中的肌肉萎缩。

4.3.6.6　合成激素

在太空中，睾酮水平可能会降低，提示人们补充睾酮或睾酮类药物（合成激素）或许会有效果[38]。在利用后肢悬吊和制动进行的动物研究中应用激素，已经发现了混合效应。总体结论是，结合训练，合成激素类药物会有效果[63]；在失重前合成激素诺龙进行预处理，有助于减轻大鼠后肢去负荷后导致的肌肉丢失[63]。

在人类中，合成激素类药能刺激肌肉蛋白合成[26]，烧伤病人或者经历其他重大应激刺激的病人使用合成激素药物后，有助于减缓分解代谢[64]。老年人长期应用睾酮，也有利于增加瘦者的体重、改善机能状态[25]。

另一种人们感兴趣的复合物称为脱氢异雄酮（DHEA）。它不是合成激素，而是合成类固醇的前体分子，也可以作为对抗药物的补充。使用 DHEA 并不会提高睾酮水平，但是会增加雌二醇的浓度。它似乎并不能增强蛋白合成，因此，给予 DHEA 并不能起到合成激素的作用效果[26]。

尽管合成激素有助于增加肌肉质量和力量，特别是当辅以一些训练计划时其效果尤为明显，但是它也有一些副作用，它能够抑制人体自身睾酮的分泌，也能导致人的攻击性增强（不需要在隔离和限制的空间中）、性欲提高、前列腺肥大，同时患肝癌的风险也会加大。并不推荐人们在空间飞行中长期使用合成激素，但是如果需要短期快速增加力量和工作能力时，合成激素或许有用。

4.3.6.7　氨基酸

以注射或口服的方式使用必需的氨基酸，能够刺激骨骼肌净蛋白合成增加[65]，因为在长期空间飞行中蛋白合成是降低的[66]，使用必需的氨基酸或许能够促进蛋白合成、维持肌肉质量。28 天卧床实验研究的初步数据表明，使用氨基酸/糖类作为补充，能够维持小腿肌纤维直径、减缓低脂肪人群腿部质量的丢失[67]。在 14 天卧床实验期间，给予受试者支链氨基酸，体内氮的丢失程度会减小，尽管蛋白合成没有变化[68]。总之，在太空中补充氨基酸的方法非常诱人，因为它的副作用极少而且对身体有益。

4.4　监控肌肉丢失和肌肉力量

为了对抗在太空中出现的肌肉丢失，需要实施良好的监控措施。监控措施允许每个机组乘员针对其特定的薄弱部位采取适合他们自己的对抗措施。一些能够监测的项目有体重、肌肉尺寸、肌肉功能以及总体活动水平。

4.4.1　体重

称体重或许是最简单的方法，但也是最重要的方法，因为机组乘员需要了解他们的体重状况。对于在飞行过程中体重不断下降的机组乘员而言，很明显，他们的对抗措施存在问题，必须采取一定的干预措施。体重下降能够促使机组乘员去分析他们的对抗措施，判断这种问题的出现是由于营养不良还是训练造成的。在太空中测量体重的仪器是将身体置于一个已知的弹簧上进行周期振荡，或者利用一个已知的力对身体加速，从而算出体重[69]。测量皮褶厚度是测量体重方法的补充。

4.4.2　人体测量法

最简单而又能够提供重要信息的人体测量法是测量小腿围度。这种测量方法需要在身体适宜的位置、使用始终一致的可靠的测量方式进行操作。进入太空后小腿围度明显下降，这是由于发生了体液流向头部的分布[70]。小腿围度的连续下降能够提示肌肉质量在不断下降。在整个任务过程中必须不断跟踪测量，以判断围度的变化趋势。

小腿围度对于测量技术的差异非常敏感（如松紧度和测量卷尺的定位）。测量整个腿部的体积，就像在空间实验室中那样，可以提供很多可靠的信息[71]。腿部体积测量已经成为俄罗斯太空计划的一贯特色[72]。红外测量已经被用来测量腿部体积[73]。

另一个有用的技术是超声波成像技术。高分辨率的超声波图像检查法能够用来测量肌肉，如四头肌、小腿肌肉和背侧肌群。有研究表明，超声波能够准确测量横截面积和肌层厚度[74-76]。因为超声波技术在国际空间站上很容易采用，因而使用这些测量技术能够用来指导训练和营养方案。

4.4.3　功能测试

虽然检测肌肉的大小和组织能为人们提供很多有用的信息，但这并不能用以评价肌肉功能。有一系列的检查方法能够用来评价机组人员是否出现了肌力和有氧代谢能力的下降。在太空中，握力测力计用来评估舱外活动前握力的大小。在太空中，还会在心电图监控下利用跑台进行接近极限的检测，以评估肌肉功能。而且机组人员能够根据他们完成的抗阻训练总量来判断肌肉力量。

4.4.4　活动监测

大量的监测和功能评估是机组人员的重要工作，机组人员需要通过各种测试追踪他们的工作能力，并将数据处理任务添加到对抗措施计划中。有一种将数据输入量减至最小并能正确评估的方法是利用不明显的方式进行连续监控。

人们已经将力传感器放于鞋子中来记录一天的力[77]。手腕磨损活动监测仪（Actigraphs）能够检测一天中不同时间的活动水平，并作出粗略的活动评价。无线传感器可以放置于衣服内或者环绕着关节，进行连续的活动监测，并且通过计算机分析，评估机组乘员的活动水平。将来，这种监测或许能自动测量一名乘员每天活动的类型、持续时间和强度。

4.5　基于现有知识的建议

太空飞行中的肌肉萎缩是废用性萎缩，伴随着飞行早期的应激反应，而且由于飞行任务引起的持续营养不良（依赖不同的飞行任务）也可能加剧这种应激反应。皮质醇水平轻微的增加有可能加剧肌肉丢失，睾丸酮水平也可能会减少。

一些事例表明，在太空中某种程度上的肌肉丢失应该能被接受，在失重状态下工作并不需要很大的力量，而需要时间和努力来维持肌肉质量。飞行任务后，肌肉质量能够恢复。因此，或许允许出现一定程度的肌肉消耗，因为在飞行任务过后，经过机能恢复，肌肉萎缩也会恢复。

尽管这种认识有一些优点，仍然有其他的因素需要考虑，骨丢失并不像肌肉丢失那样容易恢复，所以在太空中需要利用训练来维持骨质。人们可以通过锻炼来减轻肌肉丢失。另一个因素是，来自地基实验研究的几个结果认为，那些需要维护姿势肌的训练不应该过度进行。如果减少热量摄取和减轻应激反应，这些因素可以控制，那么可以利用具备时间-效率综合效应的对抗措施来维护肌肉的质量。在这种情况下，在地球上的康复过程会缩短，那么针对耗时更长和要求更高的空间任务（如火星任务）之路将会被打开。对抗措施方案的最佳目的或许是完全克服空间飞行引起的肌肉质量的丢失，因为这些知识和经验的获得对于制定和实施长期飞行计划非常重要。大量的动物后肢失重研究和人类卧床实验研究提出了一些预防废用性萎缩的基本原则[11]：

1）高负荷状态下少量的重复实验似乎比低强度状态下大量的重复实验更有效。

2）多次少量、贯穿全天的训练或许比一次长期的训练更有效。

3）被动伸展和等长收缩（这需要很小的设备即可）或许有帮助。

基于这些信息，提出下列建议。

（1）应该认真监测体重

如果一名乘员体重下降，那么热量摄取和训练计划的强度都应当被重新评估。对于没有获得充足热量但是训练强度大的乘员，他们的训练方法会和那些没有训练但是热量获得充足的乘员明显不同。

（2）周期性的测量和监测

周期性的人体测量措施（小腿体积、小腿围度）和功能监测对于测量的改进是必要的。超声波监测或许为人们获取飞行期间肌肉大小的精确数据提供了很好的方法，因为萎缩进展迅速，所以任务早期进行的评估应当比任务后期频繁一些，大约每一至两周进行一次。在任务后期，机组乘员应当能熟练监控他们自己的身体状况，不需要那么频繁的评估。然而，如果早期的对抗措施无效，就应当迅速纠正。

（3）活动记录

应当认真记录乘员的活动和训练内容，并且和地面人员共享这些内容。将来，或许一个不引人注目的自动化系统就能够执行这样的任务。如果一名乘员出现体重下降或者肌肉丢失的状况，那么他的活动数据对于合适方案的决定非常重要。

（4）计划外训练

在正规的训练对抗周期之外，应当鼓励乘员利用被动牵拉（企鹅服或其他装置）和静力训练的方式刺激肌肉。一天中少量短时的收缩有助于刺激蛋白合成并维持肌肉质量。

（5）灵活性

目前的国际空间站训练计划应当具有一定的灵活性，应当以每一名乘员的人体测量数据和功能检测结果为依据，灵活地制定满足每一名乘员实际需求的计划。总的指导方针是：首选强度，再选重复性。

（6）营养

人们也应当尝试进行营养方面的对抗措施，如补充氨基酸，因为这些对抗措施很容易实施并且副作用极小，而且补充抗氧化剂的方法也值得推行，虽然在该领域还需要进行更加深入的研究，但无论如何抗氧化剂将有可能作为一种对抗辐射的措施而加以应用。

（7）用药安全

因为涉及副作用问题，应当避免使用生长激素、睾丸酮或者IGF - 1 等激素，同样，不推荐常规使用克伦特罗（β肾上腺素受体激动剂）或者合成激素等药物。在偶然情况下，当乘组人员在对抗措施计划之后遇到操作应激或者紧急情况，他们只有很短的时间准备登陆地球时，或许可以考虑使用合成激素或者 β 受体兴奋剂。

（8）用药目的

制定激素和其他生化措施等一系列计划的目的应该是，致力于解决重要的激素是否会有变化（诸如肾上腺皮质激素增高或睾丸酮激素降低），从而加重了飞行期间的肌肉丢失。目前，因为样本量太小，获得的数据还不足以得出确切的结论。

参 考 文 献

[1] Newkirk, D., Almanac of Soviet Manned Space Flight. 1990, Gulf Publishing, Houston, TX.

[2] Basmajian, J. V. and C. J. Deluca, Posture, in Muscles Alive. 1985, Williams and Wilkins, Baltimore, MD, pp. 252 – 64.

[3] Nachemson, A., Electromyographic studies of the vertebral portion of the psoas muscle. Acta Orthopaedica Scandinavica, 1966. 37: 177 – 90.

[4] Appell, H. J., Muscular atrophy following immobilisation. A review. Sports Medicine, 1990. 10 (1): 42 – 58.

[5] Saltin, B. and P. D. Gollnick, Skeletal muscle adaptability: significance for metabolism and performance, in Handbook of Physiology, section 10, Skeletal Muscle, L. D. Peachey, ed. 1983, American Physiological Society, Bethesda, MD, pp. 555 – 632.

[6] Baldwin, K. M., and F. Haddad, Skeletal muscle plasticity: cellular and molecular responses to altered physical activity paradigms. American Journal of Physical Medicine and Rehabilitation, 2002. 81 (11 suppl): S40 – 51.

[7] Astrand, P., et al., The muscle and its contraction, in Textbook of Work Physiology, P. Astrand, et al., eds. 2003, Human Kinetics, Champaign, IL, pp. 31 – 70.

[8] Ohira, Y., et al., Gravitational unloading effects on muscle fiber size, phenotype and myonuclear number. Advances in Space Research, 2002. 30 (4): 777 – 81.

[9] Astrand, P., et al., Physical training, in Textbook of Work Physiology, P. Astrand, et al., eds. 2003, Human Kinetics, Champaign, IL, pp. 313 – 68.

[10] Adams, G. R., F. Haddad, and K. M. Baldwin, Gravity plays an important role in muscle development and the differentiation of contractile protein phenotype, in The Neurolab Spacelab Mission: Neuroscience Research in Space, J. C. Buckey and J. L. Homick, eds. 2003, NASA, Houston, TX, pp.

111 -22.

[11] Edgerton, V. R. , and R. R. Roy, Neuromuscular adaptations to actual and simulated space - flight, in Handbook of Physiology, section 4, Environmental Physiology, M. J. Fregly and C. M. Blatteis, eds. 1996, Oxford University Press, New York, pp. 721 - 64.

[12] Edgerton, V. R. , et al. , Adaptations in skeletal muscle disuse or decreased - use atrophy. American Journal of Physical Medicine and Rehabilitation, 2002. 81 (11 Suppl): S127 - 47.

[13] Hodgson, J. A. , et al. , Circadian force and EMG activity in hindlimb muscles of rhesus monkeys. Journal of Neurophysiology, 2001. 86 (3): 1430 -44.

[14] Stein, TP. , The relationship between dietary intake, exercise, energy balance and the space craft environment. Pfltigers Archiv: European Journal of Physiology, 2000. 441 (2 - 3 Suppl): R21 - 31.

[15] Lecker, S. H. , and A. L. Goldberg, Slowing muscle atrophy: putting the brakes on protein breakdown. Journal of Physiology, 2002. 545 (Pt 3): 729.

[16] Lawler, J. M. , W. Song, and S. R. Demaree, Hindlimb unloading increases oxidative stress and disrupts antioxidant capacity in skeletal muscle. Free Radical Biology and Medicine, 2003. 35 (1): 9 - 16.

[17] Kondo, H. , M. Miura, and Y. Itokawa, Oxidative stress in skeletal muscle atrophied by immobilization. Acta Physiologica Scandinavica, 1991. 142 (4): 527 - 28.

[18] Kondo, H. , et al. , Mechanism of oxidative stress in skeletal muscle atrophied by immobilization. American Journal of Physiology, 1993. 265 (6 Pt 1): E839 - 44.

[19] Girten, B. , et al. , Skeletal muscle antioxidant enzyme levels in rats after simulated weight - lessness, exercise and dobutamine. Physiologist, 1989. 32 (1 Suppl): S59 - 60.

[20] Gomes - Marcondes, M. C. , and M. J. Tisdale, Induction of protein catabolism and the ubiquitin - proteasome pathway by mild oxidative stress. Cancer Letters, 2002. 180 (1): 69 - 74.

[21] Appell, H. J., J. A. Duarte, and J. M. Soares, Supplementation of vitamin E may attenuate skeletal muscle immobilization atrophy. International Journal of Sports Medicine, 1997. 18 (3): 157 - 60.

[22] Koesterer, T. J., S. L. Dodd, and S. Powers, Increased antioxidant capacity does not attenuate muscle atrophy caused by unweighting. Journal of Applied Physiology, 2002. 93 (6): 1959 - 65.

[23] Day, C. S., et al., Insulin growth factor - 1 decreases muscle atrophy following denervation. Microsurgery, 2002. 22 (4): 144 - 51.

[24] Kamel, H. K., D. Maas, and E. H. J. Duthie, Role of hormones in the pathogenesis and management of sarcopenia. Drugs and Aging, 2002. 19 (11): 865 - 77.

[25] Ferrando, A. A., et al., Differential anabolic effects of testosterone and amino acid feeding in older men. Journal of Clinical Endocrinology and Metabolism, 2003. 88 (1): 358 - 62.

[26] Wolfe, R., et al., Testosterone and muscle protein metabolism. Mayo Clinic Proceedings, 2000. 75 (Suppl): S55 - 59.

[27] Guyton, A. C., and H. J. E., The adrenocortical hormones, in Textbook of Medical Physiology, A. C. Guyton and H. J. E., eds. 1996, W. B. Saunders, Philadelphia, pp. 957 - 70.

[28] LeBlanc, A., et al., Regional muscle loss after short duration spaceflight. Aviation, Space, and Environmental Medicine, 1995. 66 (12): 1151 - 54.

[29] Trappe, S. W., et al., Comparison of a space shuttle flight (STS - 78) and bed rest on human muscle function. Journal of Applied Physiology, 2001. 91 (t): 57 - 64.

[30] Ferrando, A. A., et al., Prolonged bed rest decreases skeletal muscle and whole body protein synthesis. American Journal of Physiology, 1996. 270 (4 Pt 1): E627 - 33.

[31] LeBlanc, A., et al., Muscle atrophy during long duration bed rest. International Journal of Sports Medicine, 1997. 18 (Suppl 4): S283 - 85.

[32] Suzuki, Y., et al., Effects of 10 and 20 days bed rest on leg muscle mass and strength in young subjects. Acta Physiologica Scandinavica, 1994. 616 (Suppl): 5 - 18.

[33] Convertino, V. A. , Exercise and adaptation to microgravity environments, in Handbook of Physiology, section 4, Environmental Physiology, M. J. Fregly and C. M. Blatteis, eds. 1996, Oxford University Press, New York, pp. 815 - 44.

[34] Bloomfield, S. A. , Changes in musculoskeletal structure and function with prolonged bed rest. Medicine and Science in Sports and Exercise, 1997. 29 (2): 197 - 206.

[35] Leach, C. S. , and P. C. Rambaut, Biochemical Responses of the Skylab Crewmen: an Overview, in Biomedical Resuhsfrom Skylab, R. S. Johnston and L. F. Dietlein, eds. 1977, NASA, Washington, DC, pp. 204 - 16.

[36] Stein, T. P. , M. D. Schluter, and L. L. Moldawer, Endocrine relationships during human spaceflight. American Journal of Physiology, 1999. 276 (1 Pt 1): E155 - 62.

[37] Lane, H. W. and D. L. Feeback, Water and energy dietary requirements and endocrinology of human space flight. Nutrition, 2002. 18 (10): 820 - 28.

[38] Strollo, F. , et al. , The effect of microgravity on testicular androgen secretion. Aviation, Space, and Environmental Medicine, 1998. 69 (2): 133 - 6.

[39] Amann, R. P. , et al. , Effects of microgravity or simulated launch on testicular function in rats. Journal of Applied Physiology, 1992. 73 (2 Suppl): 174S - 85S.

[40] Wimalawansa, S. M. , and S. J. Wimalawansa, Simulated weightlessness - induced attenuation of testosterone production may be responsible for bone loss. Endocrine Journal, 1999. 10 (3): 253 - 60.

[41] Chatterton, R. T. J. , et al. , Hormonal responses to psychological stress in men preparing for skydiving. Journal of Clinical Endocrinology and Metabolism, 1997. 82 (8): 2503 - 9.

[42] Stein, T. P. , Space flight and oxidative stress. Nutrition, 2002. 18 (10): 867 - 71.

[43] Greenleaf, J. E. , Energy and thermal regulation during bed rest and spaceflight. Journal of Applied Physiology, 1989. 67 (2): 507 - 16.

[44] Goldspink, D. F. , et al. , The role of passive stretch and repetitive electrical stimulation in preventing skeletal muscle atrophy while reprogramming gene

expression to improve fatigue resistance. Journal of Cardiac Surgery, 1991. 6 (1 Suppl): 218 – 24.

[45] Sancesario, G. , et al. , Active muscle length reduction progressively damages soleus in hindlimb – suspended rabbits. Muscle and Nerve, 1992. 15 (9): 1002 – 15.

[46] Ferrando, A. A. , et al. , Resistance exercise maintains Skeletal muscle protein synthesis during bed rest. Journal of Applied Physiology, 1997. 82 (3): 807 – 10.

[47] Buckley, D. C. , et al. , Transcutaneous muscle stimulation promotes muscle growth in immobilized patients. Journal of Parenteral and Enteral Nutrition, 1987. 11 (6): 547 – 51.

[48] Yoshida, N. , et al. , Electrical stimulation prevents deterioration of the oxidative capacity of disuse – atrophied muscles in rats. Aviation, Space, and Environmental Medicine, 2003. 74 (3): 207 – 11.

[49] Halar, E. M. and K. R. Bell, Immobility. Physiological and functional changes and effects of inactivity on body functions, in Rehabilitation Medicine Principles and Practice, J. A. DeLisa and B. M. Gans, eds. 1998, Lippincott – Raven, New York, pp. 1015 – 34.

[50] Duvoisin, M. R. , et al. , Characteristics and preliminary observations of the influence of electromyostimulation on the size and function of human skeletal muscle during 30 days of simulated microgravity. Aviation, Space, and Environmental Medicine, 1989. 60 (7): 671 – 78.

[51] Cardus, D. , and W. G. McTaggart, Artificial gravity as a countermeasure of physiological deconditioning in space. Advances in Space Research, 1994. 14 (8): 409 – 14.

[52] Kreitenberg, A. , et al. , The "Space Cycle" self powered human centrifuge: a proposed countermeasure for prolonged human spaceflight. Aviation, Space, and Environmental Medicine, 1998. 69 (1): 66 – 72.

[53] Zhang, L. F. , et al. , Effectiveness of intermittent – Gx gravitation in preventing deconditioning due to simulated microgravity. Journal of Applied Physiology, 2003. 95 (1): 207 – 18.

[54] Young, L. R. , Artificial gravity considerations for a Mars exploration mis-

sion. Annals of the New York Academy of Sciences, 1999. 871: 367 - 78.

[55] Zachwieja, J. J. , and K. E. Yarasheski, Does growth hormone therapy in conjunction with resistance exercise increase muscle force production and muscle mass in men and women aged 60 years or older? Physical Therapy, 1999. 79 (1): 76 - 82.

[56] Debroy, M. A. , et al. , Anabolic effects of insulin - like growth factor in combination with insulin - like growth factor binding protein - 3 in severely burned adults. Journal of Trauma - Injury Infection and Critical Care, 1999. 47 (5): 904 - 10 [discussion 910 - 11] .

[57] Burguera, B. , Risks and benefits of insulin: like growth factor. Annals of Internal Medicine, 1994. 121 (7): 549.

[58] Jagoe, R. T. , et al. , Pattems of gene expression in atrophying skeletal muscles: response to food deprivation. FASEB Journal, 2002. 16 (13): 1697 -712.

[59] Wineski, L. E. , et al. , Muscle - specific effects of hindlimb suspension and clenbuterol in mature male rats. Cells Tissues Organs, 2002. 171 (2 - 3): 188 - 98.

[60] Castle, A. , et al. , Attenuation of insulin resistance by chronic beta2 - adrenergic agonist treatment possible muscle specific contributions. Life Sciences, 2001. 69 (5): 599 - 611.

[61] Dodd, S. L. , and T. J. Koesterer, Clenbuterol attenuates muscle atrophy and dysfunction in hindlimb - suspended rats. Aviation, Space, and Environmental Medicine, 2002. 73 (7): 635 - 39.

[62] Maltin, C. A. , et al. , Clenbuterol, a beta - adrenoceptor agonist, increases relative muscle strength in orthopaedic patients. Clinical Science, 1993. 84 (6): 651 - 54.

[63] Joumaa, W. H. , et al. , Nandrolone decanoate pre - treatment attenuates unweighting - induced functional changes in rat soleus muscle. Acta Physiologica Scandinavica, 2002. 176 (4): 301 - 9.

[64] Wolf, S. E. , et al. , Improved net protein balarrce, lean mass, and gene expression changes with oxandrolone treatment in the severely burned. Annals of Surgery, 2003. 237 (6): 801 - 10 [discussion 810 - 11] .

[65] Volpi, E. , et al. , Oral amino acids stimulate muscle protein anabolism in the elderly despite higher first – pass splanchnic extraction. American Journal of Physiology, 1999. 277 (3 Pt 1): E513 – 20.

[66] Stein, T. P. , et al. , Protein kinetics during and after long – duration space-flight on MIR. American Journal of Physiology, 1999. 276 (6 Pt 1): E1014 –21.

[67] Ferrando, A. A. , D. Paddon – Jones, and R. R. Wolfe, Alterations in protein metabolism during space flight and inactivity. Nutrition, 2002. 18 (10): 83741.

[68] Stein, T. P. , et al. , Branched – chain amino acid supplementation during bed rest: effect on recovery. Journal of Applied Physiology, 2003. 94 (4): 1345 – 52.

[69] Thornton, W. E. , and J. Ord, Physiological mass measurements in Skylab, in Biomedical Results from Skylab, R. S. Johnston and L. E Dietlein, eds. 1977, NASA, Washington, DC, pp. 175 – 82.

[70] Johnson, R. L. , et al. , Lower body negative pressure: third manned Skylab mission, in Biomedical Results from Skylab, R. S. Johnston and L. E Dietlein, eds. 1977, NASA, Washington, DC, pp. 284 – 312.

[71] Thornton, W. E. , G. W. Hoffler, and J. A. Rummel, Anthropometric changes and fluid shifts, in Biomedical Results from Skylab, R. S. Johnston and L. F. Dietlein, eds. 1977, NASA, Washington, DC, pp. 330 – 38.

[72] Talavrinov, V. A. , et al. , Anthropometric studies of crew members of Salyut – 6 Salyut – 7 [in Russian] . Kosmicheskaia Biologiia i Aviakosmicheskaia Meditsina, 1988. 22 (3): 22 – 27.

[73] Tierney, S. , et al. , Infrared optoelectronic volumetry, the ideal way to measure limb vol ume. European Journal of Vascular and Endovascular Surgery, 1996. 12 (4): 412 – 17.

[74] Bleakney, R. and N. Maffulli, Ultrasound changes to intramuscular architecture of the quadriceps following intramedullary nailing. Journal of Sports Medicine and Physical Fitness, 2002. 42 (1): 120 – 25.

[75] Narici, M. and P. P. Cerretelli, Changes in human muscle architecture in disuse – atrophy evaluated by ultrasound imaging. Journal of Gravitational

Physiology，1998. 5（1）：P73 - 74.

[76] Reimers，C. D.，et al.，Calf enlargement in neuromuscular diseases：a quantitative ultrasound study in 350 patients and review of the literature. Journal of the Neurological Sciences，1996. 143（1 - 2）：46 - 56.

[77] McCrory，J.，et al.，In - shoe force measurements from locomotion in simulated zero gravity during parabolic flight. Clinical Biomechanics，1997. 12（3）：S7.

[78] LeBlanc，A.，et al.，Muscle volume，MRI relaxation times（T2），and body composition after spaceflight. Journal of Applied Physiology，2000. 89（6）：2158 - 64.

第 5 章　出舱活动：安全地执行出舱活动

5.1　引言

在历史上著名的首次出舱活动中，阿列克谢·列昂诺夫几乎经历了出舱活动中可能遇到的所有医学风险。1965 年 3 月，列昂诺夫离开上升-2 飞船，开始人类历史上首次舱外行走。直到他试图返回飞船时，一切都进行得很顺利。他的舱外服压力达到了 40.5 kPa，这使得他的移动十分困难。列昂诺夫将服装压力降低到 25.5 kPa，使自己能够移动，但同时也大大增加了自己发生减压病的风险。他努力返回座舱，期间产生了大量的热能，这些热能超出了服装的去除能力，导致体温升高，心率增加，面窗起雾。尽管他的舱外行走仅持续了 12 分钟，但到最后，列昂诺夫出现了脱水，体能衰竭殆尽。

自这次历史上著名的舱外行走任务后，人们对出舱活动的装备和程序已进行了大量的改进。然而，存在的医学问题风险依然如旧。出舱活动过程中，乘员要完成任务需要良好的肌肉力量和有氧调节能力。高工作负荷可导致航天员着加压服时出现热应激。而且，尽管需要在服装内提供适当的压力水平，还必须在服装的灵活性和减压病风险之间进行权衡。

要想成功地执行出舱活动任务，就必须关注每个细节。出舱活动中的多数风险来源于设备故障（服装泄漏、微陨石撞击、生保系统失效等），但除此之处还有一些医学问题需要小心地进行处置。当工作负荷过大或出现减压病时，飞行医生应有能力进行识别。本章总结了出舱活动过程中可能出现的医学问题及其预防措施。

5.2　出舱活动生理学

与出舱活动相关的主要生理学领域为运动生理、热应激以及气压改变等带来的相关变化。出舱活动期间出现的心律失常将在心血管效应章节进行讨论（第 7 章）。

5.2.1　工作能力和肌力

1966 年，在双子星-9 任务中，吉恩·塞尔南（Gene Cernan）不得不提前中止了出舱活动，因为他遇到了疲劳、服装内过热和面窗起雾等困难。当时出舱活动的设计，还没有充分考虑提供适宜的扶手和脚限位器，以使出舱活动更为顺畅。结果，看起来很简单的任务，塞尔南在操作时就消耗了相当大的能量。失重状态为开展工作带来了特殊的挑战。

失重的确使航天员走来走去变得容易。用手指轻轻一点即可产生足够的加速度，让人从一点移动到另一点。然而，一旦物体（例如，出舱活动乘组航天员）在移动，它就具有了一定的动量。因此，一旦物体开始运动，想让它停下来，就需要相当的努力。例如，如果一名航天员在旋转，而只有一个抓握扶手，那么航天员将只能依靠他手腕和前臂的肌肉力量，使自己停下来。整个肩部和上身的肌肉也投入了使用。矫正动作过猛则导致向相反的方向运动，需付出额外的努力才能停下来。实际结果是，一个简单的动作，就像中止一个旋转，将动用相当的肌肉力量，产生明显的等量负荷。如果没有一系列位置适宜的扶手和脚限位器，出舱活动航天员将在大量无效动作上花费相当的气力。

失重也使得工具的使用变得更加复杂。在地面上，转动扳手时产生的反作用力可以安全地忽略不计（例如，当拧松一颗螺钉时，很少会发生扳手不动而操作人员移动）。然而在失重时，如果身体不稳，那么拉动扳手时可能让航天员飞起来。必须仔细设计出舱活动的工作，以确保身体稳定。即使有适宜的手部和脚部限位器，良好的肌力和肌肉伸缩性将成为安全性的额外措施。

出舱活动任务主要利用上身完成，工作内容主要包括使用手部工具进行抓握、推拉和转动操作。多数工作使用上臂和肩膀可以完成，下身则为完成上述工作提供稳定的底盘。失重情况下肌力下降，肌肉质量下降。尽管下肢肌肉下降更为明显，但上身肌肉也受到影响。20 世纪 70 年代早期，天空实验室任务后实施的测量结果表明，上臂伸缩产生的峰力矩下降了 5%～10%[1]。卧床实验结果也表明，上身力量也降低了。各类研究结果中，最大输出力中，手部握力平均下降 6%，前臂平均下降 8%，臂部下降 7%[1]。为保持失重状态下的最佳性能，出舱活动航天员必需坚持强化训练。

5.2.2 热应激

在舱外服内工作时将产生热能，在隔热服装内的有限区域内，热能无处可去。训练将导致进一步产生热能，这种热能是休息时的 10～20 倍[2]。如果没有有效的方式转移服装内的热能，航天员很快就会热得很不舒服，出现热衰竭甚至中暑。人体内部体温增加 4℃，可导致明显的生理和心理能力受损[2]。

如前所述，早期出舱活动时遇到的主要问题是过热和面窗起雾[3]。与这些早期的服装相反，现代的舱外航天服通过液冷服进行冷却，液冷服内包含了大量细小的管子，与人体皮肤接触，冷水在管路中循环，带走人体的热量。当前美国研制的舱外移动装置（EMU）可以持续处理 252 kcal/h 的代谢热负荷，可以处理峰值为 403 kcal/h 的负荷 1 小时，503 kcal/h 的负荷 15 分钟。俄罗斯奥兰（Orlan）舱外服可处理的平均代谢负荷为 299 kcal/h，短期能力可达到 600 kcal/h[4]。由于安静状态下代谢率约为 60～90 kcal/h，服装的处理能力为安静状态时负荷量的 3～10 倍。

由于肌肉锻炼时，可以产生超出安静水平 10～20 倍的热能，服装对于高强度的锻炼，例如高百分比的最大摄氧量运行等仍不能处理。然而，实际出舱活动的经验表明，通常不会出现极高水平的代谢活动。航天史上记录到的最高的代谢率为 500 kcal/h，它出现在天空实验室任务一次费力的出舱活动中，要求航天员去割断一条绑带。航天飞机任务中出舱活动时航天员平均产热 195 kcal/h[5]。表 5 - 1 中列出了各种不同类型的活动产生的热能。

表 5 - 1　各种活动的氧耗量及产热量

活动	氧耗量/（L/min）	产热量/（kcal/h）
慢走	0.76	228
高尔夫	1.08	324
骑行 16.09 km/h	1.78	534
打篮球	2.28	684
摔跤	2.60	780

　　注：本表给出了每天各种活动的产热量。美国舱外活动装置可以持续处理 252 kcal/h 的代谢热负荷，可以处理峰值为 403 kcal/h 的负荷 1 小时，503 kcal/h 的负荷 15 分钟。数据引自参考文献 [41]。

　　如果出舱活动航天员的产热超出了服装的冷却能力，那么其体温就会升高。脑功能特别容易受到热负荷的影响。研究资料表明，随着热应激的增加，完成不同任务的脑力水平在下降[2]。热应激更严重的结果是热中暑，此时体温调节系统已经紊乱，核心体温不受控制地升高。在出舱活动时这一情况不太可能，因为航天员在出现热中暑前，往往会有其他热应激的预警症状，任务中心也在密切关注着航天员的情况。不过，由于航天员产生热能的能力大于服装清除热能的能力，因此，必须关注这一风险。

5.2.3　减压病

　　海平面水平的大气中主要是氮。即使氮不像氧一样参加代谢过程，它也溶解在血液和组织中，正如二氧化碳溶解在未开瓶的软饮料中一样。当打开一瓶软饮料时，就会释放瓶中的气泡，一些二氧化碳从溶液中释放出来，形成气泡。相似地，快速降低人体周围的气压（减压），就会使得氮在组织和血液中形成气泡。产生大气压力降低的一种方式是高度升高，在上升的过程中，随着气体变稀薄，人体周围的压力下降。由于历史上最早的降低人体周围压力的方法就是升高高度，因此，减压水平通常用高度值而非气压值（psi，kPa）进行说明。表 5 - 2 列了出舱活动工作时相关的气压/高度值。

表 5 - 2　各种活动的耗氧量及产热量

事件	压力/kPa	等效高度/m	参考文献
海平面	101.3	0	/
减压病阈值，未进行预呼吸，出舱活动活动状态	67	11 000	[8]
首先观察到静脉气栓，未进行预呼吸，安静状态	57	15 000	[7]
5%减压病发病率，未进行预呼吸，安静状态	45	20 500	[7]
55%减压病发病率，未进行预呼吸，安静状态	42	22 500	[7]
俄罗斯奥兰舱外服内压力	39	24 000	[4]
美国出舱活动服内压力	30	30 300	[4]
俄罗斯奥兰舱外服内应急压力	27	32 400	[4]

注：减压是指人体周围的压力下降，使得人体内氮形成了从溶解状态释放的梯度。减压水平可以用压力或等效高度来说明。本表给出了血流中出现气泡（静脉气栓）时以及地面研究中发生减压病时的压力的大约水平。俄罗斯和美国舱外航天服采用的压力制度，如果不采取措施的话，均有可能导致减压病。

　　随着人体周围的压力水平下降，用不同的方法可以得到气泡正在形成的证据。超声成像法可以显示出通过心脏的气泡。这些气泡被称为静脉气栓（VGE），是减压病应激的标志[6]。可以通过超声多普勒或超声成像的方法检测这些气泡，并对其分级以作为减压病严重程度的指标。表 5 - 3 给出了静脉气栓分级的常见方法——Spencer分级表，从 1 级（偶尔可见气泡信号）开始到 4 级（在每次心跳的收缩相和舒张相都可检测到气泡）结束。

表 5 - 3　利用 Spencer 分极系统对多普勒超声波在血流中检测到的气泡
　　　　　（静脉气栓）进行分级

分级	描述
0	未检测到气泡
1	偶然出现气泡信号，大多数心动周期中无气泡信号
2	少于一半的心动周期中有气泡信号
3	大多数心动周期中都有气泡信号，但其幅度不至于掩盖心动信号
4	许多气泡信号，并且其幅度掩盖心动信号

注：出现静脉气栓不意味着出现减压病，发生减压病也不一定要出现静脉气栓。但静脉气栓可提供减压强度的标志。高级别的静脉气栓与更严重的减压病具有相关性。

　　尽管静脉气栓可用做减压病应激的指标，但它并不等于减压病。减压病指的是气泡引起的症状，并不是指气泡的出现，这是因为减压时流经心脏的血液可能含有气泡，但不一定产生疼痛或其他症状。如果气泡在关节及其周围膨胀，将会导致疼痛（屈肢痛）。这一关节或肢体疼痛就是所谓的Ⅰ型减压病。如果气泡在中枢神经系统内或流经中枢神经系统时膨胀，就会导致神经症状，例如中风，前庭症状或麻痹。这种类型的减压病被称为Ⅱ型减压病，是出舱活动时最可怕的医学并发症。气泡也可导致一些其他症状（皮肤瘙痒、咳嗽等），但最常见的症状是关节周围疼痛，最严重的症状是神经症状。

　　与早期航天器（例如阿波罗飞船或天空实验室空间站）相比，现在的航天器在海平面大气成分和压力下工作。因此，航天器内航天员组织中的溶解氮处于饱和状态。当航天员穿上俄罗斯奥兰航天服，走出飞船舱外时，压力变化相当于上升到 7 317 m。对于美国舱外航天服，压力变化相当于直接上升到 9 238 m。如果不采取其他措施，这些大气压力的变化均会对人体内的氮产生强大的驱动力，使其从溶解的组织中释放出来并形成气泡。

　　在地面研究中，在这一高度的暴露很显然会导致气泡形成。Webb 等人对[7]正常志愿者开展了研究，使其暴露于一定高度，以研究气泡可检测的阈值以及气泡形成与症状的关系。他们首先在 4 573

m 时记录到了人体血流中的气泡，在 646 m 时减压病的发病率达 5％，6 860 m 时发生率达 55％（表 5 - 2）。通过这一研究及其他研究[5,8]，显然航天员直接进入美国或俄罗斯的舱外航天服而不发生减压病的风险是不可能的。一些因素（如活动度等）进一步增加了风险，而其他一些因素（如通过呼吸纯氧消除身体内的氮）则可明显降低减压病的风险。

5.2.3.1   活动度与减压病风险

肌肉组织中的氮分压与周围大气中氮分压的差值是形成气泡的决定因素，但这只是众多因素中的一个。如果气泡形成是一个很容易预测的过程，那么减压病的预防就十分明确了。不幸的是，减压病的发生非常多变，不可预测[9]。在潜水和高空作业时，尽管采取了大量预防措施，但仍会发生减压病。有些情况下，预防措施完全不充分时，也不发生减压病。

影响减压病发生的一个因素是活动度。20 世纪 40 年代，Harvey[10]证明，在减压病常发生的减压水平下，血样中不可能产生气泡。换言之，当血液在体外试管中暴露于发生减压病的高度时，并没有形成气泡。这一理论的推论是，小气核（微气核）正常情况下存在于血液或组织中，这是减压过程中气泡形成的成核位点[11]。如果组织中存在着微核，就增加了减压过程中一些变化的可能性，这些变化主要是由于减压前组织中微气核的数量或大小不同造成的。

有些间接但有力的证据表明，微气核的数量可能受到多种因素的影响。Whitaker 等人[12]和 Harris 等人[13]的研究发现，鼠和青蛙在一定高度上活动时，静脉气泡的数量要多于安静状态下的数量。他们提出的假说认为，运动增加了微气核的数量。这一运动效应随时间延长而下降。减压前的运动增加了青蛙静脉气泡的产生，但随着运动和减压之间时间的延长，产生气泡的效果也降低了。最近，Evans 和 Walder[14]、Vann 等[15]、Daniels 等[16]也证实了这一结果。他们采用流体加压（水中呼吸的动物）或气体加压（呼吸气体的大鼠）的方法抑制减压病的发生，主要机理是挤出组织中的气核。利用蟹作为实验对象开展的实验表明，当蟹腿固定不动时，对可见减压气泡（通过蟹壳观察）的产生有对抗作用[17]。当蟹腿不再固定时，相似的减压过程则可产生大量可见的气泡。

第二次世界大战期间，开展了首个以人为对象的研究。主要研究了运动和易感性对减压病的影响。Ferris 等[18] 的研究结果发现，在相同高度下，进行阶梯运动（爬楼梯）的男受试者，下肢出现减压病的数量增多。这一反应与运动程度成正比，但存在着稳定的平台期。当达到平台期后，进一步的运动不会再增高减压病的发生率或减少减压病的发生时间。不活动（坐位）明显降低了高空减压病的发生[18-19]。这一效应在约翰逊航天中心再次得到了确认[20]。这些研究表明，一些因子（可能是组织微气核）在身体活动增多时得以增加，在不活动时减少。

出舱活动时，活动度在减压病风险中的作用十分复杂。一方面，由于出舱活动要求进行一定强度的体力活动，这有可能增加组织微气核的产生，进而降低减压病发生的阈值；另一方面，由于地面上站立行走时日常存在的重力负荷的缺失，使得微气核得以产生。这被认为是航天中报道的减压病发生率低于地面研究预期值的一个可能的原因[21]。

5.2.3.2　出舱活动时减压病的风险

为了制定好航天员减压病的预防策略，有必要对减压病风险进行预估。Waligora 等[22] 开展了一项研究，在地面设计压力梯度，由出舱活动航天员参加实验。研究者们让 38 名航天员在预吸氧 6 小时后，上升到 9 235 m 高处。航天员在这一高度停留 6 小时（出舱活动最长持续时间），在此期间开展上肢工作。38 人中有 18 人（47%）检测到了静脉气栓，4 人出现了减压病症状（11%）[22]。由于一般情况下航天飞行时预吸氧时间仅为 4 小时，这一数据表明，出舱活动时出现减压病症状可能是相当普遍的。然而，在实际的航天飞行中，减压病十分少见。

自美国航天任务后，没有直接记录到减压病的发生。曾有一例可能发生在双子星任务中，但当时并未报道[23]。除此之外，没有航天员出现减压病的报道，也无高压治疗的需求。飞行实践与地面研究出现一定差异的原因可能有几个方面：一是由于舱外航天服可能有潜在的危险区或不舒适区，航天员可能很难区分肢痛和服装内的不适感觉；另一个原因是失重可能通过体液转移、减少微气核或其他因素而减少减压病风险；第三个可能性是由于地面研究的过度报道，参加实验的人员可能出现焦虑，急于报道出现的症状，因而可能错误地把各种疼痛归结为减压病；最后，航天员可能出现症状但并未报告。

对于一名航天员而言，报告减压病的症状可能引起一些问题。为了执行出舱活动任务，航天员需要工作、训练多年。如果该名航天员在舱外行走时出现减压病症状，他不可避免地会担心自身在未来航天员队伍中的地位受到影响。只出现疼痛的减压病症状通常随着吸氧而自发缓解，而航天员在服装内吸纯氧，症状可自行消退，可能不被认为是减压病。并且，如上所述，航天员并不确定症状是减压病还是由于服装本身压力引起的问题。因此，未报道出舱活动后出现减压病的事实让人振奋，但把这一点记录为小的、可以解决的或有疑义的症状从心理上讲是可以理解的。

5.2.3.3 卵圆孔未闭和其他心脏右向左分流问题

航天飞行中减压病风险的另一个复杂的影响因素是是否存在右向左分流。尽管通常在减压过程中出现静脉气栓，但动脉气栓（AGE）的出现十分少见却也十分危险，如果存在右向左分流，则静脉系统中的气泡就可能进入动脉系统，进入大脑和脊髓，引起Ⅱ型中枢型减压病。静脉气栓转移到动脉循环中在高空减压病中曾有发生[24]。由于Ⅱ型或神经型减压病是出舱活动最大的医学关注点，因此如何准确地筛查航天员的右向左分流仍是一个重要问题。房间隔缺损、卵圆孔未闭或肺内分流均可能引起右向左分流。通常在航天员选拔时就会发现明显的房间隔缺损。除非经过治疗，否则选拔结果就会为不合格。肺内分流很难检出。多数关于右向左分流的讨论集中在卵圆孔未闭上，因为这是一种常见的情况。尸检发现，人群中 15％～27％的人存在着一定程度的卵圆孔未闭[25-27]。如果出舱活动选拔航天员时，其卵圆孔未闭便被认为是不合格的话，将可能有相当数量的候选者被淘汰。

一些研究表明，卵圆孔未闭现象在一些发生严重减压病的潜水员中较为普遍[27]。由于潜水过程中出现严重减压病的风险较小（一项潜水研究的数据为 2.28/100 000），因此卵圆孔未闭所带来的额外风险也很小。尽管一些研究只进行了卵圆孔未闭的检查，也有一些人认为右向左分流问题更为普遍。因为卵圆孔未闭的存在不一定就意味着有明显的分流。在 Cantais 等[28]的研究中，对 101 名连续潜水人员在高压舱进行严重减压病治疗时，利用经颅多普勒仪进行了检查。通过静脉注射造影剂，监测了大脑中动脉经颅多普勒信号。大脑中动脉上的一些明显增多的多普勒"采样"信号，可作为右向左分流的证据。与对照组潜水员进行了对比，结果令人十分吃惊，减压病组比对照组出现明显的右向左分流的可能性高 8 倍。潜水员被分为有神经症状和无神经症状两组，在脑、耳蜗前庭或脊髓型减压病组中，出现右向左分流的几率明显较大。在那些只有屈肢症的人员中，发生明显右向左分流的几率并不高[28]。表 5 - 4 对上述数据进行了总结，提出右向左分流和神经型减压病间存在着强相关。

表 5 - 4　右向左分流潜水员中出现严重减压病的几率

分组	是否右向左分流		p 值	几率/%
	是	否		
对照组（$n=101$）	12	89		
减压病组（$n=101$）	49	52	<0.001	8.7
耳蜗前庭减压病组（$n=34$）	24	10	<0.0001	29.7
脑减压病组（$n=21$）	13	8	<0.0001	24.1
脊柱减压病组（$n=31$）	10	21	0.013	3.9
下肢固定组（$n=15$）	2	13	NS	1.1

注：本研究中，研究者采用超声波多普勒仪检测右向左分流症状。注射 20 mL 活化氧化聚明胶 15 s 后，观察多普勒撞击"次数"，若撞击次数大于 20 次，就确定为主要右向左分流症状。主要右向左分流症状的出现与耳蜗前庭减压病和脑减压病紧密相关。来自参考文献 [28]。

尽管这些数据的确表明，右向左分流是一个明显的风险因素，但也存在着缓解因素。原因之一是，动脉气栓只诱发神经型减压病，气泡（局部气泡）在组织中形成，它不受右向左分流的影响。因此，许多严重减压病病例出现在没有检测到分流的人员中。第二，静脉气栓在减压应激中较为普遍，而在神经型减压病中较为少见。换句话说，血流中存在的气泡即使伴有右向左分流，也与神经型减压病基本无关。

航天飞行中，避免出现神经型减压病的期望很高。通常，神经型减压病需要在高压舱治疗（见下文），这是当前国际空间站不具备的能力。航天员在舱外行走时，由于神经型减压病而失能时，需要被带回飞船并被固定好，返回地面后再进行治疗。所有这些步骤都要求应急操作，这样就增加了意外事故或错误的风险。最差的情况下，航天员可能死亡或永久性伤残，或者在试图营救受影响的航天员时，全体航天员处于风险之中。基于上述考虑，必须高度重视神经型减压病的可能性。

5.2.3.4　减压病预防

减少减压病风险的主要方法是出舱活动前，降低组织中的氮。这可以通过降低座舱压力或吸纯氧的方法实现（两种方法可以结合使用）。无论哪种方法，航天员都随着每次呼吸排出氮，因此降低了组织氮分压，减小了减压病风险。然而，主要的问题是航天员应花费多少时间进行排氮。这一决定有重要的实践价值，出舱活动前用于预吸氧的时间可以减少用于出舱活动的时间总量。

在国际空间站上，降低整个空间站的座舱分压是不可行的。气闸舱可局部减压，一个方案是航天员出舱活动前在气闸舱睡眠（露营）。但目前优选出舱活动前预吸氧以清除身体内的氮。NASA 要求舱外行走前在舱外服内预吸氧 4 小时[5]，这就带来操作层面的问题，因为 4 小时预吸氧加上 6 小时出舱活动再加上准备时间，将使航天员在服装内的时间很长，工作时间也会很长。为提高操作效率，对其他预吸氧方案也进行了评估。

安静状态下预吸氧排氮较慢的原因是安静时许多人体组织的血流较少。这就限制了氮的交换。然而，运动可以增加血流。因此，人们研究了预吸氧时进行运动作为加快氮清除的方法。但是，这一血流的改善，需要一定的活动量，因此可能增加组织微气核，进而增加减压病风险。地面研究表明，运动后推定组织微气核的半衰期约为 1 小时[20]，我们如果预吸氧前及早进行运动，运动带来的组织微气核的额外风险可以降到最低。

当前，在国际空间站运动方案中在全部 2 小时的预吸氧中，先进行 10 分钟的臂部和腿部运动，运动量为 75％ 最大耗氧量；随后进行 24 分钟轻度运动。在地面实验中，采用该方案未出现减压病病例，但有 31％ 的人出现静脉气栓，7％ 的人出现 IV 级静脉气栓[29-30]。这一方案已被国际空间站采用。其他方案包括 70.45 kPa 下 4 小时预吸氧不运动或在气闸舱内"露营"。

5.2.3.5　减压病治疗

在地面上，对只有疼痛症状的减压病的标准治疗方案是将高压舱加压至 2.8 绝对大所压（ATA），同时吸纯氧。在关节内或关节周围出现疼痛的潜水员，应进行全面的神经系统检查，以确保无 II 型减压病的神经症状。他们将在高压舱内加压至 2.8 ATA，并监测疼痛缓解情况。如果疼痛在 10 分钟内缓解，则在高压舱内持续加压吸氧治疗一个疗程。多年来，对各种不同的加压治疗方案进行了研究，制定了加压治疗梯度表。例如，治疗表 5，持续时间 135 分钟，始于 2.8 ATA，而后回到 2.0 ATA，吸纯氧间以呼吸空气，以减少氧中毒的风险。这一加压梯度治疗表适用于症状在 10 分钟内缓解的潜水员。对于更明显的症状，可采用更高压力（0.6 ATA 用于治疗梯度表 6 A），持续更长时间（治疗表 7 持续 36 小时）[31]。

多年来，这些治疗表不断完善，以减少减压病危险的后遗症。尽管一些仅有屈肢症的人会自行缓解，也有一些会发展成严重的症状。对所有病例采用加压治疗有助于对治疗结果进行标准化的校验。然而，航天飞行中还未配备高压舱，因此需要采用其他方法。

　　航天中减压病治疗的主要方法是纯氧。吸纯氧有助于排出惰性气体。此外，氧通过"氧气窗"有助于将气泡溶于肌体组织中[32]。尽管没有高压舱，可采用在轨减压病治疗设备进行服装额外加压或增加空间站舱压的方法。补液也是重要的方法，它可以保持血液和血浆容量，有助于对惰性气体的冲刷。目前，尚无明确证据表明，使用皮质醇或阿斯匹林有助于减压病的治疗[33]。在许多只有疼痛的减压病病例中，采用吸氧、补液、结合服装或舱内加压的方案是可行的，足以缓解症状。

　　如果发生更严重的减压病，可以使用利多卡因。利多卡因可用于左心瓣膜手术时患者脑功能的保持，进行此类手术的人通常会在脑部出现气栓，这一情况与减压病相似。在一项研究中，按 1 mg/kg×5 min 给药，继以第 1 小时 240 mg，第 2 小时 120 mg，随后 60 mg/h[34]。研究发现接受利多卡因治疗的患者在术后神经心理能力测试中，能力受损明显下降。

　　航天中另一个可能的治疗方案是氟碳化合物乳化剂。氟碳化合物是一类对于气体有高度溶解能力的化合物，这使得它不仅可作为血液替代品的理想选择，而且它对血液中氧和氮的高度溶解性提高了该化合物增加氧运输和氮清除比率的可行性，因而改善了减压病的治疗结果。已经证实，静脉注射氟碳化合物乳化剂可以改善减压后大鼠[35-36]和仓鼠[37]的存活率。利用猪开展的研究也表明，减压后采用氟碳化合物乳化剂时，猪的存活率得以提高。氟碳化合物乳化剂被潜水界及高压医学委员会认为是一种附加治疗方法，值得深入研究[38]。氟碳化合物乳化剂的微粒很小（约 0.1 μm），小的粒子增加了吸收气体的表面积。氟碳化合物被网状内皮系统吸收，通过皮肤和肺的挥发从体内排出。这种治疗方案的一个缺点是，个体使用氟碳化合物后，可能出现流感样症状。目前，尚未将氟碳化合物应用于人体进行减压病治疗，但这可能是未来航天中一项有潜力的方案。

5.2.4　辐射暴露

　　航天中辐射的整体风险在第3章中进行了讨论。在近地轨道中航天员暴露于质子、电子和银河宇宙射线中。出舱活动时，航天员的皮肤和眼睛可能受到捕获粒子大剂量辐射的影响，特别是穿过南大西洋异常区时。太阳质子事件或地磁场状态受扰动时，严重的空间天气状态可以产生较高水平的辐射。例如在太阳耀斑中常见的高能质子，可以穿透航天服的近3/4厚度。25 MeV或更大能量的质子可以穿透舱外服屏蔽最厚的面窗。航天器在轨道上穿过地磁捕获带时，0.5 MeV及以上能量的质子可以穿透舱外服的某些区域。避免过度辐射剂量的主要方法是恰当的设计和监测。太阳耀斑时，航天员可以不实施出舱活动，并把在地磁捕获带内的停留时间减少到最小。

5.3　出舱活动相关问题的对抗措施

　　为了保持航天员的最佳工作效能及其安全，应当采取措施维持航天员的力量和耐力，并使减压病风险减至最低。

5.3.1　体育锻炼

　　由于出舱活动任务中的大多数工作需要上身参与，并且失重影响上身力量，因而制定定期的锻炼对抗计划十分必要。当前国际空间站上采用的对抗措施方案包括各种类型的锻炼。抓握力量通过一系列装置，例如手指锻炼器、泡沫球、弹力网、手指训练器等实现。前臂力量通过一套锻炼装置来维持，这套锻炼装置有一根金属杆，装有两个把手，可进行外转、内旋、屈、伸等动作锻炼，这些锻炼已列入出舱活动循环锻炼计划中。

　　臂部和肩部通过自行车功量计和一种抗阻锻炼装置进行锻炼。无论是阻抗锻炼还是耐力训练都作为一套循环锻炼方案，每周锻炼6

天。出舱活动前两周内，将进一步加强上身力量训练和耐力训练，在第 4 章中详细说明了训练细节。

5.3.2　减压病预防

与以前的空间站相比，航天飞机、阿波罗登月计划、国际空间站任务等，在预防减压病风险上面临更大的挑战。对于阿波罗计划，航天器采用了低压力、高氧分压制度，因此，当航天员到达月面时，已进行了完全排氮，没有必要关注减压病问题。相似地，天空实验室空间站也采用了低压力制度，以便于在舱外服和航天器之间转移时不会出现大的压力变化。未来的月球或火星探索任务，采用低压力居住舱可以使出舱活动程序简化，但这一点仍需与其他方面互相权衡。

俄罗斯自 20 世纪 70 年代就建立了在轨空间站，并实施了主动出舱活动。尽管俄罗斯空间站采用海平面压力制度，俄罗斯航天服压力也比美国舱外服压力高（前者 39 kPa，后者 30 kPa）。因此，预吸氧时间更短（1 h），俄罗斯航天计划中未曾出现减压病病例的报道。

美国舱外服较低的压力制度使得其比俄罗斯舱外服在移动时有更大的灵活性。航天飞机飞行中使用美国舱外服时，出舱活动前，将航天飞机座舱压力下降至 71 kPa，持续 24 h，因而延长吸氧排氮时间，以增强其安全性[39]。对于国际空间站，也采用了同样的低压力制度服装，但采用降低舱压的方法协助排氮并不可行（除非在气闸舱内）。根据地面试验结果，采用 2 h 预吸氧并附以锻炼的方案是有效的，但地面实验也同时显示，采用这一方案时仍有一定量的静脉气栓，目前尚不明确实际应用时，静脉气栓的数量与地面实验相比是更多、更少还是一样。

5.3.2.1　筛查

航天员选拔采用一定的标准排除那些减压病高风险的人。目前的指导方针是，曾有 Ⅱ 型减压病病史的人不合格，房间隔缺损未修补或动脉导管未闭者也不合格。对卵圆孔未闭者是否适合出舱活动的问题仍有争议。很有可能在航天飞行中，应当关注的不是卵圆孔未闭，因为它的数量较少，而应该是心脏右向左分流，这一问题更为普遍。换句话说，出舱活动关注的并非是否存在卵圆孔未闭，而是是否存在明显的右向左分流。

采用经颅多普勒进行筛查，通过对大脑中动脉进行超声比对，以找出右向左分流而不是特殊的解剖学异常的证据。在缺乏实际出舱活动活动中静脉气栓数量的可靠数据的情况下，在不增加风险的情况下进行右向左分流筛查，是有一定意义的。尚无数据表明，进行右向左分流筛查可以提高飞行的安全性，但也无证据说明在当前的国际空间站上进行出舱活动时，有明显右向左分流的航天员是安全的。

5.3.2.2　健康状态

对动物进行的研究表明，锻炼减少了减压病的风险[40]。肥胖可能增加减压病风险，因为氮在脂肪组织中溶解度更高。减压病与肥胖的相关性并不清楚，但对于一名航天员而言，进行飞行中的体育锻炼对于保持其出舱活动时的健康状态是有益的。航天员无论采用哪种锻炼方案都有助于其预防骨质丢失和肌肉萎缩。

5.3.2.3　气泡监测

评估减压病预防对抗措施的一个问题是判断其成功或失败的主要终点——减压病病例数量——在飞行中是不可知的。航天员不能判断他们所遇到的特殊的不舒适症状是否就是减压病，并且如前所述，对于报道疑似病例也有一些阻碍因素。因此，就存在着低估的倾向，此时对抗措施无效作为首要指征可能就是一种严重的减压病情况。在这种情况下，采用多普勒超声监测提供减压应激指标的方法是合理的。美国国家科学委员会推荐采用现场多普勒监测[39]。

现场多普勒监测系统是一种技术挑战。舱外服内充满了纯氧，因此任何带电的系统必须满足严格的工程标准方可安装在舱外服内。

服装的通信系统必须满足这些严格的标准，这样才可能满足安全标准。尽管舱外服的通信能力是一个绝对需求，但对于多普勒的监测数据则是有争议的。必须进行仔细的试验，以确保监测的危险不超过预防减压病的风险。

5.3.3　减压病治疗方案

如果发生只有疼痛出现的减压病，可以使用潜水中采用的方案。受影响的航天员可以接受复压、补液、详细体检以及吸纯氧治疗。尽管没有高压舱，仍有可能提供余压治疗。出舱活动舱外服可以通过特殊的背包调节组件（减压病治疗组件）提供有限的压力。这些可以在气闸舱中使用，它可以将服装压力增加至 57.2 kPa，结合座舱压力升高，可提供 160 kPa 的治疗压力。尽管不是减压病治疗时规定了 280 kPa 的标准压力，这一压力水平可以应用于许多病例。

如果出现了 II 型减压病，需考虑将患病航天员紧急撤回地面。除了纯氧和余压外，可以给予利多卡因（起始负荷量 1 mg/kg，第 1 小时 240 mg，第 2 小时 120 mg，此后 60 mg/h）。如果航天员失去意识或无反应，那么服装内加压就是不可行的，因为此时需要接近航天员。后续治疗方案中可能采用氟碳化合物乳剂，但仍需要更多的研究。

5.3.4　辐射防护

如第 3 章所述，采用含维生素 E、维生素 C、维生素 A、β 胡萝卜素和硒的抗氧化混合物是一种合理可行的饮食补充剂。由于出舱活动时遇到高剂量的辐射，可以考虑在出舱活动前补充抗氧化剂，并使用含有抗氧化成分的皮肤乳剂。

5.4　基于现有知识的建议

出舱活动的主要风险不是医学问题。航天员主要依赖舱外服及支持装备实施出舱活动，这些装备的故障可能是致命性的，但仍有医学风险。航天员在大负荷工作时可以超出舱外服的冷却控制能力。失重可以降低肌肉力量和质量，航天员将面临大体力任务的挑战。尽管潜水和高空作业时严重的减压病十分少见，并且通常是出现在违反标准操作规程的情况下，但这毕竟曾经发生过并且是一个不可预测的风险。航天任务中严重的减压病对于患病的航天员和整个任务而言可能是致命性的问题。当前吸氧排氮方案的地面实验研究表明，它是有效的，但仍有31%的受试人员出现静脉气栓，7%的人出现4级静脉气栓。如果不进行监测，将很难知道在航天实际飞行中静脉气栓是否与地面研究一致、更好还是更差。基于现有知识，提出以下建议。

（1）上身锻炼

上身体育锻炼对于维持力量，特别是抓力、拉力和推力，尤其是进行抓握力量和前臂活动力量的锻炼十分重要。出舱活动前有必要定期检查航天员力量的变化，并为航天员预留时间以纠正其缺陷。

（2）应当进行多普勒监测

现场进行多普勒监测可能会带来安全问题，需要我们判断静脉气栓信息和额外风险的取舍。另一种方案是出舱活动后在由79%氮、21%氧的国际空间站大气中立即进行多普勒监测。尽管不如现场监测那样完全，出舱活动后测量也是有价值的，可为航天实践中的减压应激程度提供数据。航天员在座舱中如果检测到大量静脉气栓，则提示减压应激可能超出我们的预期，需延长预吸氧时间。

（3）舱外服应当采用任务中可用的最高压力

尽管美国舱外服的活动能力对于某些任务而言是十分需要的，多年来俄罗斯在空间站维护中成功地应用了较高压力的服装。这种高压服装的确使活动能力受到一定的影响，但它有明确的记录，并增加了额外的安全性。服装内压力调节能力也是十分重要的，因为在减压病风险很低时也可以降低服装压力。

（4）应急方案

对于应急出舱活动应制定快速反应方案，以使减压病风险尽可能保持最低。

（5）筛查

由于缺少实际飞行中减压应激严重程度的数据，应当考虑右向左分流问题的筛查方案。地面实验数据表明，存在着静脉气栓，有时数量还较多。明显的静脉气栓，加上未检测出严重的右向左分流情况可能导致悲剧性的灾难。尽管筛查对于参加出舱活动训练而未出现问题的航天员而言可能是不公平的，但目前未配备处理严重的Ⅱ型减压病病例的装备。这一要求可能在获取更多的实践经验和飞行中静脉气栓数据的情况下才能放宽。

参 考 文 献

[1] Greenleaf, J. E. , et al. , Exercise – training protocols for astronauts in microgravity. Journal of Applied Physiology, 1989. 67 (6): 2191 – 204.

[2] Astrand, P. O. , et al. , Temperature regulation, in Textbook of Work Physiology: Physiological Bases of Exercise. 2003, Human Kinetics, Champaign, IL, pp. 395 – 432.

[3] Shayler, D. J. , Survival in space, in Disasters and Accidents in Manned Spaceflight, 2000, Springer – Praxis, Chichester, UK, pp. 245 – 58.

[4] McBarron, J. W. , et al. , Individual systems for crewmember life support and extravehicular activity, in Space Biology and Medicine. A. E. Nicogossian, et al. , eds. 1996, American Institute of Aeronautics and Astronautics, Reston, VA, pp. 275 – 330.

[5] Horrigan, D. J. , et al. , Extravehicular activities, in Space Biology and Medicine, A. E. Nicogossian, et al. , eds. 1996, American Institute of Aeronautics and Astronautics, Reston, VA, pp. 533 – 46.

[6] Nishi, R. Y. , A. O. Brubakk, and O. Eftedal, Bubble detection, in Bennett and Elliot's Physiology and Medicine of Diving, A. O. Brubakk and T. S. Neuman, eds. 2003, Saunders, New York, pp. 501 – 29.

[7] Webb, J. T, A. A. Pilmanis, and R. B. O'Connor, An abrupt zero – preoxygenation altitude threshold for decompression sickness symptoms. Aviation, Space, and Environmental Medicine, 1998. 69 (4): 335 – 40.

[8] Kumar, K. V. , J. M. Waligora, and D. S. Calkins, Threshold altitude resulting in. decompression sickness. Aviation, Space, and Environmental Medicine, 1990. 61 (8): 685 – 89.

[9] Francis, T. J. , and D. F. Gorman, Pathogenesis of the decompression disorders, in The Physiology and Medicine of Diving, P. B. Bennett and D. H. Elliot, eds. 1993, W. B. Saunders, New York, pp. 454 – 480.

[10] Harvey, E. N. , Physical factors in bubble formation, in Decompression

Sickness, J. F. Fulton, ed. 1951, W. B. Saunders, New York, pp. 90 – 114.

[11] Hempleman, H. V. , History of the decompression procedures, in The Physiology and Medicine of Diving, P. B. Bennett and D. H. Elliot, eds. 1993, W. B. Saunders, New York, pp. 342 – 375.

[12] Whitaker, D. M. . et al. , Muscular activity and bubble formation in animals decompressed to simulated altitudes. Journal of General Physiology, 195. 28: 213 – 23.

[13] Harris, M. , et al. , The relation of exercise to bubble formation in animals decompressed to sea level from high barometric pressure. Journal of General Physiology, 195. 28: 241 – 51.

[14] Evans, A. , and D. N. Walder, Significance of gas micronuclei in the aetiology of decompression sickness. Nature, 1969. 222 (190): 251 – 52.

[15] Vann, R. D. , J. Grimstad, and C. H. Nielsen, Evidence for gas nuclei in decompressed rats. Undersea Biomedical Research, 1980. 7 (2): 107 – 12.

[16] Daniels, S. , et al. Micronuclei and bubble formation: a quantitative study using the common shrimp, Crangon crangon, in Underwater Physiology VI-II: Proceedings of the Eighth Symposium on Underwater Physiology, Bachrach, A. J. and Matzen, M. M. , eds. 1984, Undersea Medical Society, Bethesda, MD, pp. 147 – 57.

[17] McDonough, P. M. , and E. A. Hemmingsen, Bubble formation in crabs induced by limb motions after decompression. Journal of Applied Physiology, 1984. 57 (1): 117 – 22.

[18] Ferris, E. B. , et al. , The importance of straining movements in electing the site of the bends. 1943, U. S. National Research Council Committee on Aviation Medicine, Wash – ington, DC.

[19] Gray, J. S. , and R. L. Masland, Studies on altitude decompression sickness: II The effects of altitude and exercise. Journal of Aviation Medicine, 1946. 17: 483 – 93.

[20] Dervay, J. P. , et al. , The effect of exercise and rest duration on the generation of venous gas bubbles at altitude. Aviation, Space, and Environmental Medicine, 2002. 73 (1): 22 – 27.

[21] Conkin, J. , and M. R. Powell, Lower body adynamia as a factor to reduce the risk of hypobaric decompression sickness. Aviation, Space, and Environmental Medicine, 2001. 72 (3): 202 – 14.

[22] Waligora, J. M. , D. J. Horrigan, and J. Conkin, The effect of extended 02 prebreathing on altitude decompression sickness and venous gas bubbles. Aviation, Space, and Environmental Medicine, 1987. 58 (9 Pt 2): A110 –12.

[23] Collins, M. , Carrying the Fire. 1974, Farrar, Straus and Giroux, New York.

[24] Pillnanis, A. A. , F. W. Meissner, and R. M. Olson, Left ventricular gas emboli in six cases of altitude – induced decompression sickness. Aviation, Space, and Environmental Medicine, 1996. 67 (11): 1092 – 96.

[25] Hagen, P. T. , D. G. Scholz, and W. D. Edwards, Incidence and size of patent foramen ovale during the first 10 decades of life: an autopsy study of 965 normal, hearts. Mayo Clinic Proceedings, 1984. 59 (1): 17 – 20.

[26] Schneider, B. , et al. , Diagnosis of patent foramen ovale by transesophageal echocardiography and correlation with autopsy findings. American Journal of Cardiology, 1996. 77 (14): 1202 – 9.

[27] Foster, P. P. , et al. , Patent foramen ovale and paradoxical systemic embolism: a bibliographic review. Aviation, Space, and Environmental Medicine, 2003. 74 (6 Pt 2): B1 – 64.

[28] Cantais, E. , et al. , Right – to – left shunt and risk of decompression illness with cochleovestibular and cerebral symptoms in divers: case control study in 101 consecutive dive accidents. Critical Care Medicine, 2003. 31 (1): 84 –88.

[29] Vann, R. D. , et al. Design, Trails and Contingency Plans for Extravehicular Activity From the International Space Station, in Proceedings of the Bioastronautics Investigators'Work – shop. 2001, Universities Space Research Association, Division of Space Life Sciences, Galveston, TX.

[30] Gemhardt, M. L. , J. Conkin, and P. P. Foster, Design and testing of a 2 – hour oxygen prebreathe protocol for space walks from the International Space Station. Undersea Hyperbaric Medicine, 2000. 27 (Suppl): 12.

[31] Joiner, J. T. , NOAA Diving Manual, 4th ed. 2001, Best Publishing, Flag-

staff, AZ.

[32] Moon, R. E., Treatment of decompression sickness and arterial gas embolism, in Diving Medicine, A. A. Bore, ed. 1997, W. B. Saunders, Philadelphia, PA, pp. 184 - 204.

[33] Moon, R. E., and D. F. Gorman, Treatment of the decompression disorders, in Bennett and Elliot's Physiology and Medicine of Diving, A. O. Brubakk and T. S. Neuman, eds. 2003, Saunders, New York, pp. 600 - 50.

[34] Mitchell, S. J., O. Pellett, and D. F. Gorman, Cerebral protection by lidocaine during cardiac operations. Annals of Thoracic Surgery, 1999. 67 (4): 1117 - 24.

[35] Lutz, J., and G. Herrmann, Perfluorochemicals as a treatment of decompression sickness in rats. Pflugers Archives, 1984. 401 (2): 174 - 77.

[36] Spiess, B. D., et al., Treatment of decompression sickness with a perfluorocarbon emulsion (FC - 43). Undersea Biomedical Research, 1988. 15 (1): 31 - 37.

[37] Lynch, E. R., et al., Effects of intravenous perfluorocarbon and oxygen breathing on acute decompression sickness in the hamster. Undersea Biomedical Research, 1989. 16 (4): 275 - 81.

[38] Adjunctive Therapy ad hoc Subcommittee, UHMS Guidelines for Adjunctive Therapy for Decompression Illness. 2002, Undersea and Hyperbaric Medical Society, Bethesda, MD.

[39] Commission on Engineering and Technical Systems, Extravehicular activity, robotics and supporting technologies, in Engineering Challenges to the Long Term Operation of the International Space Station. 2000, National Academy Press, Washington, DC, pp. 18 - 23.

[40] Francis, T. J. R., and S. J. Mitchell, Pathophysiology of decompression sickness, in Bennett and Elliott's Physiology and Medicine of Diving, A. O. Brubakk and T. S. Neuman, eds. 2003, Saunders, New York, pp. 530 - 56.

[41] Webb, P., Work, heat and oxygen cost, in Bioastronautics Data Book, J. F. Parker and V. R. West, eds. 1973, NASA, Washington, DC, pp. 847 - 80.

第6章 平衡：空间飞行的前庭神经效应及其实施医学

6.1 引言

从近地轨道飞行返回约1天左右，一名航天员驾车驶入两条州际高速公路交汇处的急弯长坡道。当通过弯道一半路程后，他感觉到强烈的倾斜并想要靠边停车。这名航天员的大脑和神经系统已经适应了太空条件，并且将转弯过程中经历的轻微侧向超重理解为明显的躯体倾斜。对这种现象最可能的解释就是他的平衡系统适应了微重力，但是尚没有重新适应地球重力。

从空间飞行返回后航天员会出现短时的步态不稳；同时，从脚后跟到脚尖的走路方式、闭眼静止站立以及在狭窄轨道上保持平衡都成为巨大的挑战[1]；闭眼测试时，航天员经常错误地估计身体的侧向倾斜程度[2-3]。上述这些平衡和感知的变化具有一定的危害性：对于阵风引起的航天飞机突然晃动，航天员的感觉会比真实情况更为剧烈；如果飞行后段发生紧急情况，航天员在操作紧急程序时会显得笨拙且操作不稳定；由于视觉可以代偿前庭系统的变化，因此，如果飞行中出现需要航天员在黑暗中处理的紧急事件，失去视觉代偿的平衡问题就会造成不利影响。但是，飞行后平衡系统快速恢复，飞行乘组的平衡系统在着陆后数小时即有改善，在后续几天逐渐恢复到正常水平[4]。

为了保证紧急情况下的安全飞行和有效工作，飞行乘组需要明确可能出现的前庭系统问题。同样，当航天员到达月球或火星时，需要在着陆后尽快开始工作，必须知道如何快速适应这些新的重力场。现有数据表明，航天员可以适应新的环境；但是，航天员必须了解他们将经历的前庭功能变化，直至完全适应。本章包括平衡生理学、空间飞行中的平衡变化以及航天员如何应对这些变化。

6.2　平衡的控制

　　平衡或前庭系统在行走、跑步、航海、驾驶以及飞行中发挥着重要作用。该系统对来自眼与内耳的感觉输入以及位置感觉进行整合，从而保持身体平稳、运动平顺[5]。图 6-1 是该系统的框架图。感受器（包括眼、内耳加速度感受器以及关节和肌肉中的压力感受器）提供有关运动和身体位置的信息；半规管感受非维持性的身体和头部角加速度；耳石是主要的重力感受器，感知躯体的静态倾斜和线加速度。视觉提供躯体倾斜和运动的信息；位置感（本体感觉）提供躯体运动反馈、上臂和下肢在空间的位置信息。半规管和本体感受器可提供快速、高频的平衡信息，而眼和耳石则针对较低的频率[6]。通常这些感觉为大脑整合中枢提供交互信息，进而合成躯体位置和运动的全部感觉信息。这些感受器也向大脑提供反馈，说明某项运动或动作是否按计划执行了。

　　正如所有学会蹬车或滑冰的人都知道，前庭系统的适应性很强。经过不断的训练和实践，摇晃和易摔倒的溜冰者可以学会在冰上平稳滑行。同时，平衡系统缺陷是能够代偿的。事实上，有些个体虽然发生某一核心感受器系统（视觉、位置感觉或加速度感觉等）的严重障碍，仍然可以维持良好的功能，这说明人的适应能力是强大的。例如，许多缺乏正常前庭功能的人（如双侧迷路功能丧失的病人）能够走、跑及维持平衡。Graybiel[6]研究了两位在早年生活中前庭功能丧失、但是听力得以维持的病人。他们没有意识到前庭功能缺陷，他们的家人或医生也没有发现。事实上，这些个体的运动功能高于平均水平[6]。但是，前庭功能测试可以轻易地检查出上述缺陷，并且在视觉信息缺乏的情况下暴露前庭功能障碍。

　　本体感觉缺陷也可以被代偿。Jonathan Cole 在《自尊与每日马

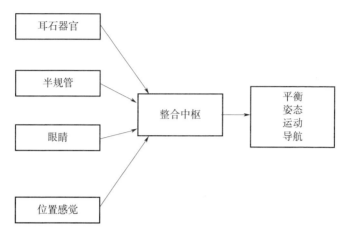

图 6-1　前庭系统框架图

大脑收集不同来源的信息而合成身体定向和运动感觉。同时，
大脑保留了一份传向肌肉以触发运动的信号（传入幅值）副本，从而可以
对所期望的运动与实际发生运动的感受器反馈信息进行比较。总之，半规管
和位置感觉在高频运动时最佳，而耳石器官和眼主要感觉低频运动。整合中
枢可以适应各种各样非正常的感觉状况（如反向棱镜、迷路切除以及慢旋转屋）

拉松》一书中，讲述了一个几乎丧失所有本体感觉的年轻人 Ian Wa-
terman 的离奇故事。Waterman 发现他所有颈部以下的位置感觉在
一次类似流感疾病后均消失了[7]。最初，他完全丧失了运动能力，
他的神经科医生给出了不良预测诊断。但是，他坚持训练自己走路，
依靠其他感觉站立。对他而言，每天都要努力尝试完成每一个动作，
因此每天都变成了一场马拉松。最后，他出乎意料地重新开始工作，
而工友们竟然没有意识到他的神经缺陷。

　　这些具有重大感觉缺陷病人的事例，展示了大脑和神经系统的
适应能力。大脑内的整合中枢可以改变某一特殊感官的权重，或代
偿完全丧失的某一特殊感觉。该项能力在空间飞行中具有重要意义，
因为耳石器官在微重力条件下将完全失去重力刺激形成的感觉传入
信息。

6.2.1　耳石和半规管

图 6-2 给出了半规管和耳石器官的示意图。三根半规管互相垂直，对头部位置变化发生响应。半规管感知急性加速度，对高频运动反应良好，对于运动中视觉平稳的维持非常重要。半规管不参与重力的感知，因此在微重力条件下的功能可能没有改变。与之相反，耳石器官感知重力。耳石器官包含两部分，椭圆囊和球囊。它们均有停留在感觉内皮（囊斑上）的耳石，呈现毛发样投射。椭圆囊感知水平面运动（左/右、前/后及其联合）；球囊感知垂直方向定位（上/下和前/后运动的联合）[6-8]。椭圆囊和球囊在感知躯体倾斜以及重力矢量方向等方面具有重要作用。它们在低频运动下响应最佳。在微重力条件下，重力引起的慢性加速度消失，上述感受器的输入信息将发生巨大的变化。

6.2.2　视觉

视觉是一种非常强大的感觉，许多前庭障碍在闭眼时变得更加明显。睁眼时，视觉信息通常处于主导地位，异常的前庭信息被忽视了。这种视觉主导非常重要，因为即使是功能正常的前庭系统也会提供错误的信息。例如，当飞行员在低能见度条件下飞行时，会发生前庭错觉[9]。在这种情况下，飞行员感觉他们在转弯，而事实上他们是在平飞直行（或感觉在俯仰而实际上是在向前加速飞行）。为防止事故的发生，飞行员必需学会利用仪表和视觉在多云或雾中飞行，而完全忽视不可靠的前庭信息。

视觉也是运动感知的重要感觉器官。当驾驶员遇到在红灯停车后，而旁边的车继续运动，此时驾驶员往往感觉自己也在运动，因此可能会踩刹车。同样，火车上的旅客看到另外轨道上的火车开过，也会感觉自己所坐的火车在运动。在上述情况下，视觉系统信息掩盖了来自内耳的信息，位置感觉诱发了运动感觉。视觉诱发的运动感觉称为错觉。视觉信息在前庭功能异常（如双侧迷路缺陷的受试

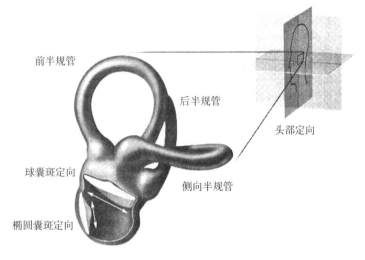

前半规管

后半规管

头部定向

球囊斑定向

侧向半规管

椭圆囊斑定向

图 6-2　前庭迷路

迷路是前庭系统非常重要的感受器。耳石器官（球囊和椭圆囊）感知静态的
重力，提供平移运动和线性加速度信息。耳石器官也是眼球反转反射的重要
感受器（当头部倾斜时，眼球向相反方向运动的同时保持视觉图像的直立）。
半规管是加速度计。头部的角加速度将刺激半规管。如果角加速度延长，
类似转椅旋转时的情况，则半规管的输出将下降。半规管对于前庭眼反射
非常重要，可以维持身体运动时视觉图像在视网膜上的稳定

者）的病人身上显得更为重要[10]。由于这些病人主要依赖视觉进行
定向，视觉错觉在他们身上的反应更加强烈。在微重力条件下，来
自耳石的信息是可疑的，估计视觉信息对于航天员来讲占有更大的
权重。

6.2.3　本体感觉

本体感觉包括在肌肉、肌腱、关节以及皮肤中的感受器，可提
供关于运动和位置的信息。本体感觉通常被称为隐蔽的感觉，因为
它不在意识控制范围内，通常是日常活动中自然存在的感觉。正如
Ian Waterman 所表现出来的，位置感觉缺失将导致残废[7]。本体感
觉系统功能异常的人需要持续的努力来控制运动并维持稳定的姿态。

脊髓痨或糖尿病病人的神经病理表现展示了本体感觉缺乏将会诱发的问题。

训练可以改善本体感觉。增强本体感觉是治疗一些平衡紊乱疾病的理疗技术之一[11]。肌肉感受器能够适应运动量的增加，并随着时间的推进而逐步改善运动能力[12]。在微重力条件下，本体感觉对于确定肢体的位置仍然很重要，同时提供有关运动的反馈信息。但是，微重力环境使航天员足底负荷消失，只有当航天员采用弹力绳或其他手段让足底接触航天飞机表面时才会形成负荷。目前推测，位置及压力感受器的幅值和敏感性可以适应空间微重力环境。

6.2.4　主要的前庭反射

前庭系统的一些功能需要快速响应。例如，为保证躯体运动时图像聚焦在视网膜表面，需要一个快速响应系统来感知头部运动，并调节眼球以保证图像稳定。同样地，一些坠落的人不经过思考即反应很快，这种快速响应也是通过反射来完成的。

6.2.4.1　前庭眼动反射

在躯体运动过程中，前庭眼动反射保障视觉图像稳定在视网膜上[8]。例如，头部向右运动同时伴随眼球的向左运动，从而保证视网膜图像稳定。半规管和耳石均参与前庭眼动反射。半规管主要参与快速的侧向及上下纵向运动反射。耳石对于眼球反转非常重要，头部偏向一侧将引发眼球向另一侧扭转。如果这些反射不能正常进行，或发生了根本变化，则视网膜可能在身体运动过程中出现滑动，进而造成视觉系统跟踪视觉靶标时出现图像模糊或成像困难[5]。这一最简单的前庭眼动反射包含一个三神经元反射弧：起源于前庭的信号，通过中脑的中间神经元连接，然后通过一个神经核到达眼外肌肉，进而到达第Ⅲ、Ⅳ及Ⅵ颅神经。

前庭眼动反射具有非常好的适应性。例如，如果一名受试者佩戴反向棱镜，头部运动引起视网膜成像向预期的相反方向运动。如果受试者持续佩戴反向棱镜，一段时间后反射增益将降低（眼球运动对于一定强度头部运动的响应性降低），甚至会转换方向[8]。摘掉反向棱镜后，系统的适应能力恢复。总之，该系统可以适应视觉输入的巨大变化；当适应之后，需要视觉跟踪的操作任务将减少。

前庭眼动反射并不是唯一维持视觉图像稳定的途径。通常，在外界施予的突然运动过程中，前庭眼动反射是维持视觉稳定的最佳途径。如果身体的运动缓慢或可预测，其他感觉信息也可用于跟踪靶标。虽然前庭疾患病人的前庭眼动反射受到了破坏，但是其动态视敏度（运动过程中的视敏度）可以保持良好[13]。

评价前庭眼动反射可以采用很多途径，转椅旋转过程中监测眼动的旋转测试是常用的评价半规管功能反射的技术[14]。眼球反转可采用离轴旋转（产生外侧向 g 作用力）的方法来评价，或采用头部倾斜同时测量眼动的方法来进行[15]。从实用的角度看，前庭眼动反射主要监测个体的视敏度是否随头动而降低，以及在再入过程中航天员是否出现阅读困难。

6.2.4.2　前庭脊髓和前庭颈反射

前庭脊髓反射起源于前庭，通过脊髓内神经与姿态肌肉相联系。这些反射在维持姿态、防止摔倒等方面的作用非常重要[8]。该反射也依赖于耳石，因此在微重力过程中表现出一些变化。前庭系统还与颈部肌肉具有反射联系（前庭颈反射），通过这一途径，颈部肌肉能维持头部平衡以保证对跟踪能力的要求。

姿势图可被用来评价前庭脊髓联系的功能[14]。测定姿势图时，病人站在可保持不动或可随病人的姿态进行摇摆的平台上进行测试。通过平台的多种移动方式，同时要求病人睁眼或闭眼，从而分别评价视觉、本体觉以及前庭输入在维持姿态平衡中的作用。图 6-3 给出了不同的测试条件。在动态姿态平衡设备第 5 项和第 6 项测试中的较差表现，可用来评价空间飞行后前庭脊髓反射的主要变化。

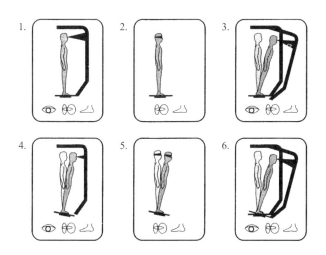

图 6-3　动态姿态图系统的感觉整合测试

在这项测试中，受试者面向屏幕站立在平台上。该测试系统通过去除一种感觉信息
而分离姿态系统的不同成分。例如，在测试条件 5 中，受试者闭眼，可以去除视觉输
入；如果平台沿身体晃动方向移动，则去除本体感觉输入（即，在身体向右移动时，
平台向右移动，不刺激踝关节本体感受器）。因此，在测试条件 5 中，受试者只依赖
前庭信号来维持稳定姿态。在测试条件 6 中也被迫使用前庭信息，因为本体感觉
和视觉信号均参照身体的晃动。NeuroCom 国际有限公司许可引用

6.2.5　感觉的整合和适应能力

目前尚不确定维持平衡所需要的敏感神经在大脑中的部位，但
对迷路切除病人的研究表明，前庭核、小脑以及遍布大脑的神经联
系起着重要作用[6,8,16]。该系统可以适应感觉输入中的极端变化，如
迷路切除、反向棱镜、慢性旋转屋暴露引起的变化。

虽然前庭系统具有很强的适应能力，但也存在不能适应或适应
很慢的临床情况。正如第 9 章所提示的，在新的运动环境中一些人
形成了慢性运动病[17]。虽然大多数置身于新运动环境的人可以产生
适应，而后症状逐渐消失，但一些人可能不能适应或需要很长的时
间才能将症状去除。目前尚不确定这是一种生理问题还是心理问题。

另外一个适应性延长的例子是航海后的不适症状。有少数海员

在返回陆地后仍然感觉到摇摆、摇晃、站不稳或持续感觉到不平衡[18-20]。在某些情况下，症状可持续数月。这种综合征被称为海上航行后综合征（mal de debarquement），主要影响航海后的中年妇女[21]，其原因还不清楚，推测可能是不能适应新环境的一种表现。空间飞行后没有出现适应延长的相似症状，但参加过空间飞行的人数实在太少，尚不能给出定论。

Graybiel[6]采用适应能力测试来评估个体对旋转环境产生适应的能力差异。他采用慢旋转屋，即在转盘上持续旋转的房间。受试者在旋转环境下进行头部运动，若头部运动没有诱发前庭症状则增加旋转屋的旋转速度。受试者表现出各种各样的响应：一些人适应得很快，另一些人需要做很多次的头部运动，还有一些人完全不能按计划适应而停止了测试[6]。

总之，大部分人能够很容易地适应新环境。海上航行后综合征则是慢性运动病的例子，表明个体的适应能力差别很大。这一点对于太空飞行非常重要，因为在长期飞行以及飞往其他星球的飞行任务中，飞行乘组必须快速适应不同的重力环境。

6.3　空间飞行中平衡系统的变化

空间飞行对前庭系统的主要影响就是耳石器官的去负荷。在地面上，重力矢量在运动过程中作用于球囊和椭圆囊囊斑。然而在空间飞行中，不论身体方向如何，其对耳石的静态刺激都是一样的。耳石器官仍然对动态刺激如侧向、前后、上下运动等产生响应，因为耳石囊斑上的惯性作用可能刺激耳石，但是持续而稳定的重力输入消失了。虽然刺激强度降低了，本体感觉在太空中仍然有用。例如，行走和跑步为足底提供了主要的本体感觉输入。当然在太空中，这些输入只有在束缚到飞行器表面进行行走、跑步及跳跃等过程中产生。

微重力暴露的经验表明，平衡控制系统具有不可估量的可塑性。暴露在微重力下的大鼠，前庭核和小脑内即刻早期基因明显增加，提示控制平衡和凝视的神经系统部分结构及功能在空间飞行早期即发生了改变[16,22]。虽然变化迅速，但是仍需要时间来彻底适应。例如，运动病症状通常在三天内消失，这可能反映了适应所需要的时间。在适应过程中，来自耳石器官的信息权重较少，新的权重给予了视觉和本体觉信息。这种适应看上去效果良好，因为大多数航天员在空间中能有效工作。但是，一旦进入再入飞行段而重新感知到重力，问题又出现了。系统必需重新适应，但这需要时间。在重新适应过程中，前庭系统影响区域可能会出现问题，如凝视控制、姿态以及运动等。另外，在微重力环境中，重力感受器（耳石器官）本身的特性也可能已经发生了改变。

6.3.1　耳石器官的可塑性以及敏感性变化

空间实验室任务中对大鼠进行的研究表明，耳石器官通过提高囊斑内的突触数量来对微重力进行响应。Ross 等[23]发现，暴露于微重力条件下的大鼠椭圆囊囊斑Ⅱ型毛细胞突触增多。对上述发现的一种解释就是，面对微重力条件下的相对刺激缺失，耳石增加其敏感性以代偿重力刺激的缺失[24]。

其他一些数据提示前庭末端器官敏感性升高。采用植入第八颅神经的圆片电极测试空间飞行中蟾鱼椭圆囊的输出[25]。承载椭圆囊信息的神经纤维穿过圆片，可直接记录到信号。测试结果表明，空间飞行后侧向运动的敏感性增高[25]。出现这一结果可能的原因是：椭圆囊的可塑性使重力感应器的敏感性增加。

人体研究也提示耳石器官敏感性的变化。在 3 次长达 9～14 天的空间实验室任务前后，有数名乘组人员参加了滑车测试。当随机平动使滑车远离中心时，乘员采用游戏手柄将滑车调回起点位置。该任务测试乘组人员感知滑车平动的能力。令人吃惊的是，空间飞行后，大多数乘组人员在侧向及头-脚方向的能力有所提高；随着时间的延长，操作能力逐渐恢复至基本水平[26-27]。一种有趣但没有被证实的解释是：空间飞行后耳石器官的敏感性增加，从而使平动测试能力提高。

到目前为止，大多数空间研究的样本量有限。目前尚不确定动物研究结果是否可直接用于人。尽管如此，大量的研究证据表明，耳石器官有能力在微重力条件下建立新的联系，这也造成返回地面后再次接收静态重力刺激时的输出变化。

6.3.2　倾斜感知能力的变化

耳石器官对于确定身体倾斜程度非常重要，尤其是在闭眼的条件下。由于耳石的敏感性在空间发生了改变，同时耳石输入的权重占比也发生变化，这可能反映在空间飞行后身体倾斜感知能力的变化上。数项研究已经发现飞行后倾斜感知的改变。

在一次 14 天的空间飞行之后，Merfeld 在着陆当天对两名航天员进行了测试[2]。在这项实验中，乘员坐在经过改装的航空训练器上，训练器在滚动平面（围绕从前到后穿过鼻的轴）倾斜不同程度。倾斜的方向和大小变化是随机呈现的。乘员需要在倾斜出现时控制训练器，使之返回到垂直和水平的位置。飞行后睁眼测试时，与飞行前比较没有明显改变（与倾斜相对应的视觉线索发挥了作用）；但当闭眼测试时，乘员表现出明显的倾斜控制能力下降。

另外一些研究表明，飞行后乘组人员在闭眼时不能正确感知倾斜程度。在 16 天的神经实验室（Nerolab）任务后着陆当天，Clement 及其同事以 4 名航天员作为受试者开展了相关研究：乘员固定于座椅中，座椅以随机的形式在不同的翻转方向上发生倾斜[3]，乘员给出他们对倾斜角度的最佳估计；结果显示，乘员对倾斜角度的估计平均偏高 15°。

在飞行后的转椅测试中也发现航天员对倾斜感知的变化。侧向加速度刺激耳石器官（尤其是椭圆囊）并被航天员解释为身体倾斜。在转椅上蹬车可诱发侧向加速度，此时转椅移出旋转轴心（类似于旋转木马上的椅子），旋转速度决定侧向加速度的大小。正常情况下，在地球重力下蒙眼坐在转椅上，转椅产生 1 g 的侧向加速度，受试者感觉自己向侧面倾斜约 45°（见图 6 - 4）。在 16 天神经实验室任务之前，乘员于偏轴转椅进行蹬车，他们对侧向倾斜角度的感知与预期一致；但是在着陆后测试时，他们感觉到的倾斜程度偏大，这种情形在飞行后 7 天恢复至正常[3]。

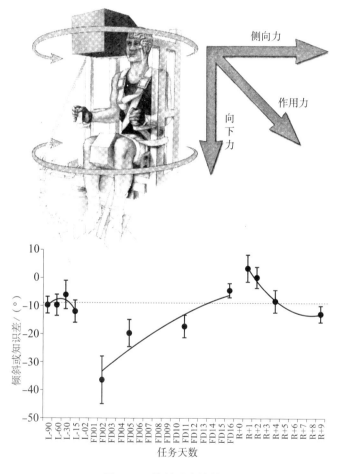

图 6 - 4　偏轴垂直旋转

（上图）一名航天员在神经科学实验室空间站任务中蹬踏垂直离心转子[35]。离心力整合重力使受试者感觉身体倾斜（Kestrel Illustration 有限责任公司版权所有）。

（下图）4 名神经科学实验室受试者感觉到的转椅倾斜度。在着陆后的最初几天，倾斜的感觉与飞行前不同，NASA 许可

总之，空间飞行后的数据表明前庭器官在着陆当天的感知不可靠。如果缺乏视觉线索，航天员对倾斜的估计会出现明显错误，侧向加速度将诱发出比飞行前更高的倾斜度估值。由于航天飞机的指令长和驾驶员在着陆的最后阶段需要驾驶航天飞机，因此这些数据非常重要。如果经历由阵风引发的翻转倾斜或由急弯引发的侧向加速度，他们必须意识到自己对倾斜的前庭感知是不准确的。

6.3.3　姿态变化

对动态姿态平衡图（图 6 - 3）可以采用不同的测试顺序从而提取出视觉、本体感觉以及前庭感觉等线索，从而可以识别姿态不稳定的主要诱因。采用姿势图于着陆当天对航天飞机不同航次的共 34 名航天员进行了姿态稳定性的系列研究[4]。这些测试表明，如果航天员必须依赖前庭信息来维持姿态，他们会出现明显的姿态平衡紊乱，甚至几欲摔倒（见表 6 - 1）；如果航天员可以利用视觉和本体觉输入，他们可做得更好（虽然仍比飞行前稳定性差）。总之，测试数据表明，前庭系统的变化是飞行后姿态稳定性变化的主要原因。这些测试尚不能分离出前庭系统的问题出在哪里（如耳石器官、或中枢整合还是其他区域）。

表 6 - 1　航天飞机飞行后，采用感觉整合测试

对 34 名航天员开展的动态姿态平衡测试结果

试验条件	视觉信息	本体觉信息	飞行前晃动		飞行后晃动	
			大小/（°）	标准差	大小/（°）	标准差
1	正常	正常	0.76	±0.1	1.03	±0.1
2	缺失	正常	1.37	±0.1	1.72	±0.1
3	晃动反应	正常	1.00	±0.1	1.60	±0.1
4	正常	晃动反应	1.36	±0.1	2.30	±0.2
5	缺失	晃动反应	3.12	±0.2	5.09	±0.3
6	晃动反应	晃动反应	3.00	±0.2	6.12	±0.4

注：在所有测试条件下姿态晃动显著增加，但是所增加的晃动只是在条件 5 和条件 6 下对稳定性造成了威胁。在这些条件下，无法获得有效的视觉和本体觉信息，航天员只能依赖前庭信息。来源于参考文献 [4]。

6.3.4　凝视控制变化

已适应空间环境的前庭系统在重新进入重力场后将重新接收来自耳石的信息输入，这将产生凝视控制问题。偶尔地，一些航天员在飞行后报告有振动幻觉（即运动过程中视场景物不能保持稳定），这表明前庭眼反射不足以代偿头和躯体的运动[28]。对靶向追踪能力的敏感性测试也显示飞行后凝视控制受到了损害，飞行后需要更长时间来获取靶标，同时眼球运动不再如飞行前一样平滑和协调[29-30]。这些发现很重要，因为在航天飞行器移动过程中清晰地读出仪器面板的能力是一项非常重要的操控技能。目前，还很难评价在研究中发现的凝视控制缺陷对操作的影响。

6.3.5　感觉整合的变化

当漂浮在太空中，耳石和压力感受器不能提供与地面相似的有用信息。因此，整合感觉信息的中枢将给予视觉信息更大权重。在太空进行的实验证实了这一想法。

在 SLS-1 和 SLS-2 空间实验室任务中，Young 及其同事采用转鼓产生有关运动的视觉感知[31]。转鼓呈圆柱状，内有随机分布的圆点。转鼓的一侧是开放的，而另一侧是封闭的，并连接于一个转动手柄。受试者从开放的一端向内看会产生自转的感觉。在地面，这种旋转的感觉通常是轻度的，产生与旋转方向相反的头部轻微倾斜。实验团队认为在轨乘员将感受更强的自转感觉（错觉）。这种假设已被证实。在太空，一些航天员在观看转鼓时甚至感觉自己完全旋转起来[32]。

这些发现在神经实验室任务中被证实。Oman 等[33]发现：航天员对微重力下视觉诱发的自转更为敏感；当航天员用恒力弹性绳使自己接触飞行器地面而产生本体输入时，上述感觉则显著降低；着陆后的错觉与飞行前相似。

6.3.6　空间飞行对行走、跑步及出舱的影响

在轨生活中，航天员没有意识到平衡系统内发生的适应性变化，而着陆后航天员重新于重力场直立行走的状况则证实了这一点。正如前文所述，飞行后航天员出现姿态紊乱，需要依靠视觉提供有关身体倾斜的准确信息，走路步伐要大、转身要慢。过快的倾斜或转动头部都会引起过度旋转或倾斜的前庭错觉[1]。平衡系统的变化同时伴随姿态肌肉的衰弱以及一定程度的立位耐力不良，因此，行走和跑步可以得到一定的补偿。通过缓慢运动、最小化头部运动以及依赖视觉信息，大多数航天员飞行后可以行走、爬楼梯以及定向运动。大多数航天员身着发射和返回服（返回时穿着的很重的防护服装）在绕障碍物跑时会出现困难，并且在黑暗中行走具有挑战性。

目前很难评价指定乘组应急着陆时执行任务的情况到底如何。大多数关于空间飞行对前庭神经影响的研究是在可控的实验室条件下完成的，在乘员面对应急情况时不可复制。着陆后，航天员身着沉重而闷热的发射和返回服。这些服装非常臃肿，如果不能与外界冷却源连接将对乘员造成很大程度的热应激。这些操控性因素与生理改变的联合作用将决定应急出舱的成功与否。

6.4　航天飞行后平衡系统变化的处理

到目前为止，几乎没有航天员因为航天飞行而诱发前庭系统长期问题的报告（包括俄罗斯医生 Valery Polyakov 的 438 天飞行，这是目前最长的航天飞行时间）[34]。所有航天员在飞行后均重新成功适应了地球重力，但是恢复时间因人而异。恢复时间似乎随任务时间的延长而增加，但是航天员之间的差异、每次任务之间的差异以及使用防护措施的差异使得该论断难以证实。尽管如此，所有证据表明，航天员最终将适应不同的重力环境。因此，对于操控能力而言，关键期是适应发生的时间，因为在这段时间内航天员的操作能力不佳。

6.4.1 时间

针对平衡系统变化的最简单处理方法就是对飞行任务进行合理构建，从而使航天员在开始高强度任务之前有足够的时间适应新的环境。大多数研究发现姿态和平衡能力在着陆数小时内快速提升[4]。航天员在登陆月球或火星后需要时间进行适应，一旦感觉状态稳定后便能够走出航天器。但是，这种处理方式不能应用于紧急状况，紧急状况下需要航天员在着陆后迅速执行任务。

6.4.2 离心/人工重力

采用离心或人工重力的方法预防或缩小平衡系统变化是合理的。然而采用人工重力又引发了一系列问题：人工重力对于在微重力下的完全暴露是必需的吗？是采用间断刺激还是在返回前短时间使用？如果可以间断使用，那负荷量是多少？人工重力最有效的处方（g值的水平及作用时间）是什么？很遗憾，这些问题还没有准确答案，但是有多重选择。使用人工重力面临的主要问题是航天器的质量及复杂性。如果采用航天器整体旋转来提供人工重力，则可预防空间飞行带来的多重负面影响，但这将极大地增加航天器的体积、质量以及复杂性。如果可以使用小型短臂离心机，则可以降低质量和复杂程度，但却只能提供间断性防护。这种间断性防护方法需要在着陆前频繁使用，从而对迷路和位置感受器进行模拟重力的刺激。

6.4.2.1 间歇性离心

在神经实验室任务中，偏轴旋转被用来刺激前庭系统（图 6 - 4）[35]。该旋转器可提供侧向及头-脚方向的加速度，在 16 天的飞行中至少使用了 5 次。在飞行前、中、后的不同时间点，研究者测量了眼球的反转能力。该项研究的发现与之前的研究结果相反：飞行后的眼球反转响应没有明显改变[15]。对这一研究结果的解释就是，飞行乘组在飞行过程中所经历的离心力锻炼阻止了眼球反转响应的变化。但是，飞行乘组也确实出现空间飞行再适应的常规表现（如着陆后的姿态不稳、不准确的倾斜感知），提示飞行中的离心力刺激对这些症状没有明显的改善效果。尽管如此，离心可能会有所助益，值得进一步研究。

上面描述的离心机优先用于刺激内耳，它有可能是断性离心用于缓解飞行后前庭问题的研究设备；但是，不能用于为骨骼提供负荷以预防骨丢失的措施中。目前已有其他的短臂离心机设计[36-37]，如航天员通过蹬车而产生离心力。通过这些设计，航天员的头部非常接近旋转轴，内耳因而可以感受到很小的离心力。理想的短轴旋转器应该是可变的，所产生的间断人工重力应该可同时满足骨骼肌和前庭的防护应用。

间断离心的另外一个潜在问题是航天员需要双向适应[38]，这意味着他们需要在旋转和非旋转环境之间转换而不出现再适应症状。如果在微重力与旋转离心力之间的每次转换过程中，乘员都出现运动病症状，那么间断性离心将不适于应用。如果乘员可以双向适应（正如旋转屋试验中一些受试者的表现），才能在不同力学环境之间轻易地实现反复转换。

目前尚需大量的基础研究来确定间断离心是否有效，以及乘员是否能够双向适应。如果间断离心有效，还需研究得出合适的 g 值水平和暴露时间。总之，由于间断离心对多种不同系统（如心血管、骨骼肌肉以及前庭）的生理变化均有潜在的对抗作用，因此它是一项非常有吸引力的防护对抗措施。

6.4.2.2　连续人工重力

如果整个航天器可以旋转（正如 2001 年的电影《空间奥德赛》所设计的半圆环状的旋转空间站），则乘组人员可以连续生活在重力环境中。例如，直径 1 km、转速 1 r/min 的空间站可以在边缘产生 1 g 重力，而且居住在其中的人可以耐受良好[38]。除了半圆环状空间站，也可以将圆柱状飞行器通过系绳与另一头匹配重物相连接，当航天器和匹配重物通过系绳连接时将发生旋转（就象一根绳两端连接的两个易拉罐），并产生 1 g 重力。虽然栓链方法可能较为经济一些，但这两种方法的工程造价都极其昂贵[39]。

缩短航天器的旋转半径将使造价和复杂度大幅降低。但是，旋转产生的重力水平取决于航天器的旋转半径和旋转速度，旋转半径越小则需要越大的旋转速度来达到相应的重力水平[38]。在旋转的航天器中工作，前庭系统将面临挑战。半规管不能感知连续的旋转，当乘组人员在旋转的航天器中静止站立于旋转轴的平行方向，将不会感知到旋转。但是，如果乘组人员的头部移动超出了旋转平面，将刺激半规管并在非预期的方向上产生强烈的运动错觉（如交互耦合加速度）。随着时间的延长，乘员会对这些错觉产生习服，但是在适应之前会发生运动病。

早期在慢旋转屋进行的试验表明，人可以很快适应最高 3～4 r/min 的连续旋转[6]。最近的研究却发现，如果采用逐步升级的方式来达到最终速度，并在每一级速度上都进行多次的身体移动，那么头、上臂以及下肢移动对更高转速的完全适应是有可能实现的。这种模式可能适应的最高转速可达 7.5～10 r/min，这将使短臂航天器成为可能[40]。麻省理工学院研制出 10 r/min 短臂离心机，其半径为 4 m，在边缘可产生 0.5 g 重力[38]。

6.4.3　本体觉辅助设备

如果乘组人员在空间不能提前适应即将返回地面（或登陆月球或火星）所需经历的重力水平，他们可能需要辅助设备。如果在着陆后短时间内需要移动，并且正在经历不稳定期，航天员可以使用康复训练中通用的本体觉辅助设备，如通过扶住把手、挂拐行走或其他可提高稳定性的简单方法来增强本体觉输入，从而代偿前庭缺陷[41]。

增强本体觉输入可用于对抗飞行中发生的空间定向紊乱。Rupert 等[42]研发了一种可以提供空间定向信息的背心，主要采用装在关节和下肢的机械触觉刺激矩阵来传递定向信息（如重力矢量）给皮肤。使用这种背心，通过不到 20 min 的训练，航天员可以在没有仪器辅助或没有外界视觉参考（即蒙眼）的条件下完成复杂飞行科目。而且他们只使用背心的触觉信息，即可以从非正常的飞行高度驾机飞回。在重新进入重力场需要驾驶时，这种技术非常有用，可以帮助航天员对抗错误的前庭信息。Wall 及其同事[43]也研发了以触觉为主的系统，可在前庭患者身上使用。在这些应用中，触觉器械可提供身体倾斜的信息。其他一些前庭修复技术也处在研发中[44]。

6.5　基于现有知识的建议

　　着陆后的那一刻，航天员也许不会意识到他们在空间中丢失了多少骨骼或肌肉，但他们可以轻易地感觉到平衡系统的变化。空间飞行后姿态稳定性的丧失，主要是因为不能正确感知来自前庭的信息。最近发现，返回后的航天员不能正确评估倾斜角度，不能像在飞行前一样正确地完成视觉追踪任务。尽管如此，大多数乘员能够只依靠视觉线索而完成正常的行走和定向。平衡改变在着陆当天迅速恢复，在返回一周左右逐渐稳定。下面是一些应对这些变化的建议。

　　（1）空间飞行后避免无准备的飞行

　　飞行后有关前庭系统变化的最具争议的问题，就是航天员在返回时是否需要手动操控着陆。目前，航天飞机指令长在接近地面并着陆时手动驾驶飞行器，而其他返回任务是自动运行的。返回时是否采用手动控制需要考虑两个因素：一个是飞行任务的特性，另外一个是手动控制是否优于自动控制模式。如果航天员在着陆即刻就要驾驶战斗机完成空中对抗任务，这非常不明智。这种飞行需要快速头动、高 g 值及迅速捕获靶目标，而飞行后前庭系统的变化以及立位耐力不良使得高难度飞行非常困难。相比而言，航天飞机着陆主要需要视觉监测，不需要额外的头动，通常不需要无准备的飞行。经过多次训练，航天员对着陆任务非常熟悉；同时，对于在飞行生涯中经常出现的前庭错觉，他们也非常熟悉。这些因素可以解释，为什么航天飞机驾驶员能够成功驾驶航天飞机返回一百多架次。

可是，最大的问题是手动控制航天飞机是否优于自动控制航天飞机。航天飞机建成时，自动着陆能力还处在婴儿期，但这样的系统目前在商用飞机上被广泛采用。由此似乎可以看到，随着时间的推移，一套经过验证的、合适的航天飞机的自动着陆系统会好于有人操作。随着航天飞机的发展，航天飞机着陆方式将从航天员操控转向航天员监控下的自动着陆。

（2）研究人工重力防护

空间飞行中针对平衡系统变化的防护措施，对于探月和火星之旅可能不是绝对必需的，但是可以降低着陆后的应急风险。当到达另一个星球时，提供防护措施所遇到的困难，需要与为乘组人员提供的最佳状况取得平衡。目前，近地轨道飞行后返回地面的乘组人员都不在最佳状态；在地面上，这只会在紧急着陆情况下出现问题，而且这种风险是可以接受的。在火星上，乘组人员需要滞留在航天器内，直到基本适应了火星重力，这样就可以在火星表面正常工作。人工重力可以帮助乘组人员在进入新的重力环境前进行预适应。人工重力除了对前庭系统有防护作用外，对其他系统（如骨骼肌系统、心血管系统）也非常有效，应该作为乘组进入新的重力环境的预适应措施而进行广泛研究。

（3）提供需要的本体觉辅助设备

没有人喜欢摔倒，乘组人员在穿着航天服时尤其需要防止摔倒。摔倒会损坏航天服，乘组人员会发现在没有帮助的条件下很难恢复到正常姿态（取决于航天服的设计）。因此，应该给乘组人员配备简单的本体觉辅助设备（如拐杖等），为他们在星球着陆即刻提供平衡。如果航天员在很长一段时间内都感觉到姿态不稳，或他们需要在完全适应新环境之前开始行走或定向，此时采用触觉支持系统将非常有用。

（4）选拔前庭系统适应性强的航天员

在派遣航天员参加长期飞行之前，首先需要确保航天员在短期飞行中可以适应微重力环境，同时也可以重新适应地球重力。

参 考 文 献

[1] Reschke, M. F. , et al. , Posture, locomotion, spatial orientation, and motion sickness as a function of space flight. Brain Research Reviews, 1998. 28 (1 - 2): 102 - 17.

[2] Merfeld, D. M. , Effects of spaceflight on ability to sense and control roll tilt: human neurovestibular studies on SLS - 2. Journal of Applied Physiology, 1996. 81 (1): 50 - 57.

[3] Clement, G. , et al. , Perception of the spatial vertical during centrifugation and static tilt, in The Neurolab Spacelav Mission: Neuroscience Research in Space, J. C. Buckey and J. L. Homick, eds. 2003, NASA, Houston, TX, pp. 5 - 10.

[4] Paloski, W. H. , et al. , Recovery of postural equilibrium control following space flight, in Extended Duration Orbiter Medical Project, C. F. Sawin, G. R. Taylor, and W. L. Smith, eds. 1999, NASA - Johnson Space Center, Houston, TX, pp. 5. 4, 1 - 5. 4, 16.

[5] Furman, J. M. , and S. P. Cass, Vestibular anatomy and physiology, in Vestibular Disorders: A Case - Study Approach. 2003, Oxford University Press, New York, pp. 3 - 15.

[6] Graybiel, A. , The vestibular system, in Bioastronautics Data Book, J. F. Parker and V. R. West, eds. 1973, NASA, Washington, DC, pp. 533 - 609.

[7] Cole, J. , Pride and a Daily Marathon. 1995, MIT Press, Boston, MA.

[8] Goldberg, J. M. , and C. Fernandez, The vestibular system, in Handbook of physiology, section 1, The Nervous System, J. M. Brookhart and V. B. Mountcastle, eds. 1984, American Physiological Society, Bethesda, MD, pp. 977 - 1022.

[9] Young, L. R. , Perception of the body in space: mechanisms, in Handbook of Physiology, sention 1, The Nervous System, J. M. Brookhart and V. B. Mountcastle, eds. 1984, American Physiological Society, Bethesda, MD,

pp. 1023 – 86.

[10] Johnson, W. H. , F. A. Sunahara, and J. P. Landolt, Importance of the vestibular system in visually induced nausea and self – vection. Journal of Vestibular Research, 1999. 9 (2): 83 – 87.

[11] Chong, R. K. , et al. , Source of improvement in balance control after a training program for ankle proprioception. Perceptual and Motor Skills, 2001. 92 (1): 265 – 72.

[12] Hutton, R. S. , and S. W. Atwater, Acute and chronic adaptations of muscle proprioceptors in response to increased use. Sports Medicine, 1992. 14 (6): 406 – 21.

[13] Demer, J. L. , et al. , New tests of vestibular function. Annals of the New York Academy of Sciences. , 2001. 942: 428 – 45.

[14] Furman, J. M. and S. P. Cass, Vestibular laboratory testing, in Vestibular Disorders: A Case – Study Approach. 2003, Oxford University Press, New York, pp. 30 – 40.

[15] Moore, S. , et al. , Ocular counter – rolling during centrifugation and static tilt, in The Neurolab Spacelab Mission: Neuroscience Research in Space, J. C. Buckey and J. L. Homick eds. 2003. NASA, Houston, TX. pp. 11 – 17.

[16] Houlstein, G. R. , and G. P. Martinelli, The effect of spaceflight on the ultrastructure of the cerebellum, in The Neurolab Spacelav Mission: Neuroscience Research in Space, J. C. Buckey and J. L. Homick, eds, 2003, NASA, Houston, TX. pp. 19 – 26.

[17] Reason, J. T. , and J. J. Brand, Motion Sickness. 1975, Academic Press, London.

[18] Brown, J. J. , and R. W. Baloh, Persistent mal de debarquement syndrome: a motion – induced subjective disorder of balance. American Journal of Otolaryngology, 1987. 8 (4): 219 – 22.

[19] Gordon CR, et al. Clinical features of mal de debarquement: adaptation and habituation to sea conditions. Journal of Vestibular Research, 1995. 5 (5): 363 – 69.

[20] Hain, T. C. , P. A. Hanna, and M. A. Rheinberer, Mal de debarquement.

Archives of Otolaryngology - Head & Neck Surgery, 1999. 125 (6): 615 - 20.

[21] Furman, J. M. , and S. P. Cass, Mal de Debarquement Syndrome, in Vestibular Disorders: A Case - Study Approach. 2003, Oxford University Press, New York, pp. 219 - 21.

[22] Pompeiano, O. , Gene expression in the rat brain during spaceflight, in The Neurolab Spacelav Mission: Neuroscience Research in Space, J. C. Buckey and J. L. Homick, eds, NASA, Houston, TX, pp. 27 - 38.

[23] Ross, M. D. , A spaceflight study of synaptic plasticity in adult rat vestibular maculas. Acta Oto - Laryngological Supplement, 1994. 516: 1 - 14.

[24] Ross, M. D. , and J. Varelas, Ribbon synaptic plasticity in gravity sensors of rats flown on Neurolab, in The Neurolab Spacelav Mission: Neuroscience Research in Space, J. C. Buckey and J. L. Homick, eds, NASA, Houston, TX, pp. 39 - 44.

[25] Boyle, R, et al. , Neural readaptation to earth's gravity following return from space, in The Neurolab Spacelav Mission: Neuroscience Research in Space, J. C. Buckey and J. L. Homick, eds, NASA, Houston, TX, pp. 45 -50.

[26] Arrott, A. P. , L. R. Young, and D. M. Merfeld, Perception of linear acceleration in weightlessness. Physiologist, 1991. 34 (1 Suppl): S40 - 43.

[27] Merfeld, D. M. , K. A. Polutchko, and K. Schultz, Perceptual responses to linear acceleration after spaceflight: human neurovestibular studies on SLS - 2. Journal of Applied Physiology, 1996. 81 (1): 58 - 68.

[28] Layne, C. S. , P. V. McDonald, and J. J. Bloomberg, Neuromuscular activation patterns during treadmill walking after space flight. Experimental Brain Research, 1997. 113 (1): 104 - 16.

[29] Reschke, M. R. , et al. , Visual - vestibular integration as a function of adaptation to space flight and return to Earth, in Extended Duration Orbiter Medical Project, C. F. Sawin, G. R. Taylor, and W. L. Smith, eds. 1999, NASA - Johnson Space Center, Houston, TX, pp. 5. 3. 1 - 5. 3. 41.

[30] Kornilova, L. N. , A tracking function of human eye in microgravity and during readaptation to earth's gravity. Aviakosmicheskaia I Ekologicheskaia

Meditsina. 2001. 35 (6): 30 – 38.

[31] Young, L. R. , M. Shelhamer, and S. Modestino, M. I. T. /Canadian ves-
tibular experiments on the Spacelab – 1 mission: 2. Visual vestibular tilt in-
teraction in weightlessness. Experimental Brain Research, 1986. 64 (2):
299 – 307.

[32] Young, L. R. , et al. , Spatial orientation and posture during and following
weightlessness: human experiments on Spacelab Life Sciences 1. Journal of
Vestibular Research, 1993. 3 (3): 231 – 39.

[33] Oman, C. M. , et al. , The role of visual cues in microgravity spatial orienta-
tion, in The Neurolab Spacelav Mission: Neuroscience Research in Space,
J. C. Buckey and J. L. Homick, eds, NASA, Houston, TX, pp. 69 – 82.

[34] Grigoriev, A. I. , et al. , Main medical results of extended flights on space
station Mir in 1986 – 1990. Acta Astronautica, 1993. 29 (8): 581 – 585.

[35] Cohen, B. , et al. , Adaptation tolinear acceleration in space (ATLAS) ex-
periments: equipment and procedures, in The Neurolab Spacelav Mission:
Neuroscience Research in Space, J. C. Buckey and J. L. Homick, eds,
NASA, Houston, TX, pp. 279 – 84.

[36] Kreitenberg, A. , et al. , The "Space Cycle" self powered human centrifuge:
a proposed countermeasure for prolonged human spaceflight. Aviation,
Space, and Environmental Medicine, 1998. 69 (1): 66 – 72.

[37] Greenleaf, J. E. , et al. , Cycle – powered short radius (1. 9M) centrifuge:
exercise vs. passive acceleration. Journal of Gravitational Physiology, 1996.
3 (2): 61 – 62.

[38] Young, L. R. , Artificial gravity consideration for a Mars exploration mis-
sion. Annals of the New York Academy of Sciences, 1999. 871: 367 – 78.

[39] Zubrin, R. , The Mars direct plan. Scientific American, 200. 282 (3):
52 –55.

[40] Lackner, J. R. , and P. DiZio, Artifical gravity as a countermeasure in
long – duration space flight. Journal of Neuroscience Research, 2000. 62
(2): 169 –76.

[41] Furman, J. M. , and S. P. Cass, Vestibular rehabilitation, in Vestibular
Disorders: A Case – Study Approach. 2003, Oxford University Press, New

York，pp. 47 - 53.

[42] Rupert，A. H. ，Tactile situation awareness system：proprioceptive prostheses for sensory deficiencies. Aviation，Space，and Environmental Medicine，2000. 71 (9 Suppl) A92 - 99.

[43] Wall，C. R. ，et al. ，Balance prosthesis based on micromechanical sensors using vibrotactile feedback of tilt. IEEE Transactions on Biomedical Engineering，2001. 48 (10)：1153 - 61.

[44] Wall，C. R. ，et al. ，Vestibular prostheses：the engineering and biomedical issues. Journal of Vestibular Research：Equilibrium and Orientation，2001. 12 (203)：95 - 113.

第7章 心血管变化：萎缩、心律失常、立位耐力不良

7.1 引言

  1963 年 5 月 16 日，航天员 Gordon Cooper 在完成水星载人飞船飞行时间最长（飞行时间 34 小时）的一次任务后以溅落的方式返回地球。35 分钟后，他乘坐的信心（Faith）7 号舱被打捞至美国两栖攻击舰基尔沙吉号（USS Kearsarge）的甲板上。在出舱及站立期间，持续监测了他的血压和心率，站立时心率上升至 188 次/分钟。当时记载的飞行后报告为："航天员在站立到甲板上约 1 分钟后，面色苍白，面部湿润，额头出现大滴大滴的汗珠。他站立不稳，并主述意识不清、头晕目眩、眼前发黑、脚和腿部发麻。"[1,p317]

  Cooper 经历的是飞行后立位耐力不良问题。尽管这不是美国飞行中首次出现的事件（该事件曾在以前飞行中出现），但却是当时最显著的事件。之后，立位耐力不良被认为是微重力暴露后的规律性现象。其他心血管事件，如心律紊乱和心肌萎缩等也有飞行报道。微重力暴露也被证实具有减少有氧呼吸作用。

  为了预防飞行中心血管事件，保障飞行乘组着陆后的有效工作能力，需要深入理解和研究空间飞行心血管生理效应。本章回顾了空间飞行心血管系统的变化，并介绍了确保相关变化不导致干扰任务执行的防护措施。

7.2 与空间飞行相关的心血管生理学

  空间飞行中，心血管系统适应良好且功能正常。然而，对空间

的适应导致出现血容量、有氧能力和心肌质量等发生变化，这些均能够造成返回后医学问题。另外，正如在地面一样，一定的应激因素和事件还能够增加心律失常的发生率。

7.2.1　血容量调节

血容量影响立位耐力。总体来讲，高血容量增加立位耐力，低血容量降低立位耐力，其他生理调节因素也一样。血容量（由血浆容量和血细胞容积构成）能够在环境或生理调控指令下出现慢性增长或减少。多种因素，如：锻炼、热适应、缺氧、盐摄入和注射红细胞生成素等，均可改变血容量。

7.2.1.1　锻炼的效应

有氧训练增加血容量[2]。虽然血细胞比容可保持不变或轻度降低，血容量增加将导致血浆容量和红细胞容积同时增加。未经训练的人开始接受锻炼训练后立位耐力将增强[3]，这可能是由血容量增加所致。然而，经过持续、高强度的有氧训练，心肌顺应性、血管传导性和减压反射发生适应性改变，导致有氧适应能力高的人，虽然血容量增加，但立位耐力反而有所下降[4-5]。研究表明，每天 3 小时以上有氧锻炼将导致立位耐力下降而非增强。

7.2.1.2　热习服

大部分研究报道显示，对热环境的适应过程会增加血容量（主要增加血浆容量）[6-7]。其中的机制可能是通过增加钠和水的滞留，并伴随增加血浆中的蛋白含量。锻炼时暴露于热环境与休息时暴露于热环境相比，其适应性效应具有更好的潜在的刺激效果。

关于热习服所致血容量变化是否有利于提升休息状态时的立位耐力尚不清楚，但对运动后的立位耐力有一定的好处。在 Keren 等[8]开展的一项小规模研究中，他们观察到热习服和非热习服受试者间的立位耐力不存在基础水平的差异，然而，在发生脱水反应之前，热习服者可以在热环境中进行更长时间的锻炼，脱水已被证明具有明确的导致立位耐力不良作用。究竟是在运动状态还是在安静状态下运用热应激因素对立位耐力的提升是非常重要的？与在热环境中锻炼的受试者（共计 8 天）相比，在热环境中以休息状态暴露 8 小时的受试者，其运动刺激后的立位耐力并未得到改善[9]。

对航天飞行任务来说，提高在热环境中长时间耐受运动的能力，同时减少生理应急具有重要作用。因为，在通常情况下，航天服的通风能力和制冷能力很差，身着航天服进行工作常常会导致体温快速升高。

7.2.1.3　促红细胞生成素

促红细胞生成素是红细胞数量的潜在调节因子[10]。它主要由肾脏分泌，其分泌受一种尚未完全了解的肾脏氧传感器调控。血细胞比容下降（比如在贫血时伴随出现）将增加促红细胞生成素的分泌。注射促红细胞生成素将刺激红细胞增殖，增加血红蛋白浓度和血细胞比容[11]。总血容量也将相应增加。额外增加血红蛋白和血容量的一个效应是提高运动时的有氧能力[10-12]。并且，促红细胞生成素能够成功应用于植物神经衰竭和立位性低血压患者。

重组人促红细胞生成素已在临床上开始应用（阿法依泊汀，Epoetin Alfa），其给药形式有静脉注射及皮下注射两种。第二代促红素蛋白（促红血球生成素）也在临床上得到应用，其给药周期为每周 1 次。长期使用促红素可以产生副作用。在临床使用中遇到了高血压、高血黏度、血栓形成等问题[10]。一些猝死事件与运动员非法应用注射用促红细胞生成素有关。在这些病例中，运动前的高血红蛋白及因运动产生脱水所致的更高血红蛋白水平被认为是血栓形成的机制。

7.2.1.4　缺氧

高空暴露所致氧运送水平下降将使内源性促红素生成和血细胞比容增加[15]。这一过程是对高空环境的部分适应性反应。一旦回到海平面，这一适应性反应将随着促红素生成的下降逐步丧失，红细胞数量下降，血细胞容积重新回到正常水平。运动员使用高空或缺氧暴露来提高运动成绩。一种称为"高空环境生活和低空环境训练"的方法被用于增加红细胞数量、改善运动成绩[16]。在这一训练方法中，运动员在高空环境中睡眠。高空环境暴露启动了包括促红素分泌在内的高空适应性反应。

7.2.1.5　体液中心转移效应

在循环中心的牵张感受器感受中心血容量变化。这些心肺感受器发挥着保持中心血容量处于额定水平的作用。有证据表明，其调平点是直立状态下（坐位或立位）的中心血容量[17-18]。由于人类在清醒的绝大部分时段处于直立位，因此，以该点为平衡点应该是合理的。

由于这一调控点的存在，浸水、平卧位卧床休息和头低位卧床试验刺激将导致中心血容量增加，刺激血容量下降调控机制。在心房和肺动脉的牵张感受器将感受中心血容量增加，降低肾脏交感神经活性和血浆肾素活性，减少醛固酮分泌[19]。而且，心房受到牵张还将释放心房利钠尿肽，产生利钠利尿作用。这些网络调控的综合效应使血浆容量下降，中心血容量重新恢复到立位/坐位水平。

血液头向转移所致的血容量下降效应导致血细胞容积增加。大量研究表明，血细胞容积的增加抑制促红素分泌，相应地降低红细胞数量[19-20]。总体上，长期卧床试验、头低位暴露或浸水的综合调控效应是减少红细胞数量、血浆容量和总血细胞容积。血细胞容量的减少是这些干预因素导致立位耐力不良的重要发生机制。

通过定时施加减少中心血容量的干预措施可以部分预防血容量丢失。卧床期间，每天短期站立（4 h）可以预防卧床休息所致立位耐力不良[21]。应用下体负压，可以使受试者在卧位状态下产生与立位相同的血流动力学效应。图7-1阐述了应用下体抽吸或下体负压（lower body suction or lower body negative pressure，LBNP）的作用。由于LBNP提供了一个非重力依赖的将身体上部体液转移至下部的方法，它是空间飞行任务对抗中心体液转移的一项理想措施。

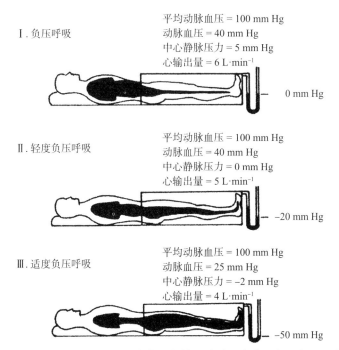

Ⅰ. 负压呼吸
平均动脉血压 = 100 mm Hg
动脉血压 = 40 mm Hg
中心静脉压力 = 5 mm Hg
心输出量 = 6 L·min⁻¹
0 mm Hg

Ⅱ. 轻度负压呼吸
平均动脉血压 = 100 mm Hg
动脉血压 = 40 mm Hg
中心静脉压力 = 0 mm Hg
心输出量 = 5 L·min⁻¹
−20 mm Hg

Ⅲ. 适度负压呼吸
平均动脉血压 = 100 mm Hg
动脉血压 = 25 mm Hg
中心静脉压力 = −2 mm Hg
心输出量 = 4 L·min⁻¹
−50 mm Hg

图 7-1　LBNP 提供了一种将身体上部体液转移至身体下部的方法，从而刺激低压（心肺）和高压（心房和颈动脉）压力感受器。低水平的 LBNP ［−20 mm Hg（1 mm Hg=0.133 kPa）或更低］仅刺激低压区压力感受器，而高水平的 LBNP 对低压和高压区的压力感受器均有刺激作用。−40 或 −50 mm Hg 的 LBNP 接近立位的静水压刺激[27]。LBNP 还可通过刺激水盐代谢调控激素发挥刺激立位耐力的作用（如，肾素、醛固酮）。

资料来源于参考文献 ［27］，牛津大学出版社允许

7.2.1.6　液体摄入

盐和水的摄入可以影响血浆容量。Heer 和他的同事们[22]对 6 名健康成人进行了每期 8 天、持续 3 个周期的连续研究。每个周期，受试者每天摄入不同量的氯化钠（5 g，10 g，15 g）。Heer 等发现，盐的摄入量与血浆容量呈很强的直接相关性。Damgaard 和同事们[23]还发现盐摄入量也影响心血管变异性。他们研究了 14 名志愿者低盐摄入（1.6 g/24 h）和高盐摄入（5.6 g/24 h）的变化。血浆容

量、每搏量和心输出量在高盐摄入时均增加。在临床实践中，盐也被用于治疗部分立位耐力不良的患者[24]。综上所述，绝大部分研究显示，包括液体摄入的盐摄入可以增加血浆容量，其增加的程度和时程取决于诸多因素（如，热应激、锻炼、体位）。

当液体摄入被用做脱水者的补水措施时，液体的构成非常重要。盐片和水分补充已被用做运动员极度力竭时的补水措施。科学的盐片和水分组成被正确地混匀时可以提供等渗溶液，但胃肠道中的盐块可以在局部产生非常高的盐浓度从而导致呕吐。总之，预混合含有碳水化合物的补液盐（6％碳水化合物/电解质溶质）是最易于吸收和最易耐受的。

7.2.2　血压调控

植物神经调节人体血压。高压压力反射感受器存在于颈动脉、主动脉和心室，低压压力反射感受器存在于肺动脉和心房，它们共同构成压力感受系统。大脑整合来自各感受器的信息，并通过交感和副交感神经系统输出信号调控血压。血压可以被认为是心输出量和血管阻力的乘积。心率的增加或降低通过改变心输出量来影响血压；血管的舒张或收缩通过改变血管阻力来增加或减少外周血管阻力。由于压力感受器和大脑联合对血压进行连续调节，该系统显示出连续的轻度震荡。图 7-2 是该系统的组织结构图，图 7-3 显示该系统在调节直立位血压时的工作机制。

平卧增加血容量、每搏量和心输出量。这一血压增高效应导致心率反射性降低和血管舒张。立位能降低中心血容量、每搏量和心输出量。在该体位，心血管调控系统通过增加心率、收缩血管来维持血压（见图 7-3）。立位耐力不良指的是：不足的心血管反应或剧烈的每搏量下降，使血压无法正常保持的情况。

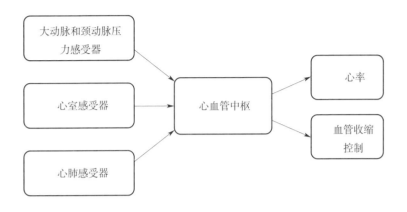

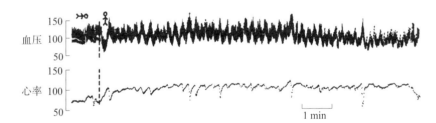

图 7 - 2　主动脉、颈动脉、心室和肺动脉中的敏感器感知大脑中心血管调节
中心的压力信息，根据心率和收缩压的变化调节血压

　　下部图形中的上部曲线表示血压，下部表示心率，它们都是站立位的测试结果（图中
的虚实线表示被测试人员从卧位转向站立位时的分界线）。上部曲线表示血压控制系
统持续调节心率和外周阻力以控制血压时发生的震荡情况

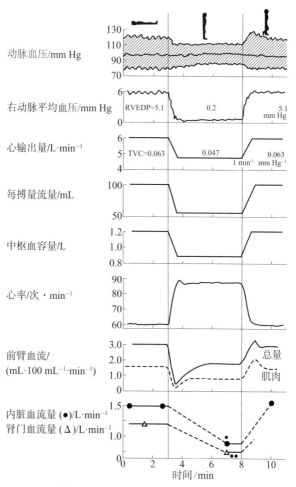

图 7 - 3　血压动力对站立位的响应

血压可以认为是心率、每搏输出和外周阻力三项因子的乘积。立位时，血流从胸腔流入

下体，右心房压力下降，每搏输出量下降，心输出量也下降，导致动脉压力感受器无

加载。由于血压降低而发生的响应是，心率增加，血管收缩量增加数个血管床（可由肠

下降和前臂血压流动验证）。总之，立位时，心输出量允许从卧位值下降，但血压最好

维持不变。资料来源于参考文献［27］，牛津大学出版社许可

7.2.2.1　影响立位时每搏量下降的因素

当人体从卧位转变为立位时，约有 500 mL 的血液从胸腔转移至身体下半部分。这一心脏充盈压的下降导致每搏量下降。许多因素可以影响每搏量下降。首先，如果总血容量下降（例如，失血或脱水导致），卧位每搏量将减少。在立位，即使血液从身体上部转移至下部的量与血容量丢失前相同，每搏量仍将达到更低水平。因此，血压调控系统的应激因素更大。

第二，胸腔血液的迁移量与每搏量的下降并非线性关系。心脏充盈压与每搏量的关系可用顺应性曲线表述。这一关联特性可以发生改变[25]。一些条件可以将卧位的压力容积曲线调控点从相对平缓的部分迁移至陡峭部分。如果调控点转移至压力容积曲线的陡峭部分，血液从胸腔迁移导致的充盈压下降将加剧，导致每搏量减少更为显著。这一机制可能是卧床试验[26]或运动[25]后出现立位耐力不良的一个原因。长期卧床后，可能发生心肌萎缩、心室顺应性下降。当长期卧床的受试者站立时，他们每搏量下降的程度比血容量下降的预期效应更为显著，这可能是由于心脏顺应性变化和压力容积曲线向陡峭部位迁移所致。诸多研究显示，卧床试验后，如果通过输液使卧位每搏量恢复到卧床前水平，立位时每搏量的下降水平仍高于卧床试验前[18]。

第三，下肢顺应性变化。血液从胸腔向下肢的转移量部分依赖于下肢的顺应性[27]。例如，如果一个人下肢肌肉量及紧张度丢失，其下肢顺应性可能增加，当其站立时下肢的膨胀将更加明显。在这种情况下，站立时更多血液从身体上部转移至下肢，每搏量下降更为显著[28]。

第四，将刺激（每搏量下降）与效应（心率增加和血管收缩）完全分离是不可能的。血管收缩能力在血液从胸腔转移至下肢从而影响心脏充盈压的过程具有重要的调控作用。立位时内脏血管收缩是增加立位时静脉循环血容量的重要调控途径。肠道和其他部位动脉血管强烈的收缩使内脏静脉血液转移至中心静脉腔。该机制有助于减轻立位时的每搏量下降[27]。最终，血管收缩减少了体位性血液迁移。

由于众多因素可以影响立位时每搏量的下降，因此，很难孤立分析导致每搏下降的单项原因。图 7 - 4 总结了一些立位性每搏量下降的影响因素。

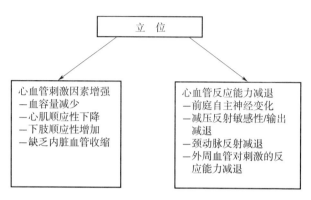

图 7 - 4　空间飞行后立位耐力不良的可能原因

对心血管系统更强的刺激因素、反应能力下降，或两者的联合作用

可以导致立位性晕厥。这一评估假定飞行前后测试期间的环境因素相同。

飞行后血容量下降，心肌质量呈现减少，减压反射调节发生变化

7.2.2.2　心率对立位应激的反应

血压可以看做是心率、每搏输出量和外周阻力三项的乘积。立位时减压反射介导的心率增快导致心输出量增加（心率×每搏量＝心输出量），从而有利于血压恢复。这一心率增速效应由迷走神经张力减退和交感神经兴奋性增强共同介导。锻炼期间，心率加快可显著增加心输出量。锻炼的肌肉促使回心血量增加，心脏快速而充分充盈。即使心率的增快导致舒张期心脏充盈时间减少，运动时充盈压增高和高血流速度能够起到充分的补偿作用。

然而，立位时应用心率增快来提高血压的作用是有限的。当立位时心率增快，心输出量在初始阶段也增加，但充盈压下降。当心率进一步增加，在低充盈压条件下，充盈时间的进一步减少可导致每搏量减少，从而使心率的增加不再能提高心输出量。这解释了为

什么心动过速可以导致立位耐力不良。

心室压力感受器可以使心血管对立位的反应复杂化。刺激心室压力感受器可减慢心率、舒张血管（贝佐尔德-亚里施反射）[29]。典型情况下，这是对高血压性或心脏负荷过高的高心室内压的生理反应。但当心室近乎排空、心室壁自身有力收缩互相挤压时，心室压力感受器也可以被刺激。在这种情况下，心室压力感受器的驱动将导致心率减慢、血管舒张，从而导致晕厥。心室压力感受器的这种刺激被认为是血管迷走综合症的一个发病机制。在血管迷走综合症患者中，交感神经对血管的输出信号出现矛盾性衰减，心率在即将出现晕厥前迅速下降。

7.2.2.3　血管收缩反应影响因素

血管收缩是控制血压的强大力量。立位时肠道、肾脏、肌肉血管发生收缩，血流量相应减少。立位应激越强，血管收缩程度越高。然而，这一调控机制的调控能力终究有限。血管收缩可以导致血流量再分布，使脑部能够持续工作，但在这一过程中，源自心血管系统的总血流量是减少的，其最长能够持续到充盈压失代偿前。一旦立位时脑部血流量少于维持清醒所需的供血水平，人就会出现晕厥。

一些因素能够影响血管收缩性能对交感神经系统定量输出的响应程度。外周血管和小动脉去负荷，正如卧床时的血液静水压梯度消失，可以导致血管壁平滑肌萎缩，这可能损害血管对交感神经刺激的响应能力[30]。

7.2.2.4　脑血流的自主调节

可以影响立位耐力的另一个因素是脑血流的自主调节[27]。通过脑内血管的舒张，脑血流可以在血压下降的情况下得到维持。相似地，通过血管收缩性自主调节，可以阻止血压增高时的过多血流灌注。然而，如果自主调节的范围被重新设置，脑血流调控能力将会受损。当脑血流调控范围被重新设定或改变时，机体在以前能够耐受的血压水平将可能出现晕厥[31]。

7.2.2.5　小结

图7-4总结了导致立位耐力不良的可能原因。血容量变化、心脏顺应性、下肢顺应性、心率调节、血管收缩调节和脑血流调节等都是导致飞行后立位耐力不良的重要原因。空间飞行后的立位耐力不良常常是多因素的，每个因素的贡献导致了问题的发生。

7.2.3　心肌质量

正如骨骼肌一样，心肌质量也可以随着负荷的改变而改变。高血压患者出现心肌肥厚；开始锻炼的个体心肌质量增加。相反，治疗高血压可以使肥厚心肌退化，停止锻炼后心肌质量减少[32]。

7.2.3.1　锻炼增加心肌质量，卧床休息减轻心肌质量

锻炼所致心肌质量增加与训练类型有关。举重和力量训练运动员增加心室壁厚度，腔室容积不变。耐力训练既增加腔室容积又增加室壁厚度。训练停止后，心脏的尺寸将退化为本人年龄段的正常水平[32]。

Perhonen和同事们[33]证明，6周卧床使心肌质量平均减少8%[33]。心肌萎缩的限值可能通过对脊髓高位损害病人的研究获知。这些病人，经历数年的活动受限，其心肌质量与非运动人群的正常对照相比减少了25%～35%[34]。这一程度可能代表平台期。

7.2.3.2　心肌质量下降可能影响立位耐力

Levine等人[26]很好地概括了心肌萎缩的生理变化结果。卧床后再适应可以导致左心室尺寸减小、舒张性能下降。而且，心室充盈压和每搏量的压力容积曲线迁移至陡峭部分。这些机制导致的立位耐力不良比卧床后血容量下降对立位耐力影响的预期更为深远[35]。

7.2.4　心律紊乱

心律失常有时表明患有严重心脏疾病。与正常人相比，冠状动脉疾病患者常常在运动时易于出现异位节律[36]，但正常人在多种情

况下也可出现心律失常而无病理表现。对健康人的动态心电图监测结果表明，仅有13％的志愿者一直为正常窦性节律[37]。空间飞行中，飞行乘组可能暴露于多种心血管应激因素下，例如锻炼或电解质紊乱。因此，当飞行中出现心律失常，很难确定到底是失重还是其他因素所致。

7.2.4.1　锻炼的效应

锻炼几乎可以导致所有类型的心律失常；当呈现病理指征时，如何决策成为挑战[36]。在一项心导管患者的研究中，锻炼可导致25％正常患者发生室性心律失常。一项共计对345名规律锻炼的男性和女性试者的研究发现，低于30岁的被试者室性异位节律发生率为18％，50岁以上的人群发病率超过50％[38]。综上，锻炼导致的室性心律失常在冠心病患者中的发病率高于正常健康人群。当运动负荷低于预期最大心率的70％水平时出现室性心律失常，应怀疑冠状动脉疾病[36]。

7.2.4.2　电解质紊乱的效应

血浆电解质变化，尤其是钾和钙，也有镁和钠，可以导致心律失常和心电图异常。典型情况下，电解质水平常常远离正常范围的主要见于住院病人。尽管如此，脱水和热环境下的锻炼能导致电解质水平的显著变化，可能易于发生心律失常[36]。

7.2.4.3　应激的效应

应激和情绪沮丧可以增加心律失常发生的倾向性。Stamler和同事们[39]监测了医院值班医生的动态心电图，注意到了异位节律与应激之间的关联性。相似地，Insulander和同事们[40]证明，精神压力可以影响电生理参数。空间飞行可以导致精神压力，尤其是在紧急工况或飞行任务较多的阶段，当看到心律失常时，应激是需要考虑的因素之一。

7.3　空间飞行对心血管系统的影响效应

　　当讨论空间飞行对心血管系统的影响效应时，以何种体位数据作为地面对照非常重要。本章中，以立位作为参照。Gauer 和 Thron[17] 在 1965 年就概括了选取立位数据作为对照的原因。因为人类约有 2/3 的时间处于直立位，适应机制总是将立位的血流动力学状态作为受到干扰时的调定点，如：卧床休息、头低位、浸于水中和空间飞行。在下面的章节中，除了特别说明的外，描述空间飞行观察到的变化均指以立位为基准点。

　　另一个需要考虑的重要因素是，空间飞行的研究是"领域科学"。虽然研究者尽量控制混杂的诸多变量，但空间研究是在一个真实任务环境中开展的。乘组航天员可能需要服用药物或实施对抗措施。对抗方案可能依据任务需要而发生变化。空间运动病综合症可以干扰体液平衡和食品摄入。在长期飞行中，心理应激和飞行中应急事件可以影响睡眠、饮食和生理变量。因为这些限制，对空间飞行的结果必须进行谨慎解释。因此，虽然空间飞行可以检测到生理事件或变化，但这并不一定是失重所致。其他因素，如医学干预、心理应激或对抗措施实施，都可以是变化的贡献者。

7.3.1　进入微重力：生理效应

　　入轨即刻，腿部容积降低，面部开始肿胀[41]。与飞行前卧位对照相比，每条腿的容积减少接近 1 L[42]，前额组织厚度约增加 7%[43]。肺毛细血管容量增加 25%[44]，眼内压增加 92%[45]。这些变化反映了体液由下半身向上半身的显著转移。

　　体液最初的转移增加了心脏的尺寸和每搏量。在飞行初期（第 24～48 h），心脏直径增加[46-48]。心输出量和每搏量均增加[44]。之后，心率、每搏量和心输出量恢复至近似飞行前立位水平[49]。血压可以较飞行前立位水平轻度减少[50]。

多个研究提示对微重力的早期适应与地基的卧床或浸水模拟失重研究有显著差异。首先，体液转移的幅度比立位转为卧位更为显著。Thornton 等[51]的研究显示，卧床或浸水模拟微重力可以产生腿部小于或等于 50％的体液丢失。第二，这一显著的体液转移预测会升高中心静脉压，但飞行中并未发生[46,52]。第三，地基模拟失重研究导致利尿效应，但飞行早期航天员并未出现利尿效应[53-56]。15 名乘组航天员在飞行第一天的尿量数据显示，仅有 1 人尿量高于飞行前水平。

因为腿部容积、组织厚度、每搏量数据均显示初期明显的体液头向转移，中心静脉压和尿量的变化与之出现了矛盾。有两个假设可以解释飞行中得到的中心静脉压数据：中心静脉压和心输出量的变化可能与胸内压下降或心肌组织地面重力压力的消失有关[52]；少尿可能是早期飞行神经前庭变化的作用。空间运动病导致抗利尿激素水平显著增高，其与尿量减少有关[57]。由于空间运动病在飞行早期十分常见，这些神经前庭的影响与心血管变化相互协同作用导致尿量减少。最终，体液转移完成后，每搏量和心输出量重新回到飞行前坐位水平。

7.3.2 血容量减少

虽然在轨飞行的第一天并未出现尿量增加，但血浆容量快速降低。飞行资料显示，部分血浆容量的减少可能与富含白蛋白的体液由血管内渗出到血管外有关[58]。飞行第一天，血浆容量减少 17％。这一血浆容量的快速丢失增加了血细胞容积比，将导致促红素分泌减少，促红素的水平在空间飞行中下调[58]。上述的综合结果是红细胞数量减少。血浆容量和红细胞数量的减少导致总计 11％的血容量丢失。这一新的血容量水平使中心静脉压水平与地面直立位相似。

7.3.3 心肌萎缩

一旦进入空间飞行，心脏每日承受的容积和压力刺激被去除。

在地面，周期性平卧使心脏间断接受容量负荷，但空间飞行不存在该刺激因素。而且，全负荷的运动量减少了，以致于心脏承受的整合压力负荷可能减少（虽然该因素与对抗措施方案有关）。平均血压可能较 1 g 水平轻度降低。飞行后检测显示，空间飞行中心肌质量减少 8%～10%[33]。

7.3.4　心率失常

空间飞行中出现严重心律失常已有报道。在阿波罗-15 任务中，一名航天员出现室性二联律[59]。天空实验室任务在舱外活动及体育锻炼时也报道了室性异位节律[60-61]。在和平空间站，航天员出现了连续 14 个心跳的室性心动过速[62]。很难辨别室性异位节律究竟为失重所致还是飞行中其他因素作用的结果。例如，出现心律失常的阿波罗-15 航天员涉及月球表面舱外活动和严重脱水问题。天空实验室异位节律是在有显著应激因素的情况下发生的。而和平空间站指令长 Vasily Tsibliyev 出现严重的心律失常[63]，其发生在 Tsibliyev 作为指令长，进步货运飞船与和平空间站碰撞之后。他处于应激状态且未能很好地睡眠。另外，虽然航天员参加了选拔，一些航天员带着隐匿性冠心病参加飞行任务。由于心脏疾病而非失重生理效应的独立作用，他们可能在应激情况下出现异位节律。

微重力是否能够增加室性心律失常倾向尚不清楚。舱外活动的动态心电图监测结果并未显示更高的异位节律发生率[64]，短期飞行的动态心电图显示异位节律发生率下降[50]。很难评估针对空间飞行异位节律数量显著增多时考虑电解质失衡、应激和飞行期间睡眠缺失等因素是否多余。

7.3.5　有氧代谢能力变化

虽然微重力暴露确实使血容量减少，检测结果显示，短期飞行任务中，人体最大氧摄取能力很好地维持在飞行前水平[65]。在长期飞行任务中，如果航天员不实施锻炼，他们将如在地面一样损失有氧能力。而在飞行中锻炼，能够增加最大氧摄入量。天空实验室 - 4 任务中，航天员们非常严格地执行了在轨锻炼方案，他们在飞行中最大有氧代谢能力水平出现增高[66]。

然而，飞行后，最大氧摄入量显著降低。短期飞行（9～14 天）后着陆当天立位氧摄入量峰值降低 22%[65]。造成该问题的原因是每搏量峰值及心输出量减少。最大心率、血压和动静脉系统氧含量差未变。Levine 和同事们[65]得出结论，氧摄取量峰值在失重飞行 9～14 天期间可以得到很好的维持，但返回地球后将迅速下降，其最可能的原因为血管内血容量、每搏量和心输出量下降。有氧能力在着陆后非常重要，因为飞行乘组可能需要在月面或火星表面从事工作，可能暴露在有显著热应激的航天服中。而且，在应急工况或计划外事件中，航天员需要从事氧耗量大的工作。

7.3.6　飞行后立位耐力不良

空间飞行返回地面后普遍出现立位耐力不良。由于立位耐力不良有多种定义（苍白综合症、头晕目眩、收缩压下降大于 20 mm Hg 等），而且，通过立位测试检测立位耐力不良可能不可实施，因为走路或移动可以通过激活肌肉泵帮助改善立位耐力[67-68]。航天员运动时可能能够站立，但当静止站立时可能出现头晕目眩。尽管如此，普遍来讲，飞行后航天员站立时会出现心率加快、血压下降。短期飞行后，63%的航天员不能完成飞行前全部轻松通过的 10 min 站立测试。

一些因素不是飞行后立位耐力不良的主要因素。下肢顺应性增加可以进一步降低立位每搏量，但短期飞行研究资料未显示腿部顺应性的增加[70]。压力反射敏感性下降具有潜在的作用，颈动脉压力反射对心率的调控确实在微重力环境呈现出变化[71]。平均而言，飞行后立位应激条件下航天员的心率出现显著而快速的增加[31,69,72]，这表明压力反射的心率调控大体上是正常的。飞行中和飞行后测试均显示减压反射机制（心率和交感神经活性均包括）没有受损，对立位应激反应恰当[31,71,73]。与之类似，研究资料也未显示脑血流自主调控的变化。在用神经实验方法研究飞行任务中，检测了 4 名航天员飞行前、中、后的脑血流自主调节能力。结果显示，没有显著改变。

血容量减少似乎是飞行后立位耐力不良的主要因素。飞行后卧位每搏量下降，反映血容量减少[69]。虽然血容量减少可能是初始因素，恢复血容量的措施未能完全预防立位性低血压。返回前，飞行乘组常规使用体液负载对抗措施（8 g 盐加 1 L 水）以扩充血容量，减轻立位耐力不良。总体来讲，这一措施对立位耐力不良有所改进但并未消除[69]。资料提示，可能还有其他因素导致飞行后立位耐力不良。

一个重要的因素是血管收缩性能。在 Buckey 等[69] 的研究中，未能完成直立测试的人，外周血管阻力未能升高到飞行前水平[69]。Levine 等[31] 的研究结果显示，虽然飞行后交感神经输出在立位倾斜试验中大幅增加，总外周血管阻力没有出现相应的更高增幅。综上，这些研究提示，除血容量下降，飞行后血管收缩能力也可出现变化。可能的解释包括动脉反射变化或外周阻力血管平滑肌萎缩[30]。总之，空间飞行研究资料提示，以增加血容量和提高血管收缩性能为靶点开展防护措施研究可能具有较好的前景。

7.4　空间飞行心血管效应的防护措施

无论是返回地面还是着陆于其他星球，空间飞行后心血管系统均将面临一系列挑战。再入期间，航天员可能暴露于头足向（head - to - foot）超重环境（就像航天飞机中航天员在再入阶段经历的那样），这是立位应激显著的易受损阶段。类似地，飞船胸背向（front - to - back）加速度（如联盟飞船）再入时也将引起心血管系统应激，减少心脏充盈。

一旦航天员到达地球或其他星球，他们可能会穿上航天服，在应急工况或正常工况下开展体力劳动。绝大部分服装的制冷能力有限，这是机体出现热应激的主要因素（参见第 5 章）。而且，在服装内长期工作可能需要卓越的耐受能力。如果航天员着陆时血容量下降、热耐受力薄弱、运动能力下降，他们在工作时将迅速出现脱水和晕厥。任务的成功依赖于航天员在飞行中维持良好机能状态，为着陆做好准备。

7.4.1　有氧锻炼

航天员飞行中维持良好的有氧能力是有意义的。有氧训练能增强最大氧摄取能力、改善耐受力，并能产生积极的心理效应。有氧工作能力可为应急工况或航天服内工作提供必要的优势。训练有素的人其热调节能力高于未训练者[6]。有氧训练也能增加血容量，其可能有益于立位耐力，提供有氧训练不是多余的。

每周进行 3～4 次持续 30 min 或更长的次级量训练（50% 最大心率或每分钟心率增加大于 60 次）可以改善耐力。频繁重复大肌肉、高强度训练 3～5 min，随后休息或轻度锻炼相同时长，可以发展有氧能力。大量高强度训练可以发展肌肉、肌键和韧带的力量[32]。

7.4.2　热适应

热适应能改善在热环境中的耐受力和在热环境中的工作能力。没有进行热适应的个体在相同工作量下会更快地出现脱水，并可发展为运动性立位耐力不良。因为航天员在其他星球工作时需要着航天服，而绝大部分航天服制冷能力有限，可以预测航天员舱外活动经常会感到很热和很不舒服（参见第 5 章）。

研究显示，持续 1 周的每天暴露于热环境 1 小时的训练将产生一定的热适应。想具备在热环境中从事大量工作的能力，需要更为进取的适应方案，需要每天在 34 ℃ 热环境暴露 4 h，持续 8～9 天[6]。

7.4.3　力量训练

第 4 章对力量训练进行了阐述。力量训练可以通过 2 个主要途径改进立位耐力。因为心肌萎缩可能是飞行后立位耐力不良的一个发生机制，力量训练可以增加心脏的压力负荷，从而有助于维持或增加心肌质量。类似地，虽然下肢顺应性在空间飞行中似乎并不下降，但增加下肢肌肉紧张度可能有助于减少立位下肢血流灌注和增强肌肉泵的效能。

7.4.4　人工重力

连续的1 g人工重力应该能够预防心血管失重适应性变化。具有可实施性的最低水平人工重力是否具有良好效果尚不知道。因为连续人工重力可能不可行，间断人工重力提供了另一种途径。在微重力环境，下肢静水压梯度消失可能减少下肢阻力血管压力负荷。这可以导致血管平滑肌细胞萎缩，损害它们对交感神经刺激的缩血管响应能力[30,75]。如果这是真的，间断人工重力施加在血管上的力可能有助于减少立位耐力不良。

间断人工重力可以减少中心血容量，这有赖于应用方案。中心血容量的减少，类似于站立位发生的工况，可激活下肢压力感受器并激活体液保持能力，从而增加血浆容量。当前，要达到刺激体液驻留效能所需的重力刺激幅度和频次还不知道。

7.4.5　下体负压暴露

下体负压（或下体抽吸）采取与站立近似的方式对心血管系统施加刺激（如图7-1所示）。将身体下部密封在气密性腔室中，而后暴露于真空环境。外部对下肢的抽吸负压使体液由中心循环转移至下肢（与地面站立时的效应相似）。在低水平抽吸时（小于等于20 mm Hg），心肺感受器受到刺激但不影响动脉血压；在较高水平，主动脉和颈动脉压力感受器被去负荷。-40～-50 mm Hg的负压可以产生与1 g立位相近的血流动力学变化。当进行连续LBNP时，血浆肾素活性和其他调控激素（如醛固酮）增加[27,76]。

LBNP的原理是减少中心血容量和刺激体液驻留机制。虽然LBNP

的即刻效应是调节每搏量、血压和心率，对激素的影响需要较长时间。Bevegard 等[77]的研究显示，血浆肾素活性在 LBNP 暴露 19 min 后开始上升。肾素分泌需要高水平的 LBNP（－40 mm Hg）刺激。低水平（－10～－20 mm Hg）LBNP 似乎不具有刺激激素分泌的作用。

表 7 - 1　俄罗斯空间飞行返回前实施的下体负压训练方案

训练期	压力水平/mm Hg	每个压力持续时间/min
预备		
第 1 天	10，15，20，25	5
第 2 天	15，20，25，30	5
第 3 天	20，25，30，35	5
第 4 天	25，30，35，40	5
第 5 天	25，35，40，45	5
第 6 天	25，35，40，45	5
		当每一个训练部分结束，逐步将压力恢复至 0（大于 1 min）
最后 2 天		
第 1 循环	25，35，40，45 mm Hg，随后用时超出 1 min 将压力至恢复 0	5
第 2 循环	25，35，40，45 mm Hg，随后用时超出 1 min 将压力至恢复 0	5

注：航天员在试验前饮用液体 200 mL，并在低压暴露期间轮番收缩下肢肌肉。

　　LBNP 是俄罗斯长期空间飞行防护方案中的常配措施。LBNP 在航天员准备返回前的 1 周开始使用。LBNP 前需要服用液体，继而采用每步停歇休息的阶梯式压力方案（表 7 - 1 列出俄罗斯的使用程序）。"Chibis" 下体负压裤允许航天员在进行 LBNP 时具有机动能力（见图 7 - 5）。俄罗斯程序还包括使用 LBNP 进行立位耐力测试（逐步增加 LBNP 水平，期间监测心率和血压）来评估对抗措施的有效性。LBNP 也作为对抗措施在航天飞机飞行任务中得到评估[50]。在那项研究中，进行－30 mm Hg LBNP 前的 3.5 h，服用 8 g 盐加 1 L 水。这一措施显示有效，但由于时间需求的强迫性，该措施不具有适用性。LBNP 联合跑台锻炼进行防护的措施也得到了研究，因为这一联合措施既可以为立位耐力又可以为骨骼肌肉提供防护措施[66,79-80]。不幸的是，－50 mm Hg LBNP 和 40 min 中度体育锻炼同步实施的联合防护措施没有改善立位耐力作用。

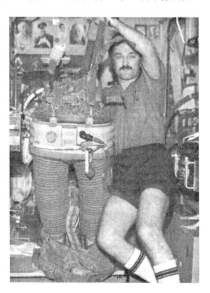

图 7-5　图为俄罗斯联邦航天部远征 8 队中的飞行工程师、

航天员 Alexander Kaleri 在国际空间站星辰号服务舱内摆出的造型，

身着 Chibis 下体负压裤虽然吸附在胳膊和下体上，但仍然能使身体

具有足够的灵活性。NASA 提供图片

7.4.6　医学和其他干预措施

飞行后多个医学和物理措施是有效的。促红素、氟氢考的松、口服补液等有效措施可以增加血容量。卧床试验后使用血管收缩剂也取得了很好的结果。抗 g 服和身体降温措施也是增加血管外周总阻力的物理方法。

7.4.6.1　血管收缩剂

由于多个研究表明，不能完成飞行后立位试验的航天员其外周阻力不能升高到飞行前水平[69,72]，血管收缩激动剂成为了合理的对抗方法。在临床实践中，曾使用多种不同的血管收缩剂对抗立位性低血压（麻黄碱、新福林、麦角胺）。米多君，一类不具有心脏效应的受体激动剂，已被用于治疗立位性低血压[8]。米多君是主要的外周动脉和静脉收缩剂。该药物已被证明在卧床试验后使用有效，且已被用于选拔空间飞行航天员。

空间飞行后应用血管收缩剂的确切机制尚不完全清楚。与患者的自主调节衰竭相反，航天员在飞行后立位时交感神经系统似乎显示出活跃反应，这提示血管受到了合理的交感神经刺激[31]，也可能是血管收缩能力受到了损伤或出现了不恰当的内脏血管收缩。使用药物可以产生超出交感神经系统调控水平的收缩血管效应。在那些心室和动脉压力反射相矛盾的案例中（由于前面阐述的贝佐尔德-亚里施反射的原因），血管收缩剂可能有益于减轻或阻止血管对血管减压药产生的舒张效应。

7.4.6.2　氟氢考的松

氟氢考的松是一类盐皮质激素，常用于治疗立位性低血压。它与醛固酮作用类似，主要起排钠、利钾、增加血浆容量的作用。氟氢考的松是卧床试验所致立位耐力不良的有效对抗措施[83]。氟氢考的松也作为"一项有效的空间飞行对抗措施"而成为"更长期在轨飞行医学计划"的构成部分并被评估。在空间飞行环境中，氟氢考的松似乎并不能改进立位耐力不良，它没有被用于空间飞行任务[50]。这一药物仅在卧床试验中应用，而没有应用于空间飞行研究。

7.4.6.3　促红细胞生成素

促红细胞生成素通常用于肾脏透析或贫血癌症患者治疗。虽然机体可以产生针对药物的抗体，一些患者出现对商品药物中部分成分的过敏反应，但总体来说，促红素的耐受性好。重组人促红素可以通过每日注射（促红素）给药，一种新的制剂（促红血球生成素，Darbepoetin Alfa）可以每周注射一次。基因激活型促红素已被研制出来，而胶囊式促红素口服制剂尚在研制开发中。

对于贫血患者，治疗目的是升高血细胞容积。针对空间飞行，其目的是升高红细胞数量，从而在返回前提高血容量。出于这一目的，血细胞容积以达到正常水平为目标，血细胞容积超出正常范围是有害的。运动员中，血细胞容积过度增高者在脱水时发生了致死事件。如果要尝试，需要将飞行应用时机限制在返回前的 1 周，且应谨慎监测。

7.4.6.4　低氧

低氧暴露可以刺激内源性促红素的分泌，而得到非外源性补充。刺激促红素分泌需要在达到或高于大约 2 500 m 的海拔高度暴露 6 h 及以上[15]。运动员针对该项训练采取了在高海拔环境睡眠或生活、在海平面训练的方法。高空暴露还能够通过在高空密封舱内睡眠实现。这一将高空适应与海平面训练相结合的方法被称为"高空生活-低空训练"方法，其已被证实是有效的[16,84]。当前，这一方法还没有被列入航天员准备着陆或抵达另一星球前的准备措施中。

7.4.6.5　自体输血

运动员竞赛前进行自身血液再输注被称为血液输注兴奋。输血将血红蛋白浓度增加到高于机体正常值，可以增加氧摄入量。研究表明，再输入 900~1 350 mL 血液将增加 4%～9% 的血液携氧能力和最大氧摄取量。这一改善效应在输血后 24 h 呈现[10]。再输入自体血可以避免绝大部分的血液传播疾病问题。该方法在空间应用的主要问题是血细胞如何储存和如何防止细菌污染。

7.4.6.6　体液负载

口服含盐液体是美国和俄罗斯都有的对抗措施。美国的液体负载对抗措施为航天员提供多种实施方案，包括：口服盐片（8 g）和 1 L 水，或饮用 1 L 电解质饮料。盐片具有导致呕吐的效应，因此，在空间应用不理想。地面试验中以对多种不同体液负载制度进行了评估，盐浓度略高的方案（1.07 N）保留时间较长[85]。补水溶液（如运动饮料）中的碳水化合物可能对加强吸收也很重要[6]。

7.4.6.7　抗 g 服

抗 g 服是一个能够改善立位耐力的简单、有效、经过时间考验的对抗方法。它包括了小腿腓肠肌、大腿股部和腹部气囊，用于压迫相应部位的组织。这一压力增加总外周阻力，降低腿部静脉顺应性，提高对加速度的耐受能力[86]。在战斗机中，正确穿着发挥作用的抗 g 服可以增加 2～4 g 的耐受能力。

在俄罗斯空间飞行任务中，返回前航天员穿着一种被称为 Kentavr 的服装。这一服装像抗 g 服一样对身体下半部分施压，从而协助提供立位耐力不良防护手段。发射返回航天服在航天飞机返回时使用，其内掺抗 g 服，在返回前和返回过程中给予充气。抗 g 服是一个非常有用的对抗措施。绝大部分立位试验研究没有穿着抗 g 服。穿上抗 g 服进行立位测试，不通过率将会降低，但尚未获取其确切的有效性资料。

7.4.6.8　身体降温

给身体降温是增加血管收缩性的另一个方法。热应激舒张皮肤血管，降低总外周阻力。血管舒张和体液丢失的联合作用使热应激成为着陆后航天员面临的主要威胁因素。而给身体降温则采用与其相反的方法。降温措施能使皮肤血管收缩，因而改善中心循环。而且，给手部或脸部降温可以显著刺激交感神经活性（如，冷刺激试验）。皮肤降温已被作为改进立位耐力不良的手段且完成了测试，被证明是有效的。在 Durand 等[87]的研究中，对受试者分别进行了皮肤降温和不降温措施下的 LBNP 耐受测试。结果显示，应用皮肤降温 LBNP 耐受力增高，血压和去甲肾上腺素水平同样增高。

7.5　心血管系统变化的监测

空间飞行需要监测技术来跟踪心血管系统的相关变化，评估对抗措施是否有效，航天员是否具备执行任务的能力（如，出舱活动或返回）。

7.5.1　动态心电图

　　24 h 监测心率和心电图是评估心律失常总发生率的最好方法，对其结果的解释不得不持谨慎态度。多种类型的节律紊乱在正常人中也可以见到，这可能无临床意义[37,38,88-90]。一些危险的节律紊乱（如室性心动过速）有时甚至也在正常人身上发生，且不导致任何副作用[91]。然而，心律失常频率的增加，尤其是在低水平运动量下发生的心律失常可能是有意义的。而且，没有关于空间飞行预期异位节律"正常水平"的固定数据，如果知道了心律失常的发生，乘组医生可能喜欢将其看做是有意义的节律紊乱。飞行前应正确收集应激工况下（模拟舱外活动、锻炼）的数据资料，作为飞行记录的比对。

7.5.2　超声

　　空间飞行心肌萎缩的预期程度尚未被牢固确立。通过检测心肌质量，可以收集一整套基础数据，用于评估特定航天员心肌质量是否显著超出预期范围。核磁共振提供了最精确的心肌质量测试方法[33]，但在空间飞行中使用核磁共振是不实际的。心脏超声提供了空间飞行中跟踪航天员心肌质量的最合理方法。超声技术的发展应考虑三维超声测量，它应该能够提供比实现个体心室壁厚度测量更精确和重复性更高的技术。

7.5.3　功能测试

7.5.3.1　锻炼测试

　　应用自行车功量计或跑台能很容易测试航天员的吸氧能力。在俄罗斯长期飞行任务和国际空间站中定期实施飞行适合度评估[78]。因为可能增加心律失常发生率，Concern 表达了是否对空间飞行谨慎实施最大量运动测试的观点。大部分好的体育训练程序将涉及达到最大摄氧量的运动负荷，因此，将运动测试负荷限制到次级量似乎没有必要。舱外活动、着陆当天的高负荷工作、热应激均可导致心血管系统达到最大心率和最大氧摄取量。因为航天员们必须能够耐受这些应激因素，实施最大氧摄取量刺激并不显得多余或要求过高。次级量评估在国际空间站上每隔 30 天进行一次[92]。

7.5.3.2　下体负压测试

俄罗斯当前的防护方案中包括在飞行前一周应用 LBNP 的对抗措施（如表 7－1 所示）。而且，在俄罗斯的飞行方案中还包含应用 LBNP 实施立位耐力功能测试。压力最高跃升到－50 mm Hg，期间监测心率和血压。这一手段为航天员在轨评估对抗措施的有效性提供了方法。通过这一方法，航天员可以增加他的锻炼方案或改变液体摄入，从而尽力改善返回前的立位耐力。

7.6　基于现有知识的建议

空间飞行最关心的心血管系统变化是立位耐力下降。首要但可能并非唯一影响飞行后立位耐力的因素是空间飞行的血容量下降。心肌萎缩、外周血管平滑肌紧张度减低、动脉反射变化均可能有所贡献。压力反射功能似乎得到很大程度的保持，但在立位应激的峰值时刻，微小的减压反射功能变化也是非常重要的。立位耐力下降也伴随立位运动能力的下降，因为相同的发生机制（立位每搏量降低）对两种效应都有贡献。立位耐力不良在返回期间危害很大（尤其是航天员呈坐姿立位经历高加速度负荷时，如航天飞机返回期间），在着陆后的紧急状况下可影响工作效能。

如果航天员能够以平卧位再入和能够在着陆后逐步适应立位，航天员在返回时有明显的立位耐力不良。着陆后，逐步适应头足向力负荷将刺激体液驻留，启动对重力的再适应。这种情况可以在基于航天员能够在着陆后逐步适应地面环境时考虑，飞行中针对立位耐力不良的防护措施可以被最小化。然而，这一方法存在一些问题。

航天员平卧位返回时承受胸背向力负荷（G_x），虽然其对心血管的刺激较头足向（G_z）低，但也减少心脏充盈。高 G_x 负荷能够显著降低每搏输出量，可能导致低血压[93]。航天员承受的平卧位 G_x 力学负荷取决于飞行任务计划，但在非标称轨道返回时，其负荷可以增高到 $10\sim13$ G_x 水平。这种工况下，如果航天员能够保持足够的血容量，其安全限值则会增加。

而且，着陆后，航天员不能确信他们有时间逐步适应新环境。应激状况或装备故障可能需要他们迅速着舱外航天服或其他保护性装备开展工作。在最坏的情况下，着陆后的显著热应激和脱水可以导致横纹肌溶解和肾脏衰竭。

为帮助航天员在轨维护健康及做好针对着陆后心血管应激的准备，提出以下建议。

（1）应用抗 g 服

着陆后，抗 g 服或下体弹性服装能够提供改善立位耐力的措施。应避免热应激，可能时，可以应用身体降温措施防止低血压。

（2）返回前体液负载

航天员应该在承受再入力负荷前 1 h，通过服用含有碳氢化合物的电解质液体实施体液负载。

（3）维持需氧适应

航天员应该进行在轨锻炼以将需氧适应能力维持在达到或超过飞行前水平。而且，在着陆前数周，可在高温环境开展锻炼以刺激热适应性。需氧适应能力每月检测一次，以跟踪和评估是否需要增强或减少体育锻炼。有氧训练程序应包括一系列高强度锻炼、间歇训练和耐力训练。

（4）进行力量训练

维持下肢肌肉力量（参见第 4 章）能够帮助改善飞行后立位耐力，而且对于身体姿态肌肉的功能维持也十分重要。

（5）在轨测试立位耐力

飞行前和飞行初期应使用 LBNP 进行立位功能检测以建立标准。

在返回前数周，应用阶梯式压力增高的 LBNP 检测程序评估心率和血压反应。继而在空间飞行中应用对抗措施（扩充血浆容量、下体负压训练），再入前进行立位反应性再测试。

（6）将 LBNP 作为对抗措施

除了将 LBNP 作为立位耐力测试手段，LBNP 还可以作为对抗措施。俄罗斯应用的 Chibis LBNP 航天服使航天员能够在实施 LBNP 时在舱内自由活动（见图 7-5）。较长时间的 LBNP 暴露可以在再入前使用，以刺激血浆肾素活性和醛固酮。研究提示，为诱导激素响应效应，LBNP 的暴露时间应超出 20 min[77]。尚未能精确获知能够增加中心血容量的适宜的 LBNP 暴露时长、频次和强度。飞行中立位耐力测试结果可用于返回前对抗措施评估。应用 LBNP 增加血浆容量应与口服盐水措施相结合。

（7）可以将轻度缺氧作为增加血容量的措施开展研究

缺氧，无论通过呼吸低氧混合气体还是减少舱内氧浓度，可以作为一项可能的干预措施：返回前刺激促红素分泌，增加血容量。

（8）研究再入前增加血容量的措施

可以开展评估诸如自体输血和促红素等防护措施的空间可应用性的研究。

（9）应用飞行中立位耐力测试指导治疗

飞行中立位耐力测试，包括特定航天员的飞行前结果，能够用于决策是否需要服用血管收缩剂。口服制剂在服用药物 1 min 后血药浓度达到高峰，因此，需恰当计算消化吸收时程。药物的通常剂量范围为 2.5~10 mg。

（10）飞行中应监测动态心电图

除非飞行中心律失常发生率是否增高的问题得到解决，否则飞行中应定期监测动态心电图，来提供室性节律异常发生率的基础资料。

（11）监测心肌萎缩

长期飞行中应定期测量心肌质量，以建立飞行中的正常值，评估对抗措施的有效性。

参 考 文 献

[1] Catterson, A. D. , et al. , Aeromedical observations, in Mercury Project Summary. 1963, Manned Spacecraft Center, Houston, TX, pp. 299 – 324.

[2] Convertino, V. A. , Blood volume: its adaptation to endurance training. Medicine and Science in Sports and Exercise, 1991. 23 (12): 1338 – 48.

[3] van Lieshout, J. J. , Exercise training and orthostatic intolerance: a paradox? Journal of Physiology, 2003. 551 (Pt 2): 401.

[4] Ogoh, S. , et al. , Carotid baroreflex responsiveness to head – up tilt – induced central hypovolaemia: effect of aerobic fitness. Journal of Physiology, 2003. 551 (Pt 2): 601 – 8.

[5] Levine, B. D. , et al. , Physical fitness and cardiovascular regulation: mechanisms of orthostatic intolerance. Journal of Applied Physiology, 1991. 70 (1): 112 – 22.

[6] Astrand, P. P. , et al. , Temperature regulation, in Textbook of Work Physiology. 2003, Human Kinetics, Champaign, IL, pp. 31 – 70.

[7] Mack, G. W. , and E. R. Nadel, Body fluid balance during heat stress in humans, in Hand – book of Physiology, section 4, Environmental Physiology, M. J. Fregly and C. M. Blatteis. eds. 1996, Oxford University Press, New York, pp. 187 – 214.

[8] Keren, G. , et al. , Orthostatic responses in heat tolerant and intolerant subjects compared by three different methods: Aviation, Space, and Environmental Medicine, 1980. 51 (11): 1205 – 8.

[9] S hvartz, E. , N. B. Strydom, and H. Kotze, Orthostatism and heat acclimation. Journal of Applied Physiology, 1975. 39 (4): 590 – 95.

[10] Gaudard, A. , et al. , Drags for increasing oxygen and their potential use in doping: a review. Sports Medicine, 2003. 33 (3): 187 – 212.

[11] Berglund, B. , and B. Ekblom, Effect of recombinant human erythropoietin treatment on blood pressure and some haematotogical parameters in healthy

men. Journal of Internal Medicine, 1991. 229 (2): 125 - 30.

[12] Shaskey, D. J. , and G. A. Green, Sports haematology. Sports Medicine, 2000. 29 (t): 27 - 38.

[13] Biaggioni, I. , Erythropoietin in autonomic failure, in Primer on the Autonomic Nervoas System, D. Robertson, P. A. Low, and R. J. Polinsky, eds. 1996, Academic Press, New Yortc. pp. 332 - 33.

[14] Kawakami, K. , et al. , Successful treatment of severe orthostatic hypotension with erythropoietin. Pacing and Clinical Electrophysiology, 2003. 26 (1 Pt 1): 105 - 7.

[15] Ge, R. L. , et al. , Determinants of erythropoietin release in response to short - term hypobaric hypoxia. Journal of Applied Physiology, 2002. 92 (6): 2361 - 67.

[16] Stray - Gundersen, J. , B. D. Levine, and C. G. Blomqvist, "Living high and training low" can improve sea level performance in endurance athletes. British Journal of Sports Medicine, 1999. 33 (3): 150 - 51.

[17] Gauer, O. H. , and H. L. Thron, Postural changes in the circulation, in Handbook of Physiology. Circulation. , W. F. Hamilton, ed. 1965, American Physiological Society, Washington. DC, pp. 2409 - 39.

[18] Blomqvist, C. G. , Cardiovascular adjustments to gravitational stress, in Handbook of Physiology, J. T. Shepherd, ed. 1983, American Physiological Society, Washington, DC, pp. 1025 - 63.

[19] Fortney, S. M. , V. S. Schneider, and J. E. Greenleaf, The physiology of bed rest, in Handbook of Physiology, section 4, Environmental Physiology, M. J. Fregly and C. M. Blatteis, eds. 1996, Oxford University Press, New York, pp. 889 - 939.

[20] Gunga, H. C. , et al. , Erythropoietin under real and simulated microgravity conditions in humans. Journal of Applied Physiology, 1996. 81 (2): 761 -73.

[21] Vernikos, J. , et al. , Effect of standing or walking on physiological changes induced by head down bed rest: implications for spaceflight. Aviation, Space, and Environmental Medicine, 1996. 67 (11): 1069 79.

[22] Heer, M. , et al. , High dietary sodium chloride consumption may not induce

body fluid retention in humans. American Journal of Physiology – Renal Fluid and Electrolyte Physiology, 2000. 278 (4): F585 – 95.

[23] Damgaard, M. , et al. , Effects of sodium intake on cardiovascular variables in humans during posture changes and ambulatory conditions. American Journal of Physiology – Regulatory Integrative and Comparative Physiology, 2002. 283 (6): R1404 – 11.

[24] Mtinangi, B. L. , and R. Hainsworth, Early effects of oral salt on plasma volume, orthostatic tolerance, and baroreceptor sensitivity in patients with syncope. Clinical Autonomic Research, 1998. 8 (4): 231 – 35.

[25] Levine, B. D. , and C. G. Blomqvist, Regulation of central blood volume and cardiac filling in endurance athletes: the Frank – Starling mechanism as a determinant of orthostatic tolerance. Medicine and Science in Sports and Exercise, 1993. 25 (6): 727 – 32.

[26] Levine, B. D. , J. H. Zuckerman, and J. A. Pawelczyk, Cardiac atrophy after bed – rest deconditioning: a nonneural mechanism for orthostatic intolerance. Circulation, 1997. 96 (2): 517 – 25.

[27] Rowell, L. B. , Adjustments to upright posture and blood loss, in Human Circulation Regulation During Physical Stress. 1986, Oxford University Press, New York, pp. 137 – 73.

[28] Streeten, D. H. , and T. F. Scullard, Excessive gravitational blood pooling caused by impaired venous tone is the predominant non – cardiac mechanism of orthostatic intolerance. Clinical Science (London), 1996. 90 (4): 277 –85.

[29] Bishop, V. S. , A. Malliani, and P. P. Thoren, Cardiac mechanoreceptors, in Handbook of Physiology, section 2, The Cardiovascular System, J. T. Sheperd and F. M. Abboud, eds. 1983, American Physiological Society, Bethesda, MD, pp. 497 – 556.

[30] Zhang, L. F. , Vascular adaptation to microgravity: what have we learned? Journal of Applied Physiology, 2001. 91 (6): 2415 – 30.

[31] Levine, B. D. , et al. , Neural control of the cardiovascular system in space, in The Neurolab Spacelab Mission: Neuroscience Research in Space, J. C. Buckey and J. L. Homick, eds. 2003, NASA, Houston, TX, pp. 175 – 85.

[32] Astrand, P. , et al. , Physical training, in Textbook of Work Physiology. 2003, Human Kinetics, Champaign, IL, pp. 313 – 68.

[33] Perhonen, M. A. , et al. , Cardiac atrophy after bed rest and spacefight. Journal of Applied Physiology, 2001. 91 (2): 645 – 53.

[34] Nash, M. S. , et al. , Reversal of adaptive left ventricular atrophy following electrically – stimulated exercise training in human tetraplegics. Paraplegia, 1991. 29 (9): 590 – 99.

[35] Perhonen, M. A. , J. H. Zuckerman, and B. D. Levine, Deterioration of left ventricular chamber performance after bed rest: "cardiovascular deconditioning" or hypovolemia? Circulation, 2001. 103 (14): 1851 – 57.

[36] Chung, E. K. , Exercise – induced cardiac arrhythmias, in Principles of Cardiac Arrhythmias. 1989, Williams and Wilkins, Baltimore, MD, pp. 613 –37.

[37] Stinson, J. C. , et al. , Use of 24 h ambulatory ECG recordings in the assessment of new chemical entities in healthy volunteers. British Journal of Clinical Pharmacology, 1995. 39 (6): 651 – 56.

[38] Ekblom, B. , L. H. Hartley, and W. C. Day, Occurrence and reproducibility of exercise – induced ventricular ectopy in normal subjects. American Journal of Cardiology, 1979. 43 (1): 35 – 40.

[39] Stamler, J. S. , et al. , The effect of stress and fatigue on cardiac rhythm in medical interns. Journal of Electrocardiology, 1992. 25 (4): 333 – 38.

[40] Insulander, P. , et al. , Electrophysiologic effects of mental stress in healthy subjects: a comparison with epinephrine infusion. Journal of Electrocardiology, 2003. 36 (4): 301 – 9.

[41] Thornton, W. E. , T. P. Moore, and S. L. Pool, Fluid shifts in weightlessness. Aviation, Space, and Environmental Medicine, 1987. 58 (9 Pt 2): A86 – 90.

[42] Moore, T. P. , and W. E. Thornton, Space shuttle inflight and postflight fluid shifts measured by leg volume changes. Aviation, Space, and Environmental Medicine, 1987. 58 (9 Pt 2): A91 – 96.

[43] Kirsch, K. A. , et al. , Fluid shifts into and out of superficial tissues under microgravity and terrestrial conditions. Clinical Investigator, 1993. 71 (9):

687 - 89.

[44] Prisk, G. K. , et al. , Pulmonary diffusing capacity, capillary blood volume, and cardiac output during sustained microgravity. Journal of Applied Physiology, 1993. 75 (1): 15 - 26.

[45] Draeger, J. , et al. , Self - tonometry under microgravity conditions. Aviation, Space, and Environmental Medicine, 1995. 66 (6): 568 - 70.

[46] Buckey, J. C. , et al. , Central venous pressure in space. Journal of Applied Physiology. 1996. 81 (1): 19 - 25.

[47] Frey, M. A. B. , J. B. Charles, and D. E. Houston, Weightlessness and response to orthostatic stress, in Circulatory Response to the Upright Posture, J. J. Smith, ed. 1990, CRC Press. Boca Raton, FL, p. 65 - 120.

[48] Lathers, C. M. , et al. , Echocardiograms during six hours of bedrest at head -down and head - up tilt and during space flight. Joumal of Clinical Pharmacology, 1993. 33 (6): 535 - 43.

[49] Verbanck, S. , et al. , Pulmonary tissue volume, cardiac output, and diffusing capacity in sustained microgravity. Journal of Applied Physiology, 1997. 83 (3): 810 - 16.

[50] Charles, J. B. , et al. , Cardiovascular deconditioning, in Extended Duration Orbiter Medi cal Project Final Report, C. F. Sawin, G. R. Taylor, and W. L. Smith, eds. 1999, NASA. Houston, TX, pp. 1. 1 - 1. 19.

[51] Thornton, W. E. , et al. , Changes in leg volume during microgravity simulation. Aviation. Space, and Environmental Medicine, 1992. 63 (9): 789 -94.

[52] Buckey, J. C. , Central venous pressure, in Gravity and the Lung: Lessons from Micro gravity, G. K. Prisk, J. B. West, and M. Paiva, eds. 2001, Marcel Dekker, New York, pp. 225 - 54

[53] Leach, C. S. , and W. C. Alexander, Endocrine, Electrolyte and fluid volume changes associated with Apotlo missions, in Biomedical Results from Apollo, R. S. Johnston, L. F. Dietlein, and C. A. Berry, eds. 1975, NASA, Washington, DC, pp. 163 - 84.

[54] Leach, C. S. , and P. P. C. Rambaut, Biochemical responses of the Skylab crewmen: an overview, in Biomedical Results of Skylab, R. S. Johnston and

L. F. Dietlein, eds. 1977, NASA. Washington, DC, pp. 204 – 16.

[55] Leach, C. S. , Fluid control mechanisms in weightlessness. Aviation, Space, and Environmental Medicine, 1987. 58 (9 Pt 2): A74 – 79.

[56] Grigoriev, A. I. , et al. , Metabolic endocrine processes, in Space Flights in the Soyuz Spacecraft. Biomedical Research, O. G. Gazenko, L. I. Kakurin, and A. G. Kutznetsov, eds. 1977. NASA, Washington, DC, pp. 307 –51.

[57] Reason, J. T. , and J. J. Brand, Motion sickness. 1975, Academic Press, London.

[58] Alfrey, C. P. , et al. , Control of red blood cell mass in spaceflight. Journal of Applied Physiology, 1996. 81 (I): 98 – 104.

[59] Rowe, W. J. , The Apollo 15 space syndrome. Circulation, 1998. 97 (1): 119 – 20.

[60] Smith, R. F. , et al. , Quantitative electrocardiography during extended space flight: the second manned Skylab mission. Aviation, Space, and Environmental Medicine, 1976. 47 (4): 353 – 59.

[61] Smith, R. F. , et al. , Vectorcardiographic changes during extended space flight (M093): observations at rest and during exercise, in Biomedical Results of Skylab, R. S. Johnston and L. F. Dietlein, eds. 1977, NASA, Washington, DC, pp. 339 – 50.

[62] Fritsch – Yelle, J. M. , et al. , An episode of ventricular tachycardia during long – duration spaceflight. American Journal of Cardiology, 1998. 81 (11): 1391 – 92.

[63] Foale, C. , Waystation to the Stars: The Story of Mir, Michael and Me. 1999, Headline Book Publishing, London.

[64] Rossum, A. C. , et al. , Evaluation of cardiac rhythm disturbances during extravehicular activity. American Journal of Cardiology, 1997. 79 (8): 1153 –55.

[65] Levine, B. D. , et al. , Maximal exercise performance after adaptation to microgravity. Journal of Applied Physiology, 1996. 81 (2): 686 – 94.

[66] Watenpaugh, D. E. , and A. R. Hargens, The cardiovascular system in microgravity, in Handbook of Physiology, section 4, Environmental Physiology, M. J. Fregly and C. M. Blatteis, eds.. 1996, Oxford University Press,

New York, pp. 631 - 74.

[67] Wieling, W. , J. J. van Lieshout, and A. M. van Leeuwen, Physical manoeuvres that reduce postural hypotension in autonomic failure. Clinical Autonomic Research, 1993. 3 (1): 57 - 65.

[68] Ten Harkel, A. D. , J. J. van Lieshout, and W. Wieling, Effects of leg muscle pumping and tensing on orthostatic arterial pressure: a study in normal subjects and patients with autonomic failure. Clinical Science (London), 1994. 87 (5): 553 - 58.

[69] Buckey, J. C. , et al. , Orthostatic intolerance after spaceflight. Journal of Applied Physiology, 1996. 81 (1): 7 - 18.

[70] Watenpaugh, D. E. , et al. , Effects of spaceflight on human calf hemodynamics. Journal of Applied Physiology, 2001. 90 (4): 1552 - 58.

[71] Cox, J. F. , et al. , Influence of microgravity on arterial baroreflex responses triggered by Valsalva's maneuver, in The Neurolab Spacelab Mission: Neuroscience Research in Space, J. C. Buckey and J. L. Homick, eds. 2003, NASA, Houston, TX, pp. 187 - 95.

[72] Fritsch - Yelle, J. M. , et al. , Subnormal norepinephilne release relates to presyncope in astronauts after spaceflight. Journal of Applied Physiology, 1996. 81 (5): 2134 - 41.

[73] Ertl, A. C. , et al. , The human sympathetic nervous system response to spaceflight, in The Neurolab Spacelab Mission: Neuroscience Research in Space, J. C. Buckey and J. L. Homick, eds. . 2003, NASA, Houston, TX, pp. 197 - 202.

[74] Shykoff, B. E. , et al. , Cardiovascular response to submaximal exercise in sustained microgravity. Journal of Apptied Physiology, 1996. 81 (1): 26 -32.

[75] Delp, M. D. , Myogenic and vasoconstrictor responsiveness of skeletal muscle arterioles is diminished by hindlimb unloading. Journal of Applied Physiology, 1999. 86 (4): 1178 - 84.

[76] Convertino, V. A. , Lower body negative pressure as a tool for research in aerospace physiology and military medicine. Journal of Gravitational Physiology, 2001. 8 (2): 1 - 14.

[77] Bevegard, S. , J. Castenfors, and L. E. Lindblad, Effect of changes in blood volume distribution on circulatory variables and plasma renin activity in man. Acta Physiologica Scan - dinavica, 1977. 99 (2): 237 - 45.

[78] Kozlovskaya, I. B. , A. I. Grigoriev, and V. I. Stepantzov, Countermeasure of the negative effects of weightlessness on physical systems in long - term space flights. Acta Astronautica, 1995. 36 (8 - 12): 661 - 68.

[79] Smith, S. M. , et al. , Evaluation of treadmill exercise in a lower body negative pressure chamber as a countermeasure for weightlessness - induced bone loss: a bed rest study with identical twins. Journal of Bone and Mineral Research, 2003. 18 (12): 2223 - 30.

[80] Schneider, S. M. , et al. , Lower - body negative - pressure exercise and bed -rest - mediated orthostatic intolerance. Medicine and Science in Sports and Exercise, 2002. 34 (9): 1446 - 53.

[81] Lamarre - Cliche, M. , Drug treatment of orthostatic hypotension because of autonomic failure or neurocardiogenic syncope. American Journal of Cardiovascular Drugs, 2002. 2 (1): 23 - 35.

[82] Ramsdell, C. D. , et al. , Midodrine prevents orthostatic intolerance associated with simulated spaceflight. Journal of Applied Physiology, 2001. 90 (6): 2245 - 48.

[83] Vernikos, J. , and V. A. Convertino, Advantages and disadvantages of fludrocortisone or saline load in preventing post - spaceflight orthostatic hypotension. Acta Astronautica, 1994. 33: 259 - 66.

[84] Levine, B. D. , Intermittent hypoxic training: fact and fancy. High Altitude Medicine and Biology, 2002. 3 (2): 177 - 93.

[85] Frey, M. A. , et al. , Blood and urine responses to ingesting fluids of various salt and glucose concentrations. Journal of Clinical Pharmacology, 1991. 31 (10): 880 - 87.

[86] Gaffney, F. A. , et al. , Hemodynamic effects of Medical Anti - Shock Trousers (MAST garment) . Journal of Trauma, 1981. 21 (11): 931 - 37.

[87] Durand, S. , et al. , Skin surface cooling improves orthostatic tolerance in normothermic individuals. American Journal of Physiology - Regulatory Integrative and Comparative Physiology, 2004. 286 (1): R199 - 205.

[88] Masini, V. , M. Rocchi, and M. Santini, Dynamic ECG in normal subjects. Giomale Italiano di Cardiologia, 1980. 10 (10): 1267 - 79.

[89] Fails, J. V. , et al. , Prevalence and reproducibility of exercise - induced ventricular arrhythmias during maximal exercise testing in normal men. American Journal of Cardiology, 1976. 37 (4): 617 - 22.

[90] Turner, A. S. , et al. , The prevalence of disturbance of cardiac rhythm in randomly selected New Zealand adults. New Zealand Medical Journal, 1981. 93 (682): 253 - 55.

[91] Kennedy, H. L. , et al. , Long - term follow - up of asymptomatic healthy subjects with frequent and complex ventricular ectopy. New England Journal of Medicine, 1985. 312 (4): 193 - 97.

[92] International Space Station Integrated Medical Group, ISS Medical Checklist, JSC - 48522 - E1. 2000, NASA, Houston, TX.

[93] Lindberg, E. F. , et al. , Studies of cardiac output and circulatory pressures in human beings during forward acceleration. Aerospace Medicine, 1962. 33: 81 - 91.

第 8 章 营养：维持体重和预防疾病

8.1 引言

1995 年，Norm Thagard 在和平空间站上度过 4 个月之后，他的体重比发射时减少了 8 kg，约占总体重的 11%[1]。1989 年，当一组 10 人登山队登顶珠穆朗玛峰时，平均体重减少了 9.6%[2]。一组 66 名极地探险者在南极 10 个月期间保持体重稳定（不过他们身体的脂肪增加而肌肉质量减少了[3]）。潜艇工作人员的皮脂厚度通常厚于同龄男性，他们必须锻炼以防止体重增加[4]。

虽然空间站的环境与潜艇和南极站相似，但航天员有时会比登上珠穆朗玛峰的登山者体重减少更多，这强调了营养支持对成功执行太空飞行任务的重要性。营养严重缺乏会削弱肌肉功能、降低操作能力，也会增加感染的危险；而营养过剩则会导致肥胖并增加心血管疾病和癌症的风险。太空任务期间，合理的营养支持可防止体重严重下降、维持免疫功能正常、减小患心血管疾病和癌症的风险。本章总结了太空飞行条件下所面临的主要营养需求，以及为了满足这些需求需要做的工作。

8.2 空间飞行条件下的营养问题

长期空间飞行期间，多数乘员会出现体重下降，平均下降约 1～4 kg。表 8-1 汇总了美国和欧洲多次航天任务期间体重丢失数据。体重下降可能有多种原因：为适应失重环境，航天员的血容量和肌肉体积会减小，这反映为体重的减轻；有时，情绪低落等心理因素会降低食欲；另外锻炼虽然是一项重要的对抗措施，如果在能量摄入不充足的情况下进行，也会导致体重下降。在以往所有的任务期间，以上一些因素均会引起体重降低，然而值得注意的是，并非所有乘员的体重都会下降，甚至一些乘员的体重会增加。

太空飞行中，提供健康膳食与满足任务的操作需求之间会发生冲突。为了对抗癌症、心脏疾病和牙齿腐损，营养学家反对过量摄入脂肪和单糖，而要摄入富含新鲜蔬菜、水果、全谷物和粗纤维的食物[5-6]。然而，长期太空飞行过程中，很难提供新鲜蔬菜，并且膳食纤维增加了废物处理负担，但富含脂肪和单糖的高能量食物具备高能量密度，占据空间小，即使是营养不十分理想，但满足了工程的需要。因此航天营养最终要考虑航天员健康与工程需要之间合适的平衡关系。

表 8-1 美国和欧洲太空飞行任务前、任务期间航天员体重丢失、
液体摄入以及能量平衡情况

任务	飞行时间/d	体重变化/kg	液体摄入/（mL/天）	飞行前能量摄损/[kcal/（kg·d）]	飞行中能量摄入/[kcal/（kg·d）]	飞行中能量消耗/[kcal/（kg·d）]
阿波罗-16, 17	11~12	-3.63	3 000	36	25	50
天空实验室-2	28	-3.27	2 911	42	44	45
天空实验室-3	59	-3.67	2 670	45	43	47
天空实验室-4	84	-1.47	2 954	46	44	46
航天飞机（mixed）	5~17	-1.493	2 153		27	36
航天飞机, SLS 1/2	9~12	-1.8	2 700	39	34	34
航天飞机, LMS	17	-2.6	1 890	37	24	41
航天飞机, D-2	16	-2.8	1 800		25	
NASA-Mir	90~190	-4.6		35	26	
Euro-Mir	29	+0.2	1 100	34	24	
Euro-Mir, 95/97	21~179	-2.25	2 099		35	

资料来源于参考文献［10］，Elsevier 许可。

8.2.1 热量

根据世界卫生组织的公式可计算出个体的能量需求，公式见表 8-2，对于 30 多岁的男性航天员来说，日平均能量需求量为 2 875 kcal [即 12 MJ，41 kcal/kg，或者 171 kJ/ (kg·d)]。计算公式是为地面人群设定的，而太空中人体总能量消耗与地面类似[7]。

太空实验大鼠的食物消耗量、体重变化与地面对照组相似，看来太空飞行条件并不影响大鼠的能量摄入或者能量平衡，这与人体太空飞行的变化不同。长期飞行条件下，食物摄入不足是造成体重下降的常见原因[8-9]。即使能量需求相似，航天员日膳食摄入量通常也小于地面。而且飞行期间航天员食物摄入量与锻炼量呈负相关关系。失重条件下，不活动的大鼠不会减少食物的摄入量，但有着体力活动的人则会减少摄入量[10]。造成这些结果的原因并不完全清楚。

表 8-2 世界卫生组织不同年龄阶段的人群能量需求计算公式

组别	计算公式
男性，18~30 岁	kcal/d＝1.7 (15.3W＋679)
男性，>30 岁	kcal/d＝1.7 (11.6W＋879)
女性，18~30 岁	kcal/d＝1.6 (14.7W＋496)
女性，>30 岁	kcal/d＝1.6 (8.7W＋829)

注：上述公式适用于中等体力活动；当能量需求增加时（例如舱外活动和对抗锻炼增加）应额外增加 500 kcal/d；表中 W 代表身体质量，单位 kg，1 kcal＝4.186 8 kJ。

空间环境下，摄食量减少的原因之一可能是食物能产生热。以往研究发现，在热环境里或除热不充分时，摄食量会下降[11]。即使飞船内温度保持在适宜水平，太空条件下消除机体产生的热的效率也会下降[8]。气体对流冷却取决于低密度气体上升产生的空气流动（即热空气上升的除热途径），然而这种现象在失重环境中并不存在。因此，在太空中，航天员可能难以除去多余的热量，尤其是在锻炼的情况下，这就可能影响食欲和食物摄入量，如果除热效果不理想，那么摄食量降低并不意外[12]。

运动也可抑制摄食量[13]。动物和人体研究发现，剧烈运动会短暂减少食物摄入量并引起体重下降，这可能与运动过程中机体血流从内脏移走有关，血流转移会通知食欲中枢，内脏还没有准备好消化食物[8]。运动导致的食物摄入不足会在接下来的休息过程中持续一段时间，因此，每天进行超常规锻炼的航天员，食物摄入量可能不能满足其增加的代谢需求。

造成食物摄入量下降的另一个原因可能与代谢产物——CO_2 有关。地球大气成分中约含 0.03％ 的 CO_2，而飞船内其成分约为 0.3％，表明飞船内 CO_2 的去除效能较差。由于高浓度的 CO_2 能引起轻微的呼吸性酸中毒从而破坏机体酸碱平衡，这就需要机体进行代谢补偿以保持体液酸碱平衡。代谢性酸中毒会使机体减少白蛋白的合成并导致负氮平衡[14-15]。然而，造成这些后果的原因是呼吸性酸中毒还是暂时性乳酸堆积（与运动有关）仍旧不清楚[16]。另外，某些大鼠实验研究表明高浓度的 CO_2 会降低食物摄入[17]，但也存在争议[18]。太空飞行环境气体中 CO_2 水平的增加是否是摄食量下降的原因之一，目前还没有明确的结论。即使潜艇乘员在 CO_2 浓度较高（0.5％～1.5％范围内）的环境中工作，也未见体重下降的记录。

8.2.2　减少骨丢失

如第 1 章所述，失重条件下，承重骨的钙会被动员，导致机体甲状旁腺激素水平和钙吸收能力下降。另外，由于航天员处于光照不足的密闭环境，还会有维生素 D 缺乏的危险，营养干预能促使骨转换平衡、促进骨形成从而预防过度的骨丢失。

为预防太空中机体维生素 D 缺乏，必须补充外源性维生素 D。在缺少环境光照的条件下，建议维生素 D 的摄入量为 10 $\mu g/d$[7]。地面上维生素 D 的最高可耐受摄入量为 50 $\mu g/d$[19]。太空中的骨丢失并不是钙摄入不足引起的，所以并不提倡高剂量的钙摄入，但是应控制在一个适宜的水平以预防钙的缺乏。地面上与航天员年龄相仿的成年人，膳食钙的推荐摄入量为 1 000 mg/d，最高可耐受摄入量为 2 500 mg/d[19]，航天员钙摄入量为 1 200 mg/d（磷的摄入量不超过钙摄入量的 1.5 倍），这比地面推荐摄入量稍微高一些[7]。由于柠檬酸钙有较好的口腔吸收性，可作为优质的口服补充剂使用[20]。

航天飞行条件下，尿钙的排出量很可能增加，那么补充钙和维生素 D 需要注意的问题是，膳食钙的增加是否会加剧高钙尿和肾结石的危险性。一连串的证据表明事实并非如此[21]。绝经后的女性骨质疏松患者，尽管服用过量的钙和维生素 D，肾结石的发生率并没有增加，原因之一可能是钙在肠道与草酸根结合，从而减少了草酸盐的吸收。由于草酸根对草酸钙结石的形成是必需的，那么这种结合效应可以减少肌体吸收草酸根并经尿排泄的量。因此为了增加草酸根的结合效应，钙补充剂应和食物一起摄入。

高钠的摄入会增加尿钠的排出，从而增加尿钙的排出。由于尿钙排泄增加会加剧骨质丢失，因此应避免过量的钠摄入。目前钠的推荐摄入量为 1.5～3.5 g/d。而具有代表意义的是航天飞机任务中钠的摄入量较高（＞4 g/d）。由于钠能影响到骨质丢失，所以航天员需关注钠的摄入。

蛋白质的摄入也需要重点考虑。一方面，富含动物蛋白食物的代谢会产生酸负荷，从而增加对骨骼缓冲作用的需求进而增加骨质丢失的程度[23]；另一方面，主动阻抗锻炼需要适量的蛋白质摄入。目前推荐的食物蛋白质占总能量的比例为 12%～15%，其中动物蛋白与植物蛋白的比例为 60∶40[7]。

其他膳食因素也很重要。如第 1 章所述，异黄酮是一种植物雌激素，能有效保护地面人群的骨量[24]。食用富含大豆蛋白（是一种异黄酮的良好来源）的绝经女性，其腰椎骨密度会显著增加[25]，异丙氧黄酮是一种人工合成的异黄酮，也能有效预防绝经后骨质疏松[26]。由于绝经后骨丢失的生理与弃用性或失重性骨丢失存在本质不同，因此异黄酮对弃用或失重导致的骨丢失是否有效还不得而知。

8.2.3 减轻辐射损伤

如第 3 章所述，辐射通过在肌体内产生自由基和其他氧化基团造成肌体损害。抗氧化物质则通过化学修复或者与中间产物反应，阻断它们对重要生物分子造成损伤，从而减轻损害的发生[27]。有些营养素就是抗氧化物质，如维生素 A（及相关的类视黄醇和类胡萝卜素如 β 胡萝卜素）、维生素 C（抗坏血酸）、维生素 E（D-α-生育酚）、α-硫辛酸、烟酸（维生素 B3）、硫胺素（维生素 B1）、叶酸、硒以及半胱氨酸。植物花青素（在蓝莓和草莓中发现）有很强的抗氧化特性。另外，一些化合物如谷胱甘肽、N-乙酰半胱氨酸和辅酶 Q10 也是抗氧化物质[28-29]。

关于抗氧化物质的辐射保护作用在大多数动物研究中得到验证。半胱氨酸是一种氨基酸，在其巯基中含一个硫原子，是第一个被证明对大鼠电离辐射损伤具有防护作用的化合物[27]，然而在其具辐射防护的有效剂量范围，半胱氨酸是有毒的[30]，因此不能直接作为营养干预剂应用。不过，半胱氨酸仍可作为硫醇或硫代磷酸酯类化合物的组成成分，用于辐射防护，例如，半胱氨酸是谷胱甘肽三肽和N-乙酰半胱氨酸的组成成分之一。谷胱甘肽是一种抗氧化物质并在某些解毒反应中发挥重要作用[31]。N-乙酰-L-半胱氨酸（NAC）是毒性最小的硫醇之一，在临床上用做乙酰氨基酚中毒的解毒药。谷胱甘肽和 NAC 对延缓癌症有效，并有望用于癌症预防[29]。α-硫辛酸是一种含巯基化合物，研究证实它对辐射暴露、紫外线照射或者慢性疾病导致的氧化应激有一定的预防作用[32-34]。

之前提及到，维生素 E、维生素 C、维生素 A（和相关的类视黄醇和类胡萝卜素）、叶酸、烟酸（维生素 B3）、硫胺素（维生素 B1）均是抗氧化物质[35]。动物实验表明维生素 C 和维生素 E 能减少辐射后 DNA 损伤并提高细胞存活率[35]。增加维生素 C 和 E 的摄入能降低人类癌症发生的风险[29]。硫辛酸、维生素 C 和维生素 E 复合制剂可以防护航天员由于低水平辐射造成的晶状体损伤[36]。补充叶酸则可减小癌症发生的危险[37]。不过这些维生素防护辐射损伤的适宜剂量还没有确定，高于地面建议量的维生素供给量也未提供更多的保护。地面研究发现，营养充足的人群补充抗氧化剂后，对 DNA 损伤生物标记物几乎没有什么影响[38]，这表明额外补充抗氧化剂并不能减轻 DNA 损伤。太空辐射水平较高，航天员需要较高量的食物抗氧化剂去预防损害，那么效果也许会与地面不同，不过缺乏明确的证据。所幸这些化合物毒性低，可日常口服使用，这些维生素的推荐摄入量见表 8-3。

某些微量元素对辐射防护和减少癌症风险也起重要作用。例如，男性低剂量硒的摄入与癌症发生有关，受控实验表明硒摄入能减少男性的癌症发生率[39]，这可能与硒的抗氧化作用有关，然而适用于航天员的硒的最佳摄入量还有待制定。虽然铁参与了血红蛋白的合成和其他代谢过程，但铁会增加肌体的氧化损伤，因此在太空中应避免过量铁的摄入，只要能预防铁缺乏即可。太空条件下，肌体铁储存会增加，男性尤其如此，几乎不需要补充额外的铁[40]。微量元素的推荐摄入量见表 8-3。

表 8-3　各种抗氧化维生素和微量元素的推荐摄入量

维生素	推荐摄入量	微量元素	推荐摄入量
维生素 A/（µg 视黄醇当量/d）	1 000	铁/（mg/d）	10
维生素 B1（硫胺素）/（mg/d）	1.5	镁/（mg/d）	2～5
维生素 B3（烟酸）/（mg/d）	1	锌/（mg/d）	15
维生素 C/（mg/d）	100	铜/（mg/d）	1.5～3
维生素 E/（mg/d）	20	铬/（µg/d）	100～200
叶酸/（µg/d）	400	硒/（µg/d）	70
		碘/（µg/d）	150
		氟化物/（mg/d）	4

β 胡萝卜素是一种抗氧化剂，是类视黄醇和类胡萝卜素大家族中的一部分，这个家族还包括了所有反式视黄酸、叶黄素和番茄红素等化合物。β 胡萝卜素已被证明能减少辐射导致的细胞凋亡[41]，这表明其抗氧化特性会有助于辐射防护并有可能预防癌症，已有大规模干预实验去验证 β 胡萝卜素是否在癌症预防中发挥作用。与预期

结果相反，有肺癌风险的人群补充 β 胡萝卜素后癌症发病率反而增加了[42]，这些研究数据表明了抗氧化、辐射防护与癌症预防之间关系的复杂性。已发现其他抗氧化营养物质也有辐射防护作用，如含有花青素（被认为是抗氧化物质）的蓝莓和草莓提取物，能减轻大鼠的重离子辐射效应[29]。

　　虽然有一些细胞培养和动物研究方面的实验数据，但是特定的抗氧化剂（或者是抗氧化剂合剂）如何减少太空飞行中长期的低水平辐射暴露导致的人体细胞损伤和癌症风险，这方面的流行病学研究仍很缺乏。在一些癌症预防研究中，补充抗氧化剂还增加了癌症的发生率，这一事实说明抗氧化剂并不一定都是有益的。太空任务期间预防抗氧化复合物的缺乏似乎是合乎需要的，可是没有足够的数据去支持补充高剂量抗氧化剂。另外，由于有许多不同类型的抗氧化剂，因此在特定的环境下，哪种抗氧化剂（或者是抗氧化剂合剂）作用最佳还有待开展大量研究。

　　由于缺乏指导抗氧化剂使用的明确数据，一种方法是监测体内抗氧化状态，可以测量尿液中氧化应激的标记物，DNA 损伤的检测方法也有多种；也可测量血液中不同抗氧化物的水平。这就要求在轨的有效的检测能力以及相应支持检测的设备。纳米[43]和质谱技术的发展将会对微量样本的多参数的测量设备的研发起到引领作用。

8.2.4　癌症预防

　　前面已经提到，食物抗氧化剂对减轻长期辐射损伤非常重要。许多研究已经发现食物抗氧化剂有利于减少抗氧化剂缺乏人群的DNA 损伤和癌症发生的风险。其他饮食因素对癌症预防也很重要，大量研究证实，低脂、高纤维膳食，以及水果、蔬菜、谷物类食品与许多癌症（如结肠癌、前列腺癌和乳腺癌等）发生风险的减少有关[44-45]。每周至少 2 到 4 次食用黄、绿色蔬菜和水果的日本核爆幸存者，与每周 1 次或者更少食用黄、绿色蔬菜和水果的幸存者相比，发生膀胱癌的危险显著降低[46]。导致上述结果的原因并不完全清楚

（可能与抗氧化剂和免疫调节的联合作用有关），但是流行病学资料明确地给出了这种结果。

　　某些营养素能影响免疫系统功能，进而影响癌症发生的风险。免疫系统与癌症的关系复杂，一些膳食因素可促进免疫功能，另一些可抑制过度的或者不必要的免疫应答。例如，锌缺乏能抑制免疫功能，增加癌症发生的风险。然而没有证据证明，当锌缺乏纠正后，额外的锌补充会进一步减少癌症发生的风险[47]。

　　一些膳食因素似乎能减少促使炎症反应的细胞因子，越来越多的证据表明，炎症和前炎性细胞因子能促进癌症的发生[48]。植物多酚类是一组可能具抗炎特性的化合物，表没食子儿茶素‐3‐没食子酸酯（epigallocatechin‐3‐gallate）是绿茶的主要成分，它可能会有重要的抗炎和癌症预防作用[48]。某些膳食因素可能通过抑制蛋白水解而起作用，在一些癌症的发生过程中蛋白水解作用会增加，这意味着抑制蛋白水解有助于预防癌症[49]。源自大豆的包曼‐伯克（Bowman‐Birk）抑制因子（一种抑制蛋白水解的蛋白酶抑制剂），能有效预防辐照后癌症的发生[29]，在动物研究中，这种抑制剂能预防致癌作用的激发、促进及发展[29]。另一种有癌症预防作用的营养化合物是亚麻子，亚麻子含有木脂素类，后者是一组植物雌激素，被认为有预防癌症作用[39]。

　　另一类重要的有癌症预防作用的营养素是多不饱和脂肪酸（PUFA），其中两种重要的多不饱和脂肪酸是 ω-6 脂肪酸和 ω-3 脂肪酸，二者在化学结构上有细微的差别。某些植物油（如红花油、大豆油、玉米油和葵花籽油）和动物脂肪（绝大多数肉类和一些鱼类）含有较高的 ω-6 多不饱和脂肪酸，而另一些植物油（如亚麻籽油、油菜籽油和胡桃油）和某些鱼类（鲑鱼、鲔鱼和鲱鱼）则含有较高的 ω-3 多不饱和脂肪酸。研究发现 ω-3 多不饱和脂肪酸与 ω-6 多不饱和脂肪酸比值较高的膳食结构与癌症的低发病率有关，可能的原因是 ω-3 多不饱和脂肪酸能减轻炎症反应[48]。

　　流行病学资料明确显示，多摄入新鲜水果、蔬菜和膳食纤维具有预防癌症作用。十字花科蔬菜（绿花椰菜、花椰菜、卷心菜、抱子甘蓝、羽衣甘蓝等）对癌症预防有十分重要的价值，不过这种效应的化学基础（即提供防护的特殊化学复合物）并不清楚。为航天员提供具有预防癌症作用的膳食有两种途径，一种途径是提供新鲜或者冷冻食品，另一种途径是通过研究发现具有癌症预防作用的特异植物化合物，并以补充剂的形式提供。另外，在轨种植食物对于长期飞行任务十分重要，这会给航天员提供最大的自主灵活性，而且对于星际探索尤为必要，不过在轨种植食物十分复杂。如果栽培食物成为主要的热量来源，一旦植物栽培系统遭受破坏，那么航天员将会有面临饥饿的危险，而长保质期食品虽然不那么健康，但是较为可靠。

8.2.5　预防心血管疾病

营养是心血管预防措施的主要组成部分（心血管疾病的预防还将在第 12 章讨论）。低胆固醇摄入有助于保持血液低胆固醇水平，从而降低患心血管疾病的风险。高胆固醇食物包括乳脂、蛋黄以及动物内脏（如肝脏）等。高饱和脂肪酸膳食也能增加血液胆固醇水平，如乳酪、全奶、乳油、黄油、普通冰淇淋（即高脂奶产品）、肥肉、加工肉、禽类的皮、猪油、棕榈油、椰子油等都富含饱和脂肪。而不饱和脂肪和油类不会升高血液胆固醇水平，这些脂肪常存在于植物油、绝大多数坚果、橄榄油、酪梨以及肥胖的鱼类（鲑鱼、鲱鱼、鲔鱼）中。不饱和油类可分为单不饱和和多不饱和油，橄榄、芸薹、向日葵和花生油富含单不饱和脂肪，而植物油如大豆油、玉米油、棉籽油富含多不饱和脂肪，很多坚果也是多不饱和脂肪的良好来源[5]。

含有多不饱和脂肪酸的植物油广泛用于加工食品。使液态植物油固化的处理过程称为氢化作用，经过氢化作用，食物中产生了反式脂肪酸（也称为反式脂肪），这种处理提高了食物的保质期及风味的稳定性，但是富含反式脂肪酸的食物会增加血液胆固醇水平，换言之，氢化作用破坏了不饱和脂肪油脂对健康的有益影响。许多坚硬的人造黄油、植物酥油（shortenings）和包装食品（如饼干和点心）含有不完全氢化油，而不完全氢化油富含反式脂肪酸。由于航天食品的保质期必须足够长，所以对某些食物而言，长保质期和不完全氢化油含量之间需要有所权衡。

虽然反式脂肪酸不受欢迎，但别的脂肪酸可能有助于心血管疾病的预防。如 ω-3 脂肪酸有益于心血管健康[50]，它们可能通过减少炎症反应从而预防心血管疾病。某些鱼类如鲑鱼、鲔鱼、鲭鱼含有 ω-3 脂肪酸，α 亚麻酸是一种来源于植物的 ω-3 脂肪酸。虽然关于 ω-3 脂肪酸还没有结论性的数据，但是确保在食物中适量提供这些脂肪酸是一种合理的做法[51]。

一些流行病学研究发现，地中海式膳食可能是预防心血管疾病的最好模式，这种膳食基本上是素食且富含橄榄油、ω-3 脂肪酸、粗纤维、B 族维生素以及各种抗氧化物质。Hu 和 Willett[50] 推断对心血管疾病起显著预防作用的膳食结构有以下特点：1）脂肪以非氢化不饱和脂肪酸为主要形式；2）碳水化合物以全谷物为主要来源；3）蔬菜和水果供应充足。表 8-4 总结了促进心血管健康的合理膳食结构，同样也适用于癌症预防。

对长期太空飞行任务而言，始终需要预防心血管疾病。冠心病至今还不是常见问题，而体重丢失则是。如果乘员发生了体重丢失，首要目标就是发现原因（超负荷训练、应急等）和增加热量摄入，而用于维持或增加体重的食物是否对心血管健康有益将会是第二位考虑的问题。如果乘员的体重及身体脂肪均在增加，那么应密切关注表 8-4 中所列的膳食指导原则，而且，食物摄入量应个体化并根据特定乘员的需求进行调整。

表 8-4　合理膳食的推荐饮食原则

食物	建议
油脂类	选择植物油而不是固态油脂；避免用不完全氢化植物油

续表

食物	建议
畜肉、禽肉、鱼肉、贝壳类、蛋类、豆类、坚果类	每天选用鱼肉、贝壳、低脂肪禽肉、瘦肉、豆类、坚果中的 2～3 种
	脱脂、禽肉去皮
	常食用黄豆、豌豆、扁豆　限量食入加工肉（熏肉、香肠、腊肠等）和动物内脏　适量食用蛋黄和全蛋
奶制品	食用脱脂或者低脂奶
碳水化合物	选择全谷物类产品
其他	富含 ω-脂肪酸的食品有益　亚麻籽油或许是有用的营养物质（富含 ω-脂肪酸和木质素）

8.2.6　预防牙齿疾病

食物和营养在预防龋齿和牙周病中发挥着重要作用。牙菌斑含有细菌，食物中糖和其他可发酵碳水化合物被菌斑细菌代谢成酸，当菌斑 pH 值低于标准值（约为 5.5）时，牙釉质会发生溶解从而诱发龋齿。摄入可发酵的碳水化合物（食物糖和淀粉）与龋齿之间存在很强的关联性[6]。突变链球菌和干酪乳杆菌是形成龋齿的两种主要细菌。为对抗菌斑中的细菌产物，牙龈发生炎症反应，称为牙周病。

表 8-5 总结了各种碳水化合物及其他食物造成龋齿的可能性。那些在口腔中停留时间长的糖（如硬糖、薄荷、啜饮式糖饮料）比停留时间短的糖更为有害，同样，在口中停留时间长的淀粉类食物（如乳油三明治饼干、薯条等）比快速清除的淀粉类食物更受关注。富含钙、磷和蛋白质的食物可能会有利于牙齿的重新矿化，例如，加工乳酪可以预防龋齿。而高酸性食物会加快牙齿腐蚀，尤其是在口腔内长时间停留的情况下。大剂量的维生素 C 咀嚼片可降低 pH 值并促进牙齿腐蚀[52]。

表 8 - 5　各种食物源的促龋齿活性

类别	化学结构	例子	促龋齿潜能	食物来源
糖	单糖	葡萄糖、右旋糖、果糖	是	绝大多数食物、水果、蜂蜜
		高果糖的玉米糖浆	是	软饮料
		半乳糖	否	牛奶
	二糖	蔗糖	是	水果、蔬菜、方糖
		turbinado，molasses	是	
		乳糖	是	牛奶
		麦芽糖	是	啤酒
其他碳水化合物	多糖	淀粉	是	马铃薯、谷物、稻米、豆类、香蕉、玉米淀粉
	纤维	纤维素、果胶、树胶、β-多聚葡萄糖、果聚糖	否	谷物、水果、蔬菜
	多元单糖	山梨糖醇、甘露醇、木糖醇、赤藓醇	否	水果、海藻、植物提取液
	多元二糖	拉克替醇、异麦芽糖、malitol	否	来源于乳糖、麦芽糖或淀粉
	多元多糖	氢化淀粉、水解淀粉或 malitol 糖浆	否	来源于单糖
高强度甜味剂	糖精	甜和低甜度	否	
	天冬甜二肽	nutrasweet，equal	否	
	Aceulfame - K	sunett	否	
	Sucralose	splenda	否	
由碳水化合物制成的脂肪替代品		角叉菜胶、凝胶/树胶、玉米固体糖、糊精、糊精-麦芽糖复合剂、瓜尔胶、水解玉米淀粉、改良食物淀粉、果胶、聚葡萄糖、甜菜根纤维、黄单胞菌胶	未知	烤焙食物、乳酪、橡皮糖、色拉、蜜饯、布丁、果酱、酸奶油、酸奶酪、肉产品

注：来源于参考文献［52］，《美国营养学杂志》许可。

一些因素能改变龋齿发生的风险。酸性唾液的 pH 或低流量唾液增加了患龋齿的风险。氟化物能减小 pH 对牙釉质的溶解，具有保护作用。抗菌冲洗剂（常含有氯己定）能降低链球菌和其他细菌的数量，从而预防龋齿。含有较低量的可发酵糖类，富含钙（如乳酪）的膳食会有助于预防龋齿。保持牙齿清洁和无菌斑也是防止龋齿非常重要的环节。一些研究已经表明，多酚类（如可可、咖啡、茶叶和果汁中的单宁类物质）可能会减少其他食物产生龋齿的可能。无糖口香糖含有多元醇，如山梨醇、木糖醇、甘露醇，可以刺激唾液流量，加快清除牙齿上糖类，已发现木糖醇有助于增加唾液流量、提高 pH 值和增强牙齿的矿化，餐后咀嚼这些口香糖有助于牙齿清洁并预防龋齿[52]。

控制龋齿的主要饮食建议是：1）选择富含全谷物的水果及蔬菜的平衡膳食（简单糖含量低的）；2）搭配膳食（奶制品和发酵性糖类结合）调节糖类的影响；3）在食用发酵性糖类之后，用水漱口或咀嚼无糖口香糖；4）喝而不是啜饮加糖的酸性饮料。

8.2.7　食物：操作与健康

从操作的观点出发，最理想的食物系统特点是，简单紧凑、占用极少能源及产生最少垃圾。有长保质期并且占有极小空间的高密度、高脂肪、高热量食品有重大的优势。不过从健康和心理的角度，这种方式会产生问题，长期飞行任务期间，食物会变得非常重要。好的食物不仅对肌体的营养健康是必需的，而且对心理的影响也至关重要。在地面上，节日特色食品会使人产生期待感，而且食物也是庆祝和重大事件的重要组成部分。长期飞行任务中，乘组很可能会期待进餐时间，如果膳食变得单一乏味、得不到满足，那么士气将会遭受打击。如第 2 章提及，对于成功的长期太空飞行任务来讲，一种良好的心理环境十分关键。

对于短期飞行任务，基于冻干或者热稳定食品的食物系统显然是合理的，这些食物紧凑且易于准备。然而，对于长期飞行，不得不回答以下三个问题：1）乘员是否有能力去"烹饪"？2）在轨应该种植多少食物？3）能否提供冷冻食品？配备好的包装食品很方便，但严重缺乏创造性。如果乘员能得到烹调的基本原料（如面粉、糖、豆类、大米、香料等），那么就会做出不同的食物，这也就是"太空厨房"计划，随之而来就是要解决诸如控制粉尘、清洁以及食品安全等问题，这将对工程技术提出一系列的挑战。在长期空间飞行中，这些问题的解决对维持士气和工作高效至关重要。在星际飞行中，乘员更愿意有时间亲手准备食品。即使是提供长保质期基本包装食品的混合系统，也可以通过不同的食品组合和烹调方式而减少单调性。

在轨种植食物给工程提出了另一个重要挑战。大量研究表明，多种食物可以在飞船里小面积种植[53]，这不但能提供新鲜蔬菜，还给乘员提供了某些自主性。然而，由于这种复杂食物生产系统可能发生不同形式的故障，造成乘员食物短缺，因此这种方式存在着风险。相反，贮存的包装食品不太可能腐败或者降解。因此贮存食物和在轨种植食物相结合可能是最佳方式。在这种情况下，乘员能种植特定的农作物作为膳食的补充，不过食物的形式应适合于室温下较长时间保存。

潜艇上配备了大容积冰箱，可保存多种可口的食品。事实上，潜艇乘员的体重通常会增加。冰箱是非常稳定的，不过出现故障时，潜艇会浮出水面重新补给。对于长期的星际飞行，如果冰箱损坏并且大量的食品贮存在冰箱中，这将会引起灾难性的后果。尽管如此，即使提供在轨种植、制备、冷冻食品的能力增加了成本、重量及工程的复杂性，但对于将来而言也是一项明智的选择。

8.2.8　多种膳食因素

飞船供水系统必须包括水消毒措施。碘已经应用于某些水装置中，虽然这是一种有效的方法，但可能会有过量的碘进入供水系统[22]。过量碘摄入几乎不会导致甲状腺素的增高。总的来讲，监测放入水中的碘和其他化合物是非常重要的。

维生素 K 对多种凝血因子很重要，在骨代谢中也发挥着重要作用。降钙素是影响骨形成的一种重要激素，而维生素 K 是降钙素羧基化所必需的。McCormick[7]推荐太空中维生素 K1（叶绿醌）的摄入量为 80 μg/d。

8.3　基于现有知识的建议

对于短期飞行，主要关注的是尽可能以最有效的方式，提供适宜能量的平衡膳食。而在长期太空飞行中，营养上的细节变得更为重要，需要关注抗氧化状况和微营养素的提供。随着太空飞行时间从数月过渡到数年，那么要求膳食不应增加癌症和心血管疾病发生的风险。最后，食物在心理上的重要作用也不应被低估。食物是社会上许多礼节的重要组成部分。在狭小隔离的环境条件下，有限的食物选择及食物准备的局限性会增加心理应激。

另外，营养需求应该个体化，体重下降的乘员不需要再担心食物的脂肪含量，而体重增加的乘员则应引起注意。体内缺乏锌、硒以及抗氧化维生素的乘员患癌症的风险更高。保持乘组的高效工作需要一个变化的食物系统，其中包括营养参数的检测。为提供合理的营养，下列建议可供参考。

（1）密切关注体重

如果乘员出现体重下降就应进行干预，造成体重下降的原因有多种，但是及时发现、正确诊断和快速纠正是十分必要的。

（2）补充维生素 D 和钙

乘员需要充足的维生素 D 和钙的摄入，而且还应避免摄入过量的钠和动物蛋白，因为这两种物质会加剧骨丢失。

（3）在轨种植蔬菜

由于空间中辐射强度要比地球上高，体内抗氧化物质不应缺乏。是否超过日推荐摄入量标准去补充抗氧化剂，目前尚无定论，但是抗氧化维生素应该作为抗氧化补充剂的一部分，在轨种植的蔬菜是多种抗氧化物质的天然来源。

（4）提供微量元素

膳食中应该提供适量的锌和硒以预防体内缺乏，因为这两种微量元素摄入不足将会增加患癌症的风险，目前没有足够的数据支持任何一种特定的植物来源的化学物质会明确降低癌症风险。但是如果在轨种植的食物会增加食物的种类，想必对健康有益。

（5）保持心血管健康

在航天员年龄范围内，心血管疾病是导致死亡的主要原因，那么保持航天员的心血管健康是重要的。假如航天员想保持稳定的体重，那么他们应该避免摄入饱和脂肪酸和氢化油，而应摄入富含 $\omega-3$ 脂肪酸的食物。同时应通过食物或者补充剂的方式提供适量的纤维。

（6）生理指标监测

由于营养需求存在个体差异，并且我们不能准确知道每个乘员的最佳营养素摄入量，因此监测体内各种生化指标的能力十分重要。在轨测量尿、血中的氧化应激标志物可提供一些数据，可用于膳食指导。铁蛋白水平会指导是否需要补充额外的铁。测定锌、硒含量可保证机体处于不缺乏这两种元素。尿液中含有可检测蛋白降解的标志物。质谱可测定多种重要的营养物质，这会对营养计划提供重要的反馈信息。

（7）牙齿健康

航天员需要关注其牙齿健康，牙齿应保持无菌斑，饮茶有助于预防龋齿，咀嚼木糖醇口香糖会有益于含糖食物摄入后牙齿的清洁。

（8）身心平衡

将来，多功能食物系统会满足食物的制备（即通过基本原料制作食物），该系统还包括种植食物和冷冻食物，这将使工作、营养以及心理需要之间保持最佳平衡状态。

参 考 文 献

[1] Ash J. Rocket man, in Florida State University's Research in Review, 1997. http: //www. research. fsu. edu/researchr/fallwinter97/feature/rock-etman. html.

[2] Reynolds R D, et al. Intakes of high fat and high carbohydrate foods by humans increased with exposure to increasing altitude during an expedition to Mt. Everest. Journal of Nutrition, 1998. 128 (1): 50 - 55.

[3] Belkin V and Kararik D. Anthropometric characteristics of men inantarctica. International Journal of Circumpolar Health, 1999. 58 (3): 152 - 69.

[4] Tappan D V, et al. Cardiovascular risk factors in submariners. Undersea Biomedical Research, 1979. 6 (Suppl): S201 - 15.

[5] USDA. Dietary Guidelines for Americans. 2000, USDA: U. S. Department of Agriculture, Washington, D. C.

[6] Touger - Decker R and Mobley C C. Position of the American DieteticAssociation: Oral health and nutrition. Journal of the American DieteticAssociation, 2003. 103 (5): 616 - 25.

[7] McCormick D B. Nutritional recommendations for spaceflight, in Nutrition in spaceflight and Weightlessness Model, H. W. Lane and D. A. Scholler, eds. 2000, CRC Press, Boca Raton, FL, pp. 253 - 74.

[8] Stein T P. The relationship between dietary intake, exercise, energy balance and the space craft environment. Pflügers Archives, 2000. 441 (2 - 3 Suppl): R21 - 31.

[9] Stein T P. Nutrition and muscle loss in huamans during spaceflight. Advances in Space Biology and Medicine, 1999. 7: 49 - 97.

[10] Wade C E, et al. Body mass, energy intake, and water consumption of rats and humans during space flght. Nutrition, 2002. 18 (10): 829 - 36.

[11] Hamilton C L. Food and temperature, in Handbook of Physiology, section 6, Alimentary Canal, C. F. Code, ed. 1967, American Physiological Socie-

ty, Washington, DC, pp. 303 - 18.

[12] Marriott B M, ed. Nutrition Needs in Hot Environments: Applicationas for Military Personnel in Field Operations: 1993, National Academies Press, Washington, DC. 392.

[13] LeMagnen J. Regulation of body energy balance and body weight, in Neurobiology of feeding and nutrition. 192, Academic Press, San Diego, CA, pp. 258 - 90.

[14] Mitch W E and Goldberg A L. Mechanisms of musle wasting. the role of the ubiquitin - proteasome pathway. New England Journal ofmedicine, 1996. 335 (25): 1897 - 905.

[15] Mitch W E and S R Price. Mechanisms activating proteolysis to cause muscle atrophy in catabolic conditions. Journal of Renal Nutrition, 2003. 13 (2): 149 - 52.

[16] Ballmer P E and Imoberdorf R. Influence of acidosis on proteinme - tabolism. Nutrition, 1995. 11 (5): 462 - 68; [discussion p. 470].

[17] Viswanathan K R, Swamy M S. and Prasad N N. Effect of increased level of CO_2 exposure in a closed environment on calcium ang phosphorus balance in rats. Indian Journal of Experimental Biology, 1989. 27 (2): 151 - 55.

[18] Wade C E, et al. Rat growth, body composition, and renal function during 30 days increased ambient CO_2 exposure. Aviation. Space, and Environment Medicine, 2000. 71 (6): 599 - 609.

[19] Weaver C M, LeBlanc A. and Smith S M. Calcium and related Nutrients in bone metabolism, in Nutrition in Spaceflight and Weightlessness Models, H. W. Lane and D. A. Schoeller, eds. 2000, CRC Press, Boca Raton, FL, pp. 176 - 96.

[20] Heller H J, et al. Pharmacokinetics of calcium absorption from two commercial calcium supplements. Journal of Clinical Pharmacology, 1999. 39 (11): 1151 - 54.

[21] Heller H J. The role of calcium in the prevention of kidney stones. Journal of the American College of Nutrition, 1999. 18 (5 Suppl): 373S - 78S.

[22] Volpe S L, King J C. and S. P. Coburn, Micronutrients: trace elements and B vitamins, in Nutrition in spaceflight and weightlessness. Models,

H. W. Lane and D. A. Schoeller, eds. 2000, CRC Press, Boca Raton, FL, pp. 213 - 32.

[23] Sebastian A, et al. Improved mineral balance and skeletal metabolism in postmenopausal women treated with potassium bicarbonate. New England Journal of Medicine, 1994. 330 (25): 1776 - 81.

[24] Tham D M, Gardner C D. and Haskell W L. Clinical review 97: Potential health benefits of dietary phytoestrogens: a review of the clinical, epidemiological, and mechanistic evidence. Journal of Clinical Endocrinology and Metabolism, 1998. 83 (7): 2223 - 35.

[25] Potter S M, etal. Soy protein and isoflavones: their effects on blood lipids and bone density in postmenopausal women. American Journal of Clinical Nutrition, 1998. 68 (6Suppl): 1375S - 79S.

[26] Gennari C, et al. Effect of ipriflavone - a synthetic derivative of natural isoflavones - on bone mass loss in the early years aftermeno - pause. Menopause, 1998. 5 (1): 9 - 15.

[27] Weiss J F and Landauer M R. Radioprotection by antioxidants. Annals of the New York Academy of Sciences, 2000. 899: 44 - 60.

[28] Kennedy A R. Prevention of carcinogenesis by protease inhibitors. Cancer Research, 1994. 54 (7 Suppl): 1999s - 2005s.

[29] Kennedy A R and Todd P. Biological countermeasures in space radiation health. Gravity and Space Biology Bulletin, 2003. 16 (2): 37 - 44.

[30] Roberts J C, et al. Thiazolidine prodrugs of cysteamine and cysteine as radioprotective agents. Radiation Research, 1995. 143 (2): 203 - 13.

[31] Hospers G A, Eisenhauer E A. and Vries E G. de. The sulfhydryl containing compounds WR - 2721 and glutathione as radio - and chemoprotective agents. A review, indications for use and prospects. British Journal of Cancer, 1999. 80 (5 - 6): 629 - 38.

[32] Cudkowicz G and Franceschini J. alpha - Lipoic acid and chemical protection against ionizing radiation. Archives Internationales de Pharmacodynamie et de Therapie, 1959. 122: 312 - 17.

[33] Packer L, Witt E H. and Trischler H J. alpha - Lipoic acid as a biological antioxidant. Free Radical Biology and Medicine, 1995. 19 (2): 227 - 50.

[34] Beitner H. Randomized, placebo-controlled, double bind study on the clinical efficacy of a cream containing 5% alpha-Lipoic acid related to photoageing of facial skin. Brotish Journal of Dermatology, 2003. 149 (4): 841-49.

[35] Pence B C and Yang T C. Antioxidants: radiation and stress, in Nutrition in spaceflight and Weightlessness Model, H. W. Lane and D. A. Schoeller, eds. 2000, CRC Press, Boca Raton, FL, pp. 233-51.

[36] Bantseev V, et al. Antioxidants and cataract: (cataact induction in space environment and application to terrestrial aging cataract). Biochemistry and Molecular Biology International, 1997. 42 (6): 1189-97.

[37] Strohle A, Woters M. and A. Hahn, Folic acid and colorectal cancerprevention: molecular mechanisms and epidemiological evidengce. International Journal of Oncology, 2005. 26 (6): p. 1449-64.

[38] Choi S W, et al. Vitamins C and E: acute interactive effects on biomarkers of antioxidant defence and oxidative stress. MutationResearch, 2004. 551 (1-2): 109-17.

[39] Collins A R and Ferguson L R. Nutrition and carcinogenesis. Mutation Research, 2004. 551 (1-2): 1-8.

[40] Smith S M. Red blood cell and iron metabolism during spaceflight. Nutrition, 2002. 18 (10): 864-66.

[41] Ortmann E K, et al. Effect of antioxidant vitamins on radiation-induced apoptosis in cells of a human lymphoblastic cell line. Radiaton Rearch, 2004. 161 (1): 48-55.

[42] Omenn G S. Chemoprevention of lung cancer: the rise and demise ofbeta-carotene. Annual Review of Public Health, 1198. 19: 73-99.

[43] Xie J, et al. Surface micromachined electrostatically actuated microperistaltic pump. Lab on a Chip, 2004. 4 (5): 495-501.

[44] Key T J, et al. Diet, nutrition and the prevention of cancer. Public Health and Nutrition, 2004. 7 (1A): 187-200.

[45] Thomason C A, et al. Nutrition and diet in the development of gastrointestinal cancer. Current Oncology Reports, 2003. 5 (3): 192-202.

[46] Tuener N D. et al. Opportunities for nutritional amelioration ofradiation-induced cellular damage. Nutrition, 2002. 18 (10): 904-12.

[47] Ferguson L R, Philpott M. and N. Karunasinghe, Dietary cancer and prevention using antimutagens. Toxicology, 2004. 198 (1 - 3): 147 - 59.

[48] Philpott M and Ferguson L R. Immunonutrition and cancer. Mutation Research, 2004. 551 (1 - 2): 29 - 42.

[49] Lippman S M and Matrisian L M. Protease inhibitors in oral carcinogenesis and chemoprevention. Clinical Cancer Research, 2000. 6 (12): 4599 - 603.

[50] Carrero J J, et al. Cardiovascular effects of milk enriched with omega - 3 polyunsatured fatty acids, oleic acid, folic acid, and vitamins E and B6 involunteers with mild hyperlipidemia. Nutrition, 2004. 20 (6): 521 - 27.

[51] Hu F B and Willett W C. Optimal diets for prevetion of coronary heart disease. Jama - Journal of the American Medical Association, 2002. 288 (20): 2569 - 78.

[52] Touger - decker R and van Loveren C. Sugars and dental caries. American Journal of Clinical Nutrition, 2003. 78 (4): 881S - 829S.

[53] Wheeler R M. Bioregenerativelife support and nutritional implications for palnetary exploration, in Nutrition in Spaceflight and Weightlessness Models, H. W. Lane and D. A. Schoeller, eds. 2000. CRC Press. Boca Raton, FL, pp. 41 - 67.

第9章 空间运动病：预防和治疗

9.1 引言

运动病常常搞糟了整个周末或将一个愉快的旅程变成了痛苦的折磨，但大多数情况下只是一件麻烦事。在某些场合，运动病是很危险的。第二次世界大战期间，部队进行高海况条件下的两栖登陆作战或海上军事行动，因运动病的发生带来了战斗力的惊人下降。这些情况促成了人们对运动病治疗的广泛研究，但是，及时有效的治疗往往也会发生问题，例如，在某战役的前一天，登陆舰上的战士都服用东莨菪碱预防运动病，其中一些人服用了正常剂量的2倍，这一区域的观察员注意到，直到中午，这些服药战士仍处于因药物引起的昏迷中[1,p.18]。

运动病是指在新的运动环境中出现的一系列不适症状（如恶心、呕吐、嗜睡、出冷汗等）。在空间中，运动病可引发严重问题，导致航天员无法正常工作。呕吐通常发作急且没有先兆，如果发生在舱外服中，后果将不堪设想。为避开运动病的发生期，出舱活动通常不安排在最初3天进行[2]。运动病的治疗药物通常具有镇静作用，过多的服用可导致嗜睡、易出错、判断能力下降等行为，影响航天员执行操作任务。

在空间飞行任务中，运动病主要发生在航天员对新的重力环境适应的短时间内。空间飞行的最初几天以及着陆后的最初几天是运动病的高发期。在这些时间外通常很少发生运动病。尽管如此，飞行后再入早期以及着陆后都必须重视运动病的发生。为了有效保证健康，乘员需要用药物治疗来预防或减少运动病的发生。本章概述了运动病的生理学机制，并给出了在预防运动病的同时减少副作用的策略。

9.2　运动病生理

很多因素影响运动病。乘飞机或乘车时会发生运动病，但驾驶员却很少发病。即便驾驶员处在相同的运动环境中也是如此。众所周知，在飞行训练中，让学员自己控制飞机可消除运动病症状。这些日常生活的观察结果表明，单纯运动并不足以诱发运动病，其他因素可改变其易感性。

许多人能够适应运动，然后因此而解除运动病症状，但是一些人却发展成为一种条件反射。例如，有些人在一种环境下发生运动病，如在飞机上，他有时会在登上飞机或闻到飞机座舱的气味时出现运动病症状。一旦形成条件反射，他们在没有感觉到运动时就开始发病。这表明在运动病中认知和心理因素起到非常大的作用。

运动病主要与船、汽车、飞机及其他可以运动的设备有关，但是，在没有真实运动存在的条件下，也可能发生运动病。虚拟现实刺激器、IMAX 电影以及其他通过视觉刺激产生运动感觉的刺激都可以诱发运动病。

这些情况下产生的运动病及其发病症状，都可以描述得很详实，但人们对运动病发生的真实机制还是了解得很少。感觉冲突理论是解释运动病的最佳理论，虽然这种理论很有用，但不能解释运动病的发生机制[3]。此外，很多不同的神经递质和通路参与了运动病的发生，这对药物治疗来说是一个挑战。尽管如此，运动中存在一些基本的事实，对于选择预防运动病的策略是非常有用的。

9.2.1　运动病的起源

19 世纪后期，许多研究人员发现前庭系统在运动病中起着非常重要的作用。聋哑人很少晕船，而且采用转椅很难使他们发作运动病[1]。因为造成耳聋的过程通常也损伤了前庭功能，所以正常的前庭系统是运动病发生的必要因素。随后的研究表明，前庭器官功能异常的个体对多数形式的运动病不敏感[4-5]。但在一些情况下，没有前庭系统功能的人群也会出现运动病[6]。

由于前庭系统在运动病的发生中非常重要，研究人员推测对前庭器官的过度刺激是运动病发生的必要条件[1]。这看上去似乎是一个合理的有关乘船或转椅诱发运动病的假说，但它不能解释其他情况下发生的运动病。由于视觉刺激（如固定基模拟器或虚拟现实设备）诱发的运动病并没有前庭刺激的参与。在这种情况下，推测前庭刺激是发病的原因没有任何可信度。

对所有形式的运动病能够做出貌似合理的解释且一直为实践所验证的理论就是感觉冲突理论或感觉重排理论[1,3]。在这一理论中，并不是某一特殊的感觉形式诱发了运动病，而是感觉之间或感觉和过去经验之间的冲突诱发了运动病。这一基本理论所隐含的意思就是，在地面上大多数活动中，来自视觉、前庭系统、本体的感觉是相互一致的，并且和过去的经验是吻合的。例如，直立时，耳石指出头部是垂直的，眼睛看到的也是垂直图像，足底也感觉到了压力。如果其中一种感觉与此不一致，就会造成感觉之间的冲突，也可能与神经系统过去经验的预期相冲突，这就解释了运动病症状是由这些矛盾冲突引起的。

这一理论可以应用到微重力上。在空间中，当乘员沿舱漂浮时，耳石不再感觉到有意义的或上或下的信号。视觉也明显地显示出方向的改变。当头部运动时，半规管和视觉提供了准确的信息，但这些信号不再与正常的关于倾斜或翻转的耳石信息相关。不同感觉（视觉和前庭信息）之间，不同的前庭系统成分之间（耳石和半规管），产生的这些感觉就和过去的经验之间发生冲突了。冲突提供了适应性刺激，随着时间的流逝，感觉变得正常化。动物神经生理学和解剖学研究的结果表明，在空间任务的最初几天内，前庭系统发生了明显的生化变化，与适应过程相一致[7,9]。这种适应的结果就是，乘员不再感受到运动病症状，而且能够在空间正常地完成任务。

适应通常是有代价的，因为神经系统需要通过学习来接收新的感觉输入将其整合为正常信息，因此在返回地球的时候会产生一系列新的冲突。这种现象已经被证实。返回 1 g 环境后，航天员意识到他们平衡系统的变化，又一次变得对运动病易感起来[2]。虽然，这时候是地面的运动病，但由于他们的前庭系统已经适应了空间环境，地面的感觉输入看起来也是冲突的。

感觉冲突理论是解释运动病发生比较实用的理论。这一理论为在不同刺激下（海浪、飞机、汽车、虚拟现实刺激、空间飞行器等）相同综合征的出现（面色苍白、唾液增多、头痛、嗜睡、恶心）作出了合理的解释。但是，这一理论并不能说明在大脑的哪些区域发生了冲突，也不能说明这种冲突是如何发展成运动病症状的。这种适应和症状的变化始终是一个谜。

9.2.2　运动病的症状和体征

恶心是运动病最常见的症状，呕吐是最恼人的症状，有些时候这些症状会导致航天员不愿意参加任务。运动病最普遍的症状就是面色苍白和出冷汗，通常伴有恶心和呕吐。其他症状还包括头痛和眩晕，唾液增多、打哈欠、打嗝、胃肠胀气也是比较频繁出现的体征[1]。

由于恶心和呕吐是运动病中最显著同时也是最恼人的症状，因此，这两种症状在运动病的研究中得到了极大的关注。然而，运动病中还包括次级症状，临床上非常明显，如眩晕、乏力、嗜睡、冷漠等症状通称为"嗜睡综合征"（Sopite syndrome），该词来源于希腊文，意思是"使嗜睡"（to put to sleep）[10]。这些症状可在运动病恶心和呕吐时同时发生，也可单独发生，在恶心和呕吐消失后依然存在。

嗜睡综合征非常重要，原因是：这些症状可在没有恶心和呕吐的条件下出现，因此出现嗜睡的航天员可能被认为没有出现运动病，而事实上，嗜睡已经降低了他们的工作效率。另外，药物可以缓解恶心和呕吐，但并不能缓解伴随的嗜睡症状[11]，因而不一定就能改善受影响乘员的工作效率。最后，镇静治疗不能改善嗜睡，反而可能加重头晕症状。

9.2.3　运动病和操作能力

最棘手的运动病就是慢性运动病。患有慢性运动病的人，通常不会产生适应过程，他们暴露于新的环境下后会一直处于发病期。基于第二次世界大战的经历，这种情况发生在不到 5％ 的易感人群中[1]。这些人的体重通常会显著降低，工作能力下降。虽然这种情况极少出现，但这种运动病在长期飞行中不允许发生。

对于大多数人来说，运动病是一种间歇性症状。即便如此，经历过运动病的人都知道，运动病可显著降低主动性。但是尽管生病，大多数人仍然努力战胜病魔而平衡了这种现象。因此，我们在评估运动病对行为产生的影响时，需要区分峰值效率（通常在应急情况下需要的那种操作能力）和维持效率（即日常工作但是必须完成的任务所需要的操作能力）[1]。

Hettinger 等[12]总结了运动病条件下人的操作能力，结果发现，虽然研究方法很多，且采用了多种技术手段，研究结果也时有矛盾，但有一些基本的趋势。在受试者需要保持注意力且自主控制节奏的前提下，在综合任务中，操作能力下降最大[12]。换言之，对操作行为的主要影响取决于受试人员的主动性，如果受试者强迫自己完成这项任务，他们就能够成功地完成。

同样，受试者在注意力集中的情况下，运动病可能延迟发生或者不发生。受试者在慢旋转屋中进行头动测试，如果这时让他解决正前方屏幕打出的问题时他几乎不出现症状。而另一组在黑暗中进行头动的受试者，不执行任何任务，却出现了严重的症状[1]。这些数据得到了战时观察结果的支持，即战争期间的紧急状况会大大改善运动病症状，使许多参战人员重建了行为能力。同样对于出现航空运动病的飞行学员来讲，最好的治疗方法就是让他们自己驾驶飞机。

　　运动病对行为能力的影响可归纳如下：一些人在症状严重时出现工作能力丧失；大多数人的运动病症状导致主动性降低，但通过主观努力可以得到较好的操作结果；另有一些人的运动病症状可在应急条件下得到缓解或大大改善。

9.2.4　呕吐通路

　　大脑中有些区域对于运动病的发生是非常重要的。图 9 - 1 是运动病发生在大脑相关区域的框图。来自内耳的信息在前庭核内得以整合[3]。小脑是错配比较区，该区域将真实感觉输入与期望输入进行比较[13]。边缘系统对于错配信号的发生也非常重要[13]。催吐中心并不只是运动病发作的最终共同通路，也是各类恶心刺激（如毒素、呕吐、胃肠道刺激）的通路。这一"中枢"并没有唯一的解剖位置，却是脑干内最便捷的回路，对于协调呕吐非常重要[3]。

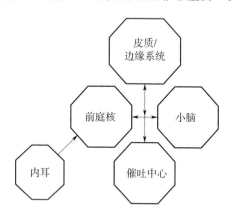

图 9 - 1　主要参与运动病发生的脑区

来自内耳的信息在前庭核内整合。小脑的部分脑区对于运动病
来说尤其重要。最有力的证据表明，冲突信号（或失匹配信号）来自边缘系统
和小脑。抗组胺和抗胆碱类药物通过影响前庭核和小脑内通路发挥作用

图 9-1 中所示的整个通路中有大量的感受器和神经递质。例如，前庭核内的神经元接收到乙酰胆碱、谷氨酸、甘氨酸、γ-氨基丁酸、组胺、去甲肾上腺素、多巴胺、5 羟色胺、P 物质、生长激素抑制素、促肾上腺皮质激素和脑啡肽的输入[3]。这表明：很多治疗方法潜在地影响前庭核，因而会影响运动病。同样地，由于许多通路和神经递质参与其中，因此，运动病的药物作用机制常常很难找到。有效治疗运动病的方法对于多路复体而言可能产生不同的效果，因此，人们发现只有少数感受器在产生和解决运动病方面发挥作用。

9.2.4.1　5-HT3 受体

血液中的复合胺受体 3（5-HT3）在恶心和呕吐症状中非常重要。5-HT3 受体拮抗剂在多数情况下会大幅度降低恶心和呕吐的发病率和发病程度。尽管 5-HT3 受体拮抗剂在治疗化疗引发的恶心和呕吐上非常有效，但是，在运动病的治疗上却没有效果[14-15]。这个发现表明，5-HT3 受体并没有参与运动病的发生。

9.2.4.2　5-HT1a 受体

血液中的复合胺受体 5-HT1a 激动剂（氟西汀或 8-OH-DPAT）在预防猫运动病诱发的呕吐上非常有效[16-17]。另外，8-OH-DPAT 不干扰运动刺激的惯性[17]。目前，没有关于人的研究表明 5-HT1a 激动剂可用于治疗运动病。最常用的 5-HT1a 激动剂就是丁螺环酮。Lucot[18]认为由于丁螺环酮不是完全意义上的激动剂，临床应用于人体时需要很高的剂量才能显效。

9.2.4.3　毒蕈碱受体

作用于毒蕈碱受体的抗胆碱能药物是治疗运动病的最有效药物[19]。毒蕈碱受体共有五种亚型。东莨菪碱是治疗运动病历史最长且最有效的药物，能阻塞所有五种亚型受体。对猫的研究表明，M1 和 M2 受体对于运动病不重要。用 M3 和 M5 受体阻断剂和扎非那新治疗人的运动病有效[20]。但人们担心扎非那新具有肝毒性而没有成为常规的临床用药物，新的 M3 拮抗剂还在研发中。

9.2.4.4　组胺受体

H1 抗组胺类药物对于运动病治疗有效，说明 H1 组胺受体在运动病发生中起着一定作用。大多数对运动病有治疗作用的抗组胺类药物也会引起镇静，这使得评价作用效果很困难，因为必须明确该效果是由于特异的组胺受体阻断产生的，还是由于对神经元非特异兴奋引起的[3]。同样，一些对运动病治疗有效的抗组胺药物也对其他受体产生作用。苯海拉明及茶苯海明均具有抗毒蕈碱作用。氟桂利嗪，是另外一种 H1 抗组胺类药物，也阻断钙通道。由于多种受体受到影响，很难确定这些被归类为抗组胺类药物的精细机制。

非镇静类的抗阻胺药物，如西替立嗪和非索非那定不能通过血脑屏障，在对抗运动病上没有效果[21]，这支持了抗阻胺类药物通过中枢产生作用的观点。

9.2.4.5　NK-1 受体

在脑干区域发现的 P 物质与呕吐有关，这表明 NK-1 受体拮抗剂在抗恶心上可能是有效的。NK-1 拮抗剂用于治疗癌症化疗引起的恶心和呕吐是有效的[22-23]。与 5-HT3 拮抗剂相似，这些化合物对于治疗运动病无效。NK-1 拮抗剂单独使用，或联合 5-HT3 拮抗剂使用，对于改善运动病症状没有效果[15]。

9.2.4.6　肾上腺素能受体

交感神经拟合剂（如安非他命、麻黄素）对于治疗人的运动病是有效的[19]。它们对前庭核内 α-2 肾上腺素能受体产生抑制作用，也可能是潜在的作用位点[3]。另外，交感神经拟合剂的主要作用就是通过肾上腺素能通路，对抗运动病出现的伴随症状——困倦和昏睡[1]。

9.2.4.7　阿片物质受体

非常有趣的是，虽然阿片物质起初是可以引起恶心和呕吐的，但这些副作用消失后，它们具有广谱的抗恶心作用[3]。阿片样物质拮抗剂纳洛酮可提高人的运动病易感性[24]，这就支持阿片物质在治疗运动病上起着一定作用的假说。调节内啡肽是否可以改变运动病易感性还不得而知。

9.2.4.8 加压素

研究表明，在恶心发生时加压素水平可达到原来的 20～30 倍[3]，注射加压素可使人产生恶心症状[25]，阻断精氨酸加压素受体可预防鼠、猴的运动病[26]。AVP1（V1）受体是鼠、猴体内比较活跃的受体，V1（不是 V2）或 V1-V2 混合型受体拮抗剂治疗运动病有效。在一项以人为受试者的研究中，由加压素诱发的恶心可通过服用阿托品来阻断，说明抗胆碱能通路参与了加压素诱发恶心和呕吐的发生过程[27]。现在正将加压素拮抗剂作为治疗充血性心脏病的药物进行研究（其增加尿排出），但没有公开的文献表明它们对治疗运动病有效。

9.2.4.9 P6 加压

运动病较为有趣的治疗方法就是按压穴位点。这种方法的作用机制还不清楚，但采用电刺激手腕部 P6 穴位点可减轻因旋转诱发错觉时的症状[28]。

9.2.5 空间运动病

空间飞行中发生运动病非常常见。在航天飞机飞行中大约 2/3 的乘员报告出现过空间运动病[2,29]。在一项研究中，13% 的人具有严重症状[29]。总体上看，大约一半以上是中度或重度的运动病[2]。回顾航天飞机任务中的用药[30]，人们发现，用于治疗运动病的药物几乎占飞行用药的一半。迄今为止，所有收集到的运动病发病数据都来自乘员的自述报告，由于担心在进行操作时出现运动病会作为不良记录，不报告症状的现象时有发生。因此，飞行早期运动病的发病率高于实际报告的 70%。

运动病发病的数据主要是关于恶心和呕吐的，没有嗜睡症状的记录。一些乘员可能不呕吐，或只有轻微恶心，但可能出现困倦、嗜睡、动力不足及食欲变差，这些症状可能是较低水平的运动病引起的。

　　在航天飞机任务中，治疗运动病最常用的方法就是肌肉注射异丙嗪。异丙嗪有很多作用（如抗胆碱能、抗组胺），在治疗运动病上非常有效[19]。临床应用中，它还具有镇静作用。在采用客观评价法认知行为的测试中，异丙嗪造成行为能力显著降低[31-33]。在航天飞机任务中，它的应用非常成功，镇静的发生率并不很高[34-36]。

　　肌肉注射异丙嗪的观点来源于观察到飞行前给药无效[34]，或者飞行中一旦发生运动病而口服药物无法吸收的状况，这时，肌肉注射异丙嗪可使乘员的运动病症状快速、长时间地得到缓解[35]。地面研究表明，肌肉注射异丙嗪出现镇静作用的发生率非常高，但回顾飞行中的自述报告发现，使用异丙嗪并不能确定发生了镇静作用[36]。飞行和地面使用的这种差别可能源于几个原因：第一，微重力下肌肉注射的吸收效果可能发生了变化，在峰值血药浓度外可提供更均衡的血药浓度，这是与肌肉注射有关的。另外一个原因就是，飞行第一天乘员的兴奋水平足以克服服药所引起的镇静作用。第三，自述报告往往并不可靠，如果进行客观测试，异丙嗪常见的副作用应该被发现。最后就是，这种药物可能缓解了嗜睡症状，提高了乘员的舒适度。

　　目前，肌肉注射异丙嗪治疗空间运动病的成功奠定了该药作为空间运动病标准治疗方法的基础。常规应该进行的飞行中镇静和操作影响的评价，也没有进行。结果导致紧急状况下需要较高警戒水平时，体内平均异丙嗪水平为多少时合适，目前还不知道。运动病症状控制住了，乘员能够较好地掌控应急状况。控制住症状对于发生严重运动病的乘员则更为有效。对应急状况的研究发现，应付应急情况更需关注意识和症状缓解。一旦注射了异丙嗪，就不能将其从身体中去除，因此乘员需要应对可能出现的负面影响。

　　运动病发病率的可靠数据表明，任务后，尽管还没有着陆，但乘员会再次感受到运动病的存在。因此，飞行后的运动病必须进行治疗，偶尔需要静脉注射。

9.3　空间运动病的对抗措施

虽然恶心和呕吐是运动病发作中的主要症状，但运动病也会出现做事主动性降低、困倦、冷漠等常见症状。正如上述章节中所讲到的操作问题，做事缺乏动力常常导致操作错误，恶心感降低可增加人体舒服程度，提高做事动力。恶心的减轻伴随着显著的镇静作用，这时候，虽然一种症状（恶心）减轻了却带来了操作动力不足的问题。

9.3.1　预防性训练

最佳的运动病治疗方法就是使患者成功地适应新的环境。由于大多数情况下，航天员能够非常成功地适应空间环境，因而空间中运动病症状通常在 2～3 天后消失。需要研究确定，是否可以使乘员对微重力产生预适应，这样他们在微重力环境下将不会发生运动病了[37]。

预适应是航天员训练的常规部分。在发射前 2 周，航天员每天进行转椅训练，在旋转的同时进行头部俯仰运动[38]。头部运动可引起身体运动错觉（科里奥利效应），引发半规管信息与耳石信息冲突。随着时间的延长航天员能耐受较长时间的这种应激性运动刺激。人们希望，转椅训练获得的惯性可以传递到空间。尽管俄罗斯空间任务中运动病的发病率低于美国飞行任务的发病率[38]，但是目前并没有研究表明，这种训练策略有效。俄罗斯的空间项目仍有运动病的报告，说明在地面获得的惯性可能没有全部传递到空间飞行中。

美国在空间飞行任务中也进行了飞行前适应研究[37,39]，包括在多种环境下（旋转屋、视觉刺激器、转椅）的预防性适应，但在空间飞行前没有将其作为常规项目。Reason 和 Brand[1] 将 20 世纪 60 年代许多早期的研究结果总结为：这一领域的大量研究表明，适应与它所获得刺激的环境具有高度的相关性。例如，受试者在旋转中向左倾斜，他可以对这一刺激产生惯性。如果他们试着向左偏头，症状会重新出现[1]。然而，飞行前的训练有时可以降低前庭系统的敏感性[1]；在同样一种环境和相同情况下产生的预防性适应有时也能够成功地传递到另一种相似的刺激环境中[38]。

　　乘员在飞行中可使用的一个简单方法就是减少头动。头动可引起半规管和耳石之间的感觉冲突，因此，减少头动，乘员可将他们的症状保持在可控水平。

9.3.2　治疗

　　理想的治疗运动病的药物应该非常容易服用（即，不需要注射），没有镇静作用，没有认知影响，不会对新环境的适应产生冲突。但是，很难找到一种药物可以满足所有这些要求（尽管多种药物合用可能会接近这些要求）。根据飞行任务经验，在进入微重力前服用的药物并不令人满意[34]。同时，在进入微重力后，运动病症状会使胃蠕动降低，从而导致口服药物出现吸收缓慢和不稳定现象[40]。大量不同的治疗方法可用于运动病治疗，但每一种都有其优缺点。表 9 - 1 列出了可用于空间运动病治疗的几种方法。

9.3.2.1　东莨菪碱

　　东莨菪碱（scopolamine），又称 hyoscine，是治疗运动病最有效的药物。这种药物非常有效，只要 0.3～1.2 mg 就能够起作用，这种特性有利于经皮给药。它能阻断所有类型毒蕈碱受体，具有广泛的抗胆碱能副作用，如口干、视力模糊、尿潴留、无法进行视调节及镇静作用。这种药物还影响协调性和短期记忆。历史上，东莨菪碱还被当做镇静剂使用。早期的药学书上写着："曼陀罗碱和东莨菪碱为强生物碱，在使用时必须非常注意，二者中东莨菪碱的危险性稍小……它们都用于催眠，在临床上用于治疗精神错乱。"但在较低剂量时，这种效果不甚明显[41]。东莨菪碱与交感拟似药合用可消除镇静作用[32]。Wood 和 Graybiel[19]采用标准化的运动病诱发模式研究比较了多种运动病治疗药物的有效性。1.2 mg 东莨菪碱合用 20 mg 安非他命是最有效的药物。推荐使用的剂量小于 0.9 mg，以避免副作用[42]。较为常用的剂量是 0.3~0.6 mg 东莨菪碱与 5~10 mg 右旋安非他命联合使用。

东莨菪碱最大的问题就是与新环境的惯性适应可能有冲突。这一现象在采用转椅进行的实验中得到了证实[43]。对这一现象的解释就是，东莨菪碱可能抑制了感觉之间的冲突，而这种冲突或不匹配信号是后续适应所必需的[18]，这种抑制作用的后果就是，一旦药物停止使用，则运动病症状恢复。

9.3.2.2　异丙嗪

异丙嗪被证明是空间运动病的最佳治疗药物。这种药物具有抗组胺和抗胆碱能双重功效。在空间中，肌肉注射或栓剂给药 25~50 mg。肌肉注射给药时，作用非常快。在空间中作用的持续时间也比预期的 4~6 h 长。如果乘员在睡前注射，在缓解运动病症状的同时，还会从镇静作用中获益[2]。

异丙嗪主要的副作用就是镇静。研究表明，服用异丙嗪时完成复杂任务的能力降低[32-33]。因此，在给药的时间上需要进行判断。对于严重运动病发作的乘员，由于操作功能已处在低水平，操作能力理论上的降低就不是问题。相反，对于具有轻度症状的乘员，其风险和受益是不一样的。

异丙嗪可以与交感拟似药同时使用来消除镇静副作用。在许多研究中，这种联合给药的方式在缓解症状的同时没有带来明显的镇静作用和操作能力降低[32-33]。安非他命是研究得最多的交感拟似药，麻黄素很有效且没有潜在的成瘾性。与东莨菪碱相比，异丙嗪对适应的惯性作用没有影响[18]。

肌肉注射异丙嗪后可造成张力障碍反应，如斜颈。目前为止，空间飞行中没有这方面的报道，但乘员需要注意这种症状的出现。

9.3.2.3　茶苯海明和苯海拉明

茶苯海明和苯海拉明是 H1 抗组胺类药物，经常用于治疗运动病。总体来说，H1 抗组胺类药物比其他用于治疗运动病的药物具有较小的副作用。遗憾的是，它们的抗组胺作用似乎不是很有效[19]。茶苯海明在化学结构上与苯海拉明非常接近，实际上，苯海拉明是茶苯海明的激活体。两者中，苯海拉明通常被用于治疗运动病。一项比较研究发现，最有效的药物是抗组胺类药物[19]，这类药物成分（乙醇胺）也是 H1 抗组胺类中镇静作用最强的药物[44]，通常使用的口服剂量是 25～50 mg，这些药物也可以肌肉注射，但是还没有在空间飞行中使用肌肉注射的报道。

抗组胺类药物最常见的的副作用就是困倦、疲劳以及口干。个体中的镇静作用差异很大。还有一些不常见的反应包括衰弱、混乱、发声困难（急促不清的语音）、疲劳及头痛。茶苯海明最显著的副作用归于其抗胆碱特性[45]。抗胆碱作用包括支气管分泌物增多、尿潴留、眼干、瞳孔放大以及视觉模糊[46]，抗胆碱效应还会造成易感人群眼内压增高。H1 拮抗剂引起的胃肠道作用，包括便秘、食欲刺激、厌食或腹痛。对心血管的影响，如窦性心动过速、心悸或心律失常等。总之，尽管茶苯海明和苯海拉明耐受均较好，但其仅有的镇静方面的副作用在实际使用过程中也是个令人头痛的问题。

9.3.2.4　氯苯甲嗪

氯苯甲嗪（盐酸美克洛嗪）是一种抗组胺类药物，具有很好的治疗运动病记录。常用的口服剂量是 25～50 mg[19,47]。与茶苯海明和苯海拉明相比，氯苯甲嗪具有作用时间长的特点，提示可以在飞行前服，以缓解入轨后的症状。

9.3.2.5　氯苯那敏

氯苯那敏是非常常见的 H1 抗组胺类药物，最近才被用于运动病治疗研究[48]。8 mg 和 12 mg 氯苯那敏可以延长受试者耐受转椅的运动刺激[48]。目前，没有氯苯那敏与其他运动病防治药物的相关比较研究结果。氯苯那敏潜在的优势就是它可以轻易地采用新的给药模式（如，经皮给药、鼻内给药），由于分子较小，它只需要 4～12 mg 就能有效，而不是大多数其他抗组胺类药物所需的 25～50 mg。

9.3.2.6 安非他命和右旋安非他命

安非他命和右旋安非他命是刺激类药物。它们是通过刺激去甲肾上腺素和其他中枢肾上腺素能受体释放的生物胺来发挥作用的；结果造成警觉提高，疲劳感下降，轻度精神愉悦以及情绪亢进[45-46]。最常用的安非他命就是右旋安非他命，它是安非他命的右旋形式。右旋安非他命（硫酸右苯丙胺）作为单一成分治疗运动病有效。在比较研究中，安非他命与抗组胺类药物的效果是类似的[19]。尽管可能在前庭核中起作用[3]，安非他命在治疗运动病中最重要的作用可能还是治疗其次级症状，如困倦[1]。右旋安非他命通常与其他抗运动病药物联合使用，东莨菪碱和硫酸右苯丙胺联合使用是最有效的治疗方法，曾用于 NASA C-9 飞机抛物线飞行过程中运动病的治疗。联合使用的剂量范围是 0.3～0.6 mg 东莨菪碱和 5～10 mg 右旋安非他命。阿波罗-11 乘组人员在登月中使用的是 5 mg 右旋安非他命和 0.3 mg 东莨菪碱。安非他命单独使用时剂量为 5～10 mg。

失眠和厌食是安非他命的副作用。正常剂量下，安非他命提高收缩压和舒张压，可加剧高血压，还可能导致心律失常的发生。安非他命的过敏反应很少，偶见荨麻疹。过量给药会出现心绞痛、焦虑、精神激动、视觉模糊、妄想、出汗、面颊绯红、幻觉、体温过高、血压不稳、瞳孔扩张、心悸、妄想、无目的运动、精神病、窦性心动过速、呼吸急促或眼球振颤[45]。如果上述症状在正常剂量时出现，则必须减量或停药。

限制安非他命使用的主要原因是其潜在的成瘾性。而运动病在微重力环境下是一种自限性疾病，不需要长期采用硫酸右苯丙胺治疗，这就限制了它的潜在成瘾性。硫酸右苯丙胺是在轨飞行用药[49]，可以提供给飞行乘组人员使用。

9.3.2.7 麻黄素

麻黄素是一种轻度的交感拟似药，不像安非他命那样具有潜在的成瘾作用。这一化合物最初提取自麻黄属植物，在中国和东印度已经使用了很多年。麻黄素在其储存区域释放内源性去甲肾上腺素，因此，具有简单的交感作用效果[45]。在预防哮喘的非处方药物如 Bronkaid 中存在麻黄素。

单独给药时口服剂量为 25～50 mg，麻黄素对抗运动病有效[19]。通常与其他药物联合使用。在东莨菪碱或氯苯那敏中加入麻黄素可以去除或减轻这些药物偶尔带来的操作能力降低[42,50]。

麻黄素的副作用与安非他命类似，通常没有那么剧烈。可出现神经质、焦虑、恐惧、无法安静、虚弱、易激惹、多话以及失眠等，还可造成排尿困难。但是很少观察到严重的中枢神经系统反应，包括中风、暂时缺血以及癫痫。高剂量时出现头昏、头晕、痉挛以及反射亢进。麻黄素会增加心脏负荷而诱发心悸和窦性心动过速。麻黄素诱发的心脏问题包括高血压、心悸、心动过速、心律失常、心肌梗塞以及心脏停搏（心脏猝死)[45]。

9.3.2.8　其他治疗方法：银杏、地塞米松、苯妥英

一些对用银杏进行运动病治疗的研究结果表明它是有效的[25,51-52]，其活性成分主要在银杏根，但治疗效果还不明确，银杏的药代动力学还不清楚。地塞米松通常与 5 - HT3 拮抗剂联合使用用来治疗癌症化疗病人的恶心和呕吐。地塞米松不能预防转椅诱发的运动病[53]。苯妥英在 9～15 μg/mL 血药浓度时对治疗转椅诱发的运动病是有效的[54-55]，而有效的血药浓度需要一定剂量以及后续的剂量维持。

9.4　基于现有知识的建议

空间飞行的最初几天内，运动病的发病率非常高，着陆后通常也会发生。严重情况下可引起脱水，引起航天员操作能力丧失。航天员需要借助药物来进行治疗，但方法必须合理，药物的使用必须谨慎。如果采用了人工重力对抗措施，药物还可以用于预防运动病。一些在空间中对抗运动病的方法如下。

（1）不可轻视慢性运动病

慢性运动病虽然很少，但也会出现。大多数航天员可以适应应激运动环境（如航海或航空操作），但并不是所有人都适应。因此，在长期飞行任务前航天员采用短臂离心机（1～2周）体会航天飞行的影响是非常明智的。长期飞行中的慢性运动病很难控制。

（2）飞行前适应

飞行前应激运动适应并不一定会有帮助。目前，俄罗斯在任务前让航天员每天进行转椅训练可能是有效的，但要证明其效果非常困难。在飞行中发作运动病是件很恼人的事，比如在飞行早期飞行器需要对接的时候发生。因此，飞行前适应的投入时间可能是值得的。在另一些条件下，可采用药物治疗。

（3）注意给药方式

在航天飞机任务中运动病预防性治疗的结果不明[34]。一些在飞行前服用东莨菪碱/右旋安非他命治疗的乘组人员在飞行中仍然出现了运动病症状。一旦在轨飞行，口服药物的吸收是不正常的，因此，在空间飞行早期不适宜口服给药，而不得不采用肌肉注射异丙嗪。有关异丙嗪导致在空间的镇静作用报告得很少[36]，所以采用肌肉注射异丙嗪的方法治疗乘组人员严重运动病是合理的，在这种情况下使用药物的益处最多。可采用异丙嗪进行预防性治疗或治疗轻度运动病症状，在不使用药物即可顺利完成操作时，不必冒服用药物需要面临副作用的风险。

（4）注意药物副作用

在轨使用右旋安非他命或麻黄素配合异丙嗪可帮助对抗镇静副作用。这些药物不能在临睡前给药。还不清楚这些药物单独服用时，对没有使用东莨菪碱或异丙嗪治疗的病人的昏睡症状是否有效。联合用药会产生尿潴留，因此必须具备应对这种情况的能力。如果需要飞行前服药，必须考虑长效作用（如氯苯甲嗪）或经皮给药的成分。

（5）尽量控制头动

因为头动会诱发半规管和耳石的冲突，剧烈的头动是诱发运动病的强刺激。在空间飞行早期减少头动可帮助延缓或预防症状。

（6）其他星球着陆后的注意事项

如果要在其他具有重力场的星球表面着陆（如月球或火星），乘组人员需要预防运动病症状的反复出现，着陆后限制头动。

表9-1 主要的抗运动病药物特点

药名	剂量/mg	给药方式	起效时间/min	峰值药效/h	药效持续时间/h	备注
东莨菪碱	0.25~0.9	口服	30~60	1	4~6	
	0.3~0.6	皮下注射、肌肉注射、静脉注射	30		4	
	1.00	透皮贴剂	240	24	72	
异丙嗪	25~50	口服	15~60		4~6	药效可持续12 h
		直肠给药	20		4~6	
		肌肉注射	20		4~6	
		静脉注射	立即		4~6	
茶苯海明	25~50	口服	15~30		3~6	活性成分是苯海拉明
		肌肉注射	20~30		3~6	
		静脉注射	立即		3~6	
氯苯甲嗪	25~50	口服	60		8~24	长效抗组胺类药
氯苯那敏	8~12	口服	15~60	2~6	4~8	小分子
右旋安非他命	5~10	口服	60	2		
麻黄素	25~50	口服	15~60		2~4	
		皮下注射	20~30			
		肌肉注射	10~20			
		静脉注射	立即			
银杏	1 000~2 000	口服	约20			药效动力学未建立，适用孕期恶心、呕吐，每天4次，每次250 mg
苯妥英	500~1 000	口服（首次）				用药将血压调至9~12 μg/mL
	100~200	口服（每12~24 h维持）				

注：资料来源于参考文献［46，58，57］。

参 考 文 献

[1] Reason, J. T., and J. J. Brand, Motion Sickness, 1975, Academic Press, London.

[2] Jennings, R. T., Managing space motion sickness. Journal of Vestibular Research, 1998. 8 (1): 67 - 70.

[3] Yates, B. J., A. D. Miller, and J. B. Lucot, Physiological basis and pharmacology of motion sickness: an update. Brain Research Bulletin, 1998. 47 (5): 395 - 406.

[4] Kennedy, R. S., et al., Symptomatology under storm conditions in the North Atlantic in control subjects and in persons with bilateral labyrinthine defects. Acta Oto - Laryngologica. 1968. 66 (6): 533 - 40.

[5] Cheung, B. S., I. P. Howard, and K. E. Money, Visually - induced sickness in normal and bilaterally labyrinthine - defective subjects. Aviation, Space and Environmental Medicine, 1991. 62 (6): 527 - 31.

[6] Johnson, W. H., F. A. Sunahara, and J. P. Landolt, Importance of the vestibular system in visually induced nausea and self - vection. Journal of Vestibular Research, 1999. 9 (2): 83 - 87.

[7] Holstein, G. R. and G. P. Martinelli, The effect of spaceflight on the ultrastructure of the cerebellum, in The Neurolab Spacelab Mission: Neuroscience Research in Space, J. C. Homick, eds. 2003, NASA, Houston, TX, pp. 19 - 26.

[8] Pomepeiano, O., Gene expression in the rat brain during spaceflight, in The Neurolab Spacelab Mission: Neuroscience Research in Space, J. C. Homick, eds. 2003, NASA, Houston, TX, pp. 27 - 38.

[9] Boyle, R., et al., Neural readaptation to earth's gravity following return from space, in The Neurolab Spacelab Mission: Neuroscience Research in Space, J. C. Homick, eds. 2003, NASA, Houston, TX, pp. 45 - 50.

[10] Graybiel, A., and J. Knepton, Sopite syndrome: a sometimes sole manifes-

tation of motion sickness. Aviation, Space and Environmental Medicine, 1976. 47 (8) : 873 – 82.

[11] Wood, C. D. , et al. , Therapeutic effects of antimotion sickness medications on the secondary symptoms of motion sickness. Aviation , Space and Environmental Medicine, 1990. 61 (2): 157 – 61.

[12] Hettinger, L. J. , R. S. Kennedy, and M. E. McCauley, Motion and human performance, inMotion and Space Sickness, G. H. Crampton, ed. 1990, CRC Press, Boca Raton, FL, pp. 411 – 42.

[13] Crampton, G. H. , Neurophysiology of motion sickness, in Motion and Space Sickness, G. H. Crampton, ed. 1990, CRC Press, Boca Raton, FL, pp. 29 – 42.

[14] Stott, J. R. , et al. , The effect on motion sickness and oculomotor function of GR 38032F, a 5 – HT3 – receptor antagonist with anti – emetic properties. British Journal of Clinical Pharmacology, 1989. 27 (2): 147 – 57.

[15] Reid, K. , et al. , Comparison of the neurokinin – 1 antagonist GR205171, alone and in combination with the 5 – HT3 antagonist ondansetron, hyoscine and placebo in the prevention of motion – induced nausea in man. British Journal of Clinical Pharmacology. 2000. 50 (1): 61 – 64.

[16] Lucot, J. B. , Effects of serotonin antagonists on motion sickness and its suppression by 8 – OH – DPAT in cats. Pharmacology, Biochemistry and Behavior, 1990. 37 (2): 283 – 87

[17] Lucot, J. B. and G. H. Crampton, 8 – OH – DPAT does not interfere with habituation to motion – induced emesis in cats. Brain Research Bulletin, 1991. 26 (6): 919 – 21.

[18] Lucot, J. B. , Pharmacology of motion sickness. Journal of Vestibular Research, 1998. 8 (1): 61 – 66.

[19] Wood, C. D. , and A. Graybiel, Evaluation of sixteen anti – motion sickness drugs under controlled laboratory conditions. Aerospace Medicine, 1968. 39 (12): 1341 – 44.

[20] Golding, J. F. , and J. R. Stott, Comparison of the effects of a selective muscarinic receptor antagonist and hyoscine (scopolamine) on motion sickness, skin conductance and heart rate. British Journal of Clinical Pharmacol-

ogy, 1997. 43 (6): 633 - 37.

[21] Cheung, B. S. , R. Heskin, and K. D. Hofer, Failure of cetirizine and fexofenadine to prevent motion sickness. Annals of Pharmacotherapy, 2003. 37 (2): 173 - 77.

[22] Hesketh, P. J. , et al. , Randomized phaseⅡ study of the neurokinin 1 receptor antagonist CJ - 11, 974 in the control of cisplatin - induced emesis. Journal of Clinical Oncology, 1999. 17 (1): 338 - 43.

[23] Navari, R. M. , et al. , Reduction of cisplatin - induced emesis by a selective neurokinin - 1 - receptor antagonist. L - 754, 030 Antiemetic Trials Group. New England Journal of Medicine, 1999, 340 (3): 190 - 95.

[24] Allen, M. E. , et al. , Naloxone enhances motion sickness: endorphinsimplicated. Aviation, Space and Environmental Medicine, 1986. 57 (7): 647 -53.

[25] Lien, H. C. , et al. , Effects of ginger on motion sickness and gastric slow - wave dysrhythmias induced by circular vection. American Journal of Physiology - Gastrointestinal and Liver Physiology, 2003. 284 (3): G481 - 89.

[26] Cheung, B. S. , et al. , Etiologic significance of arginine vasopressin in motion sickness. Journal of Clinical Pharmacology, 1994. 34 (6): 664 - 70.

[27] Kim, M. S. , et al. , Role of plasma vasopressin as a meditor of nausea and gastric slow wave dysrhythmias in motion sickness. American Journal of Physiology, 1997. 272 (4 Pt1): G853 - 62.

[28] Hu, S. , et al. , P6 acupressure reduces symptoms of vection - induced motion sickness. Aviation, Space and Environmental Medicine, 1995. 66 (7): 631 - 34.

[29] Davis, J. R. , et al. , Space motion sickness during 24 flights of the space shuttle. Aviation, Space and Environmental Medicine, 1988. 59: 1185 -89.

[30] Putcha, L. , et al. , Pharmaceutical use by U. S. astronauts on space shuttle missions. Aviation, Space and Environmental Medicine, 1999. 79 (7): 705 -8.

[31] Wood, C. D. , et al. , Side effects of antimotion sickness drugs. 1984. 55 (2): 113 - 16.

[32] Wood, C. D. , et al. Evaluation of antimotion sickness drug side effects on

performance. Aviation, Space and Environmental Medicine, 1985. 56 (4): 310 - 6.

[33] Schroeder, D. J. , W. E. Collins and G. W. Elam, Effects of some motion sickness suppressants on static and dynamic tracking performance. Aviation, Space and Environmental Medicine, 1985. 56 (4): 344 - 50.

[34] Davis, J. R. , R. T. Jennings, and B. G. Beck, Comparison of treatment strategies for space motion sickness. Aviation, Space and Environmental Medicine, 1993. 29 (8): 587 - 91.

[35] Davis, J. R. , et al. , Treatment efficacy of intramuscular promethazine for space motion sickness. Aviation, Space and Environmental Medicine, 1993. 64 (3Pt1): 233 - 30.

[36] Bagian, J. P. , and D. F. Ward, A retrospective study of promethazine and its failure to produce the expected incidence of sedation during space flight. Journal of Clinical Pharmacology, 1994. 34 (6): 649 - 51.

[37] Harm, D. L. , and D. E. Parker, Preflight adaptation training for spatial orientation and space motion sickness, Aviation, Space and Environmental Medicine, 1994. 34 (6): 618 - 27.

[38] Clement, G. , et al. , Effects of cosmonaut vestibular training on vestibular function prior to spaceflight. European Journal of Applied Physiology, 2001. 85 (6): 539 - 45.

[39] Reschke, M. F. , et al. , Posture, locomotion, spatial orientation , and motion sickness as a function of space flight. Brain Research Reviews, 1998. 28 (1 - 2): 102 - 17.

[40] Harm, D. L. , et al. , Changes in gastric myoelectric activity during space flight. Digestive Diseases and Sciences, 2002. 47 (8): 1737 - 45.

[41] Wilcox, R. W. , Pharmacology and Therapeutics, 7th ed. 1907, P. Blakistion's Son and Company, Philadelphia, PA.

[42] Nuotto, E. , Psychomotor, physiological and cognitive effects of scopolamine and ephedrine in healthy man. European Journal of Clinical Pharmacology, 1983. 24 (5): 603 - 9.

[43] Wood, C. D. , et al. , Habituation and motion sickness. Journal of Clinical Pharmacology, 1994. 34 (6): 628 - 34.

[44] Brown, N. J. , and L. J. Roberts, Histamine, bradykinin and their antago-
nists, in Goodman and Gilman's The Pharmacaological Basis of Therapeu-
tics, J. G. Hardman and L. R. Limbird, eds. 2001, McGraw – Hill, New
York, pp. 645 – 68.

[45] Gold Standard Multimedia, Clinical Pharmacology online, 2003, http: //
cponline. hitchcock. org.

[46] The United States Pharmacopeial Convention, USP DI Drug Information for
the Health Care Professional, 23rd ed. , vol. 1. 2003, Thomson Microme-
dex, Taunton, MA.

[47] Dahl, E. , et al. , Transdermal scopolamine, oral meclizine, and placebo in
motion sickness. Clinical Pharmacology and Therapeutics, 1984. 36 (1):
116 – 20.

[48] Buckey, J. C. , et al. , Chlorpheniramine for motion sickness. Journal of
Vestibular Research, 2004. 14 (1): 53 – 61.

[49] International Space Station Integrated Medical Group, ISS Medical Check-
list, JSC – 48522 – E1. 2000, NASA, Houston, TX.

[50] Millar, K. , and R. T. Wilkinson, The effects upon vigilance and reaction
speed of the addition of ephedrine hydrochloride to chlorpheniramine mal-
eate. European Journal of Clinical Pharmacology, 1981. 20 (5): 351 – 357.

[51] Mowrey, D. B. , and D. E. Clayson, Motion sickness, ginger, and psycho-
physice. Lancet, 1982. 1 (8273): 655 – 57.

[52] Niebyl, J. R. , and T. M. Goodwin, Overview of nausea and vomiting of
pregnancy with an emphasis on vitamins and ginger.   American Journal of
Obstetrics and Gynecology, 2002. 185 (5 Suppl): S253 – 55.

[53] Buckey, J. C. , and D. L. Alvarenga, Dexamethasone for motion sickness,
Final Report. 2002, Office of Naval Research, Arlington, VA.

[54] Woodard, D. , et al. , Phenytoin as a countermeasure for motion sickness in
NASA maritime operations. Aviation, Space and Environmental Medicine,
1993. 64 (5): 363 – 66.

[55] Knox, G. W. , et al. , Phentoin for motion sickness: clinical evaluation. La-
ryngoscope, 1994. 104 (8Pt1): 935 – 39 .

[56] Nissen, D. , Mosby's Drug Consult. 2003, Elsevier Science, St

Louis，MO.

[57] McEvoy，G. K. ，AHFS Drug Information. 2003，American Society of Health – System Pharmacists，Bethesda，MD.

第 10 章 性别：识别和管理相关的差异

10.1 引言

虽然 Mary Cleave 是位受过全面训练的、有能力的航天员，但她仍然不能进行出舱活动，原因是她身材小，没有适合她的舱外服[1]。同样，航天员 Wendy Lawrence 已经做好了乘坐苏联联盟载人飞船进入和平空间站的准备，却因身高不够，不能在飞船舱内安全坐稳而放弃任务[2]。体型问题不单只困扰着女性，NASA 航天员 Scott Parazynski 也做好了飞向和平空间站的准备，但他的体型对联盟飞船来说又太大了。有时候体型和力量会产生一些太空问题，而这两个因素都与性别紧密相关。

对于男性和女性航天员在飞行中适合什么角色，不同文化和不同乘组的观点并不相同。1982 年 8 月 20 日，一组来访乘组进入礼炮-7空间站，其中包括一名女航天员 Svetlana Savitskaya，她拥有世界级的特技飞行技术，同时也是一名狂热的跳伞爱好者。空间站的驻留乘员准备了一个特殊的欢迎仪式，岗位对接交流后，他们邀请访问者来到他们事先准备的桌子前面。事后航天员 Valentin Lebedev 这样描述欢迎新成员时的场景："我们给了 Savitskaya 一个蓝色花围裙并对她说，'Savitskaya，虽然你是个飞行员和航天员，但你首先是个女人。请你今天晚上做一下我们的女主人吧！'"[3,p241]现在并不清楚这话在 Savitskaya 眼中是玩笑还是侮辱，亦或是一种荣耀，因为当时没有记录她对这一提议的感受。不论怎么说，这件事表明，至少对这一乘组来说，他们对太空任务中的责任和性别有确定的观念。

即使在与生殖没有直接关联的领域，男性和女性在身体上和心理上通常也是不同的。就某个特定因素而言，如身高、体重或嗅觉能力，男女间的平均差异要比单独男性或女性群体的变异小得多。航天飞行乘组是由个体组成的，而不是由群体组成，因此在任务过程中，乘组人员的个人能力要比其性别重要得多。到底是男性还是女性更适合太空飞行这个问题就像到底是全部男性组成的家庭好还是全部女性组成的家庭好一样。正如一个家庭里通常既有男性成员也有女性成员时相处得最好一样，一个成功的飞行乘组应该由能力互补的成员构成。随着时间的推移，两种性别中各自的优势也许会逐渐明显起来，拥有不同技能和视野的成员通常会增强一个团队的力量，而不是削弱这种力量。

对航天飞行来说，关键要明确哪些方面存在着性别差异以及什么时候必须重视这些差异。许多问题可能来源于人际关系、生理性差异或对疾病的易感性等方面，我们必须找到解决这些问题的方法。

10.2　与航天飞行相关的性别差异

很明显，男女之间存在着差异。研究表明：和男性相比，女性的语言能力和发音能力更好，并且女性的精细工作能力表现更占优势[4]。男性则更擅长空间分析和定量分析。相对男性，女性体脂百分比高，肌肉块小，血压低，雌激素水平高，黄体酮含量高，雄性激素水平低[5]。女性对感染的免疫能力较强，但同时也容易产生自身免疫性疾病[6]。男性和女性对药物代谢和对毒素的反应都可能不同。例如，同样暴露于不同浓度的香烟，女性患肺癌的几率是男性的 1.2～1.7 倍。核磁共振图象研究表明，女性和男性负责语言区域的大脑结构不同。女性对疼痛更敏感，而且平均而言，她们有更好的听觉和嗅觉[7]。

这些平均差异对某次确定的空间飞行而言并不是至关重要的。

但是在特定区域，对于一个既定任务，乘组成员的性别可能产生有利或不利的影响；就某些空间飞行的可预期效应来讲，乘组成员的性别直接与他们承受的风险高低有关。例如，虽然大多数航天飞行不要求乘员有极强壮的体魄，但出舱活动例外。对女性来说，出舱活动所需要的体力和训练要比男性多很多。绝经后的妇女在太空中会快速发生骨丢失。研究表明女性具有更低的 g 值耐限，因此更容易发生立位耐力不良。男性更容易发生肾结石风险，并且平均而言，更具有攻击性。了解这些差异对计划和实施飞行任务是十分必要的。

10.2.1　体型和力量

总的来说，体型小更利于航天飞行。小个子需要更少的食物和氧气以及更少的空间。和男性相比，女性平均身高低、需要的座椅矮、上下肢短[8]。然而，体型小通常也就伴有肌肉量少、力量小、有氧运动能力弱。表 10-1 显示的是 122 个男性和 35 个女性航天员身高、体重和最大摄氧量（$V_{O_{2max}}$）的数据。女性最大摄氧量的平均水平低于男性，女性为 2.0 L/min，男性为 3.5 L/min[9]。按单位用体重比较，女性为 40 mL/（kg·min），男性为 50 mL/（kg·min）。在登月和火星任务中，将会频繁使用舱外航天服，因此加大训练量是非常重要的。因为摄氧量低，在执行同一个任务时，与男性相比，女性将在其最大摄氧量的更高百分比段上工作，这会导致她们过早疲劳，并发生更高的热应激。

表 10-1　美国 122 个男性和 35 个女性航天员人体数据

	身高/cm	体重/kg	V_{O_2}峰值/（L/min）	V_{O_2}峰值/ [mL/（kg·min）]	体脂/%
女性	166±5	60.7±8.5	2.19±0.48	36.5±7.0	20.8±4.5
男性	180±25	88.6±8.8	3.55±0.63	44.2±7.1	17.6±6.6

注：由于测试在预计达到年龄最大心率的 85% 时就停止了，这个测试所获取的数据比实际最大摄氧量低 15%。数据来自参考文献 [9]，获美国生理协会许可。

另外，穿着航天服工作也需要力量。表 10 - 2 显示了女性上肢、下肢和躯干力量占男性力量的百分比。女性中上体部的力量是男性力量的 50%～60%。女性平均握力水平约是男性的 55%[10]。男女下肢和躯干力量较为接近，女性约占男性的 60%～70%。在柔韧性方面，结果则正好相反。如表 10 - 3 所示，女性比男性拥有更好的柔韧性和更大范围的关节运动[8]。通过训练，男性和女性的肌肉和力量都增加了，但是女性的总体肌肉围度仍然偏低[9]。

表 10 - 2　女性不同身体部位平均力量占男性平均力量的百分比

身体部位	平均力量测量水平/%	范围/%
全身	63.5	35～86
上肢	55.8	35～79
下肢	71.9	57～86
躯干	63.8	37～70
握力	55	—

注：数据来自参考文献 [8] 和 [10]。

表 10 - 3　男性和女性肩、肘、腕、臀、膝和踝关节的运动范围

关节运动	男/（°）	女/（°）
肩膀外展（向后）	59.8	61.4
肘部伸曲运动	142.1	149.9
腕部伸曲运动	141.4	154.0
臀部弯曲（伸展膝盖）	83.5	86.8
臀部弯曲（弯曲膝盖）	117.9	121.0
踝部伸曲运动	62.6	66.9

注：资料来源于参考文献 [8]，经 John Wiley&Sons 许可。

10.2.1.1　执行出舱活动的能力

失重条件下出舱活动包括大量的上肢活动。强的握力是维持稳定性的关键。需要胳膊和肩膀肌肉来操作工具。最高强度的上肢锻炼所诱发的峰值摄氧量占全身最大摄氧量的 70%。相同的功率输出下，上肢锻炼与下肢锻炼相比，心率和血压更高[9]。就像第 5 章提到的，在加压的美国舱外航天服中，新陈代谢消耗平均约为 0.8 L/min。俄罗斯的 Orlan 航天服，压力更高，新陈代谢消耗增加约40％。Harm 等[9]根据这些数字估计，如果身着美国舱外航天服在失重条件下执行出舱任务，对女航天员来说，意味着平均需氧量增加约为 44％，对男航天员平均为 28％。在月球或火星上，出舱活动涉及上肢和下肢的工作。虽然与失重出舱活动相比，星球表面出舱活动可能会减少对上肢的要求，但是在不考虑有氧工作能力的情况下，穿着舱外航天服工作时的代谢消耗对所有航天员来说是一样的。那些有低氧工作能力的航天员为了完成出舱活动就需要在其最大极限值的更高百分比负荷下工作。对失重和星球表面出舱活动而言，柔韧性同样是必要的。然而，动作的幅度更多是受航天服的限制而非乘组人员本身完成动作能力的限制。

10.2.1.2　设置设计标准

总体来说，男性体型较女性大，可及范围和力量也都大于女性，而女性有更好的柔韧性。以此为基础，可得出设计空间仪器、任务和程序时的一些总体原则，要求所做的设计尽可能适应更多的人。正如 Percival 和 Quinkert 所总结的[8]，空间间距应尽可能以体型较大的男性数据为设计标准，身体操作范围和用力要求尽可能地以体型较小的女性数据为基础，柔韧性设计应依照男性数据做出[8]。最终，在火星任务的设计中，权衡和折中是必须的。并不是每个人都适合航天服或飞船。为保证安全，在设置标准时必须考虑出舱活动对力量和有氧代谢能力的客观需求。这些需求要依照航天服的压力及任务强度进行调整。一旦设置了标准，一些人很可能因为体型太大、太小、柔韧性不好或工作能力低，不能参加出舱活动频繁的飞行任务，如火星任务。女性很可能因体型小或工作能力低而被淘汰，男性则很可能因体型大或柔韧性不好而被淘汰。

10.2.2　绝经后骨丢失

绝经后，女性骨丢失加重，每年可达 1％～5％。虽然不知道绝经后骨丢失和失重骨丢失是否相累加，但很明显这种结合并不可取。就算没有缺乏雌激素的累加效应，对抗因失重而产生的骨丢失也很困难。

雌激素替代是治疗绝经后骨丢失的最合理的方法。雌激素帮助维持骨密度并降低冠状动脉疾病的风险，令人讨厌的是它增加了患子宫内膜癌和乳腺癌的风险[11]。服用雌激素也会增加患血栓性静脉炎的风险。当然，可以采取若干手段以降低这些风险，如切除子宫以降低患子宫内膜癌的风险，但这又使航天员面临手术及术后的一些问题。子宫内膜消融术创伤较小，能避免术后粘连和肠梗阻这些潜在并发症[12]。为了将血栓性静脉炎的危险降到最低，服用雌性激素的女性还需要对可能导致凝血的因素进行监测（如 V Leiden 因子，C 蛋白和 S 蛋白缺乏）。

试图降低乳腺癌的危险则更加棘手。在发射前做过癌症筛查的人员不可能在长期飞行任务中患上临床能检测出的乳腺癌。但是一旦真的发生癌症，针对乳腺癌的治疗又不可能实施。因此，做好降低乳腺癌风险的预防变得非常重要。选择性雌激素受体调节剂（SERM）能抑制绝经后妇女骨丢失而不增加患乳腺癌和子宫内膜癌的风险[13-14]。临床数据表明 SERM（如雷洛昔芬）对骨（增加骨盐密度）和脂质代谢（降低总胆固醇和 LDL 胆固醇水平）有类似雌激素的作用。在子宫和乳腺组织中它们和雌激素相拮抗。换句话说，在骨骼中这些药物能被雌激素受体明显识别，但在乳腺组织中雌激素受体的效应却不明显。虽然服用者仍然有患血栓性静脉炎的风险，但选择时应该权衡其对骨骼和血脂产生的正面作用。

10.2.3　立位耐力不良

短期飞行数据表明，女性平均来说比男性更容易晕厥。28％的女性在飞行后的立位耐力测试中会发生晕厥，而男性只有 7％[9]。这些数据和其他的大量数据都说明，女性总体来说立位耐力都较低。在一个给定的立位耐力负荷下，和男性相比，女性心率更高，血压更低，交感神经系统活性增加更多[15]。有证据表明，心血管调节的性别差异导致了这些不同[16-18]。具体的机制现在仍不明确，据推测，这是因为压力反射敏感性降低，血管收缩储备减少，或雌激素影响了一氧化氮的代谢。雌激素可能会增加一氧化氮的生成，导致血管舒张。

和其他性别差异一样，在一次既定任务中，这一项差异不能反映未来将会发生什么。因为即使女性发生立位耐力不良可能性更大，也不表明在一次飞行任务中女性会有立位应激的困扰。就像在第 7 章中谈到的，解决立位耐力不良的最佳方法因人而异。应该根据乘组成员的个体需要来区别对待，他们的性别不应该作为首要考虑因素。

性别间立位耐力的差异在乘组选拔时会成为一个问题。不论在地球上还是其他星球上着陆后，若乘组有紧急情况需要快速离开飞船外出时，严重的立位耐力不良将会是一个重要的安全问题。在过去的空间飞行中，如果着陆后某成员有明显的立位耐力不良症状并在接受了对抗措施（抗 G 裤、液体负荷等）后没有改善，就表明他不是一个好的火星长期飞行任务候选人，在这种情况下，女性较男性更容易落选。

10.2.4　减压病易感性

一些研究表明，在低气压暴露过程中女性比男性更容易患减压病。但是最近更多的研究结果并不支持这一结论。空军低压舱的实际经验表明，女性患减压病的风险并不高于男性[19]，在美国国家航空航天局进行的模拟舱外航天服的低压暴露训练也没有得出女性更容易患减压病的结论[20]。Webb 等[21] 开展了一项前瞻性研究，将197 名男性和 94 名女性暴露在模拟低压环境下[21]，监测受试者心前区静脉气体栓塞和减压病症状，结果患减压病的概率男女分别为49.5% 和 45.3%，并没有太大区别。事实上，在同样的暴露条件下，静脉气体栓塞在男性中发生的概率要明显高于女性。根据发表的文献，Bove[22] 认为，不论是在低压暴露实验还是潜水时，并没有充分证据证明女性更容易患减压病。

一些研究认为，月经或其他激素的周期性变化会增加患减压病的风险。Dixon 等[23]选择了 30 名女性进行了 6 h 低压暴露实验。5
名受试者发生了减压病，她们在低压暴露时均处于月经期，那些没
患减压病的女性中仅有 32% 的人处于月经期。在 Webb[21]的研究中，
在月经周期的后两周服用了激素避孕药的女性与没有服用的相比更
容易得减压病。然而，Bove[22]认为，根据现有的资料，总的来说，
月经期妇女患减压病的风险并未增高[22]。可惜，在这一方面并没有
进一步的研究。

10.2.5　肾结石易感性

美国男性肾结石患病率（即曾患过肾结石的百分比）高达 15%，
女性为 7%[24]。具体的原因尚不明确，可能是因为男性尿液中含更
多的钙、草酸盐和尿酸。已经发现男航天员尿中钙和尿酸的浓度较
高[9]。表 10-4 收集了男女航天员在执行任务之前和之后的数据，
数据表明：不论飞行之前还是之后，男性尿中过饱和草酸钙的浓度
都高于女性，肾结石形成风险较高。与大多数其他性别相关的差异
一样，性别内的变异性远远大于性别间的差异性。不过，如果能设
置一个用于阻止肾结石发生的尿钙检测系统（见第 1 和第 12 章），
将发现尿过饱和草酸钙超标的男性将明显多于女性。

表 10-4　航天器飞行前后男、女航天员的尿化学数据

	飞行后			飞行前		
	男	女	P	男	女	P
pH 值	5.99	6.15	<0.05	5.63	6.03	
钙	202.3	117.3	<0.001	254.6	152.0	0<.001
草酸盐	36.7	40.3		36.2	34.3	
柠檬酸盐	706.3	722.0		62 300	539.8	
尿酸	663.7	521.6	0<.001	597.3	455.0	0<.001
过饱和尿酸钙	1.72	1.10	0<.001	2.42	1.81	0<.02

注：收集了 240 名飞行前和 239 名飞行后男性数据（钙和草酸盐的数据分别是 239 和
238 人），收集了 37 名女性飞行前后数据。数据源于参考文献 [9]，获美国生理协会许可。

10.2.6　攻击、竞争与合作

男性比女性更容易陷入意外事故或暴力行为。历史上，男性互相残杀的行为是女性的 30～40 倍[25]。男性杀害男性比女性杀害女性要多很多；同样，男性杀害女性的情况也比女性杀害男性要高很多[25]。大多数的杀人行为，以及严重的非致命性袭击，似乎都是由男人之间为了社会地位竞争或者由于与女人关系的争论而引起的。当男人杀害女人，通常与性嫉妒有关。然而男人的暴力是不可避免的。在一篇有关人类性别差异进化的综述中，Geary[26] 提到，虽然男人不会鲁莽进行身体攻击，也不是天生就喜欢身体对抗，但是男人明显具有进行激烈的和偶尔致死性的单挑能力以及基于联合的竞争能力。

在现代生活中，在职业工作群体中杀人是很少见的。为了获得事业成功，大多数人都知道要与他人在适当范围内保持竞争，同时又与他人进行沟通和合作。大多数成功的南极、野外和太空探险任务都是由纯男性团队完成的，他们为了实现非凡目标而协同工作。事实上，和他人之间的竞争通常成为取得成功的原始动力并给了探险者们一个共同的目标。但是，获取成功的驱动力和可能存在的暴力就像一枚硬币的两面。强大的竞争动力对于推动一个项目的顺利开展、给员工树立共同的目标以及帮助参与者克服困难是必不可少的。然而，如果团队内部的竞争失控或是发生性嫉妒，那么强大的竞争动力就有可能毁掉一次任务。无论男性或女性，那些懂得如何达成目标的人才会成为空间飞行任务乘组选拔的成功者。他们需要训练来确定当他们的竞争驱动力朝危险的方向发展时他们能够及早意识到。

尽管性嫉妒通常发生在男女混合的团队中，但是这样的团队也有它的优势。那些男女混合的团队通常会比单一性别的团队表现得更牢固一些。在一项欧洲空间局的模拟研究中，一个由三位男性和一位女性组成的团队被隔离在一个高压舱内，这位女性成员被视为团队的调解员，并在减轻团队的压力方面起到重要作用[27]。在一个混合性别的团队中，团队成员可能表现得更规矩，更容易克制和更有礼貌。在一项有关法国极地站团队表现的综述中，Rosnet 等[28]比较了单一男性和男女混合的团队在生活氛围方面的差异。他们发现在生活氛围不友好的团队中，女性通过缓和男性的行为而改善了整体的社交氛围。不过南极和空间飞行的模拟任务中都存在性嫉妒和不必要的性骚扰问题。Rosnet 等人的研究发现，男女混合是一个紧张源，因为诱惑行为的出现，导致出现敌对行为、挫折感和性骚扰。

10.2.7　抑郁与焦虑

患有严重焦虑和抑郁的女性数量大约是男性的 2 倍。在美国，经历抑郁症或因抑郁寻求治疗的女性是男性的 2 倍。源于南极隔离或受限人群的数据表明，女性抑郁症发生率高于男性[29]。造成这种差别的原因还不清楚。社会学研究表明：女性更可能因为人际关系的破裂而发生焦虑和抑郁。此外，比起男性，女性在照顾孩子方面会有更多的亲本投资。母子关系可能是焦虑和担忧情绪的主要来源。执行火星任务时大概有两年半时间与世隔绝，这对于任何有家庭的已婚人员来说都是非常有压力的，而通常来说，女性承受的压力比男性更大。

10.2.8　月经

太空中还未发生明显的月经方面的问题，而且地面上的卫生用品也成功地应用于太空[12]。在太空关于月经的担心主要是经血倒流，这会使经血和细胞碎片进入腹腔，它是子宫内膜异位症的主要原因。在地面，一定程度的经血倒流是正常的，但是在失重状态下经血倒流的程度可能会增加，而且进入腹腔的物质并不局限于骨盆。这会增加子宫内膜异位症的发病风险，并产生非典型的疾病症状。迄今为止，在太空还中未见到经血倒流增多的症状，如腹部症状、肩痛或经血减少[12]。遗憾的是，至今还没有人正式研究有关经血倒流的问题。如果任务需要，可能通过服用口服避孕药抑制或调节月经周期。

10.2.9　避孕

很多动物研究表明，在失重状态下胚胎发育会发生改变。大鼠幼崽在失重状态下生活 16 天后，它们对翻正的反应与生活在地面的幼崽相比出现了差异[30]。同样，发育早期就暴露于微重力环境下可导致大脑的结构和功能发生改变[31]。虽然还没有资料能完全明确在太空受孕的人类胚胎会发生什么样的改变，但很明确的是，应尽一切努力确保不在太空发生怀孕。空间飞行器中的高剂量辐射也会对发育中的胎儿造成危害。

经过良好训练和严格选拔的男女混合乘组人员都明白，在飞船上发生性生活是有危害的并会采取相应的行动来避免性行为的发生。尽管如此，医学设计人员还是需要为空间提供一些避孕措施。女性口服避孕药（代表是雌炔醇和孕酮联合避孕）除了避孕外还有一些其他益处[12]，包括：降低子宫内膜癌的发生率，降低卵巢癌的发病率，月经更规律和经血流量更少，降低贫血的发生几率，降低输卵管炎的发生几率，增加骨密度。有可能但还未证实的作用包括：降低子宫内膜易位发生率，降低良性乳房疾病的发生率，降低风湿性关节炎的发生率，对抗动脉粥样硬化，降低肌瘤和卵巢囊肿的发生率[32]。如果控制月经周期对执行任务很重要的话，将允许使用口服避孕药。

然而，口服避孕药提高了凝血因子的产量并增加了静脉血栓的发病风险。一般来说，当一个人开始口服避孕药时，高凝血筛查并不作为例行检查来做，除非他们有家族史或静脉血栓的病史。但是在空间飞行时，一旦发生静脉血栓将很难处理，因此开展高凝血状态的筛查就变得非常有意义。在这项检查中，乘组人员需要检查抗凝血酶Ⅲ是否缺乏、蛋白 C 是否缺乏、蛋白 S 是否缺乏、因子 V Leiden 突变、凝血素基因突变和抗磷脂综合症[32]。口服避孕药的另一个潜在问题是会增加乳腺癌的发病风险，但是这个风险发生的几率非常小。

对于那些不想要孩子（或者在精液银行存有精液）的男性来说，输精管切除术是一个选择。同样，对于已经生育的女性来说外科绝育也是一个选择，女性还可以选择植入或注射避孕药来替代口服避孕药。宫内节育器（IUD）也是一个选择，宫内节育器广泛应用于全世界（这是应用最广泛的可逆避孕工具），但是在美国很少应用。现代宫内节育器包括激素释放宫内节育器，这种宫内节育器可以释放孕激素到子宫[32]。现在的宫内节育器不会增加盆腔感染的风险，这种风险主要发生于宫内节育器植入时。

终究，长期空间飞行中的避孕需依靠专业的、明智的、训练有素的乘组人员自己。虽然有避孕器具，但是乘组人员应该意识到没有哪种避孕方法是百分百有效的，在第一年使用时，联合避孕药片、左炔诺孕酮宫内节育器和男性绝育术都有 0.1% 的失败率。

10.2.10　临床问题

男性和女性对于不同疾病和毒素的易感性是不同的。女性年轻时更容易患自身免疫性疾病，但是较少得冠状动脉疾病。一些药物和毒素的代谢率平均来说在男女间也有差别。女性更容易患胆囊疾病。偏头痛普遍发生于女性，丛集性头痛更常见于男性。但是在飞行任务中每个人都需要作为个体来对待，那些男女间的平均差异对于个体是无用的。

男性需要关注前列腺和睾丸疾病，女性需要注意乳房、卵巢和子宫的潜在问题。在长期的空间飞行任务中女性很有可能发生由多种原因引起的子宫出血。在地面，这种情况需要扩张子宫进行刮除，而在太空，促性腺释放激素（GnRH）激动剂（如亮丙瑞林和戈舍瑞林）用来治疗平滑肌子宫瘤（纤维瘤）、子宫内膜异位症、子宫肌腺病和其他功能失调性出血情况[12]。促性腺释放激素（GnRH）激动剂短期内有助于减少月经过多和缩小子宫。在空间不能采取手术时，这些药物提供了治疗一些妇科病的途径。另一个担心就是发生泌尿道、生殖器或乳房癌的问题。如果在执行任务前进行了仔细筛查，那么乘组人员就不太可能在两年半的火星任务期间发生前列腺、卵巢或乳房癌症。

10.3　单一性别乘组与男女混合乘组对比

当讨论男女差异时，我们需要考虑一个问题：是否单一性别的乘组将更简单、更高效？过去，大多数探险队都是单一的男性团队，但是近年来已经出现单一女性任务团队执行水下和南极探索任务[27]。单一性别的团队有其优势，如不会发生怀孕，也避免了在两性之间发生性嫉妒和猜忌。但是选择单一性别的乘组可能也排除了很多高素质的人才并减少了乘组人员的多样化。而且，尽管有必要排除那些有疾病或身体状况不适合执行任务的人，但同时也排除了所有同一性别的人，且无视他们的各种技能和素质，这并没有给他们证明其价值的机会。在长期飞行任务乘组飞行前，会对他们协同工作的能力进行评价，这样就有可能在乘组选拔期间，进行男女混合乘组协同工作能力和处理性别问题能力的评估。

就像之前提到过的那样，男女混合乘组会出现性别对立和猜忌的问题，这种事件曾在南极探险团队中发生过[28]。性欲是人类本能中强烈和重要的一部分。美国国家民意研究中心（NORC）的一份近期调查报告显示，在航天员年龄段内的已婚夫妇每年性生活的频率大概有 60～70 次[33]。一方面，不忠行为在日常生活中就非常普遍，而当人们长时间在一个狭小的环境中亲密接触时就更容易发生不忠的行为；另一方面，人们也可以压抑自己的性冲动。这份调查汇总了有关婚外情关系的科学调研，总的来说，这些数据显示实际婚外情的发生率并没有大众媒体报道的那样多：大概有 3%～4% 的已婚人士在某一年内除了自己的配偶外还有一个性伴侣；大概只有 15%～18% 的已婚人士，在婚后除了自己的配偶外还有一个性伴侣；换句话说，在日常生活中，即使很多人和异性一起亲密工作，他们仍然努力保持忠贞。原因之一是，大多数已婚人士不愿意寻求可能破坏自己婚姻的另一种情感关系。在战争时期，很多夫妇经历了长时间的分离仍然保持忠贞。在海军服役的官兵中，尽管有些已婚海员在长时间的分离后有了婚外情，但是大多数人没有这种关系。事实上，根据军事审判统一法典，通奸在军队中是违法的。具有正常性冲动但信奉宗教的独身人士值得尊重。NORC 的调查发现，年龄段在 40～49 岁之间大约有 30％的非婚成年人（包括丧偶的或离婚）在过去的 12 个月内根本没有性生活[33]。通常性紧张不通过性交也可以得到释放（例如手淫）。研究发现大约 45％的已婚女性和 85％的已婚男性经常手淫[34]。总之，这些数据表明当性成为强大的冲动时，人们也可以为忠贞控制这种冲动而且在必要时戒除性交。选择男女混合乘组不能保证一定会发生性嫉妒、对立或骚扰，尽管他们显然可以发生。乘组人员需知道他们所承担的任务的本质，需要明白性对他们团队可能造成的危险，并找出方法来解决性欲。

10.4　基于现有知识的建议

对于大多数因素来说，男女之间的差异比同一性别个体之间的差异更小。由于在空间维持一个团队更重要的事情是明确每个人在团队中的位置，一般所说的男女之间的差异没多大作用。而且在特定情况下存在这种差异是很重要的。在选拔时，比起男性，更多的女性不符合上肢力量的要求。比起女性，更多的男性因为肾结石而被淘汰。对于男女混合的任务乘组，应有相应的措施确保在任务期间不发生怀孕。以下是一些权衡考虑性别差异的建议。

（1）选拔合适的人

对于乘组选拔，最公平的方法是依据客观的标准选择最胜任的人。合适的任务乘组人员应该在协同工作中展现他们的能力。任务的设计人员应该尽可能地设计适合更多人的设备，设定客观的必要条件使乘组人员能够完成既定的任务。对于这些必要条件，也许一种性别的人适合而另一性别的人不适合（比如严格的上肢力量要求），但是因为性别内部的差异很大，两种性别的人群中的一些人应该能够满足合理的选拔标准。

（2）考虑性别比例

基于个人条件和背景的乘组选拔标准是公平的，这样选拔出的乘员中可能既有男性也有女性，有单身人士也有已婚人士。对于这样的男女混合乘组，需要在团队中针对可能出现的问题进行训练，同时需要制定大家严格遵守的行为准则（包括性生活）。虽然想当然地认为男女混合任务团队成员之间一定会发生性生活问题显然有失偏颇，但是期望基于技术能力而随意组合的男女混合团队能够平稳地运行也是不现实的。对于长期任务而言（例如火星探险），在隔离和限制训练过程的早期就应该谨慎地设立观察期限来评估乘组人员的团队表现。如果出现骚扰、调情或猜忌问题时，我们需要一个和乘组人员共同工作的团队，比如心理学团队，来全权（不受政治压力影响）负责淘汰或者重组乘组。

（3）考虑女性生理的特殊性

对于绝经的女性，合适的雌激素受体调节剂（比如雷洛昔芬）可以减少因雌激素缺乏造成的骨丢失而不会增加子宫内膜和乳房癌的发病风险。此外，在飞行前可以考虑进行子宫内膜切除。如果使用了雌激素受体药物就应该进行静脉血栓发生倾向的（例如因子 V Leiden）筛查。

（4）考虑月经因素

虽然还没有确切的数据证明月经增加了减压病的风险，但有可能的话，安排舱外活动应考虑月经因素。

（5）女性乘组成员一定不能在太空怀孕

节制性行为是最有效的避孕方法。也应该为男女混合乘组成员提供避孕剂。口服避孕药因为还有别的益处而比较受欢迎，同时它还可以用来控制月经。如果使用口服避孕药，那么乘组成员应该做静脉血栓风险相关因子的筛查。

参 考 文 献

[1] Wright, R., Mary L. Cleave oral history transcript, in NASA Johnson Space Center Oral History Project. 2002, NASA, Houston, TX. (http://www.jsc.nasa.gov/history/oral_histo-ries/oral_histories.htm).

[2] Campion, E., and K. Herring, Astronaut Lawrence to Remain in United States [press release]. October 24, 1995, NASA, Washington, DC.

[3] Lebedev, V., Diary of a Cosmonaut: 211 Days in Space, D. Puckett and C. W. Harrison, eds. 1988, PhytoResouree Research, College Station, TX.

[4] Institute of Medicine Committee on Understanding the Biology of Sex and Gender Differences, Sex affects behavior and perception, in Exploring the Biological Contributions to Human Health: Does Sex Matter? TM. Wizemann and M. L. Pardue, eds. 2001, National Academy Press, Washington, DC, pp. 79 – 106.

[5] Institute of Medicine Committee on Understanding the Biology of Sex and Gender Differences, Sex begins in the womb, in Exploring the Biological Contributions to Human Health: Does Sex Matter? TM. Wizemann and M. L. Pardue, eds. 2001, National Academy Press, Washington, DC, pp. 45 – 78.

[6] Institute of Medicine Committee on Understanding the Biology of Sex and Gender Differences, Introduction, in Exploring the Biological Contributions to Human Health: Does Sex Matter? TM. Wizemann and M. L. Pardue, eds. 2001, National Academy Press, Washington, DC, pp. 13 – 27.

[7] Baker, M. A., Sensory functioning, in Sex Differences in Human Performance, M. A. Baker, ed. 1987, John Wiley and Sons, New York, pp. 5 – 36.

[8] Percival, L., and K. Quinkert, Anthropometric factors, in Sex Differences in Human Performance, M. A. Baker, ed. 1987, John Wiley and Sons, New York, pp. 121 – 4 I.

[9] Harm, D. L., et al., Invited review: gender issues related to spaceflight: a NASA perspective. Journal of Applied Physiology, 2001. 91 (5): 2374 – 83.

[10] Wardle, M. G., M. R. Gloss, and D. S. Gloss, Response differences, in Sex Differences in Human Performance, M. A. Baker, ed. 1987, John Wiley and Sons, New York, pp. 107 - 20.

[11] Clemons, M., and P. Goss, Estrogen and the risk of breast cancer. New England Journal of Medicine, 2001. 344 (4): 276 - 85.

[12] Jennings, R. T, and E. S. Baker, Gynecological and reproductive issues for women in space: a review. Obstetrical and Gynecological Survey, 2000. 55 (2): 109 - 16.

[13] Spore, M. B., et al., Role of raloxifene in breast cancer prevention in postmenopausal women: clinical evidence and potential mechanisms of action. Clinical Therapeutics. 2004. 26 (6): 830 - 40.

[14] Barrett - Connor, E., et al., Risk - benefit profile for raloxifene: 4 - year data from the Multiple Outcomes of Raloxifene Evaluation (MORE) randomized trial. Journal of Bone and Mineral Research, 2004. 19 (8): 1270 - 75.

[15] Custaud, M. A., et al., Orthostatic tolerance and spontaneous baroreflex sensitivity in men versus women after 7 days of head - down bed rest. Autonomic Neuroscience, 2002. 100 (1 - 2): 66 - 76.

[16] Gotshall, R. W., P. F. Tsai, and M. A. Frey, Gender - based differences in the cardiovascular response to standing. Aviation, Space, and Environmental Medicine, 1991. 62 (9 Pt 1): 855 59.

[17] Gotshall, R. W., Gender differences in tolerance to lower body negative pressure. Aviation. Space, and Environmental Medicine, 2000. 71 (11): 1104 -10.

[18] Convertino, V. A., Gender differences in autonomic functions associated with blood pressure regulation. American Journal of Physiology, 1998. 275 (6 Pt 2): R 1909 - 20.

[19] Wirjosemito, S. A., J. E. Touhey, and W. T Workman, Type II altitude decompression sickness (DCS): U. S. Air Force experience with 133 cases. Aviation, Space, and Environmental Medicine, 1989. 60 (3): 256 - 62.

[20] Waligora, J., D. Horrigan, and J. Gilbert, Incidences of symptoms and venous gas bubbles in male and female subjects after decompression [abstract]. Avia-

tion, Space, and Environmental Medicine, 1989. 60: 511.

[21] Webb, J. T, N. Kannan, and A. A. Pilmanis, Gender not a factor for altitude decompression sickness risk. Aviation, Space, and Environmental Medicine, 2003. 74 (1): 2 - 10.

[22] Bove, A. A. , Fitness to dive, in Bennett and Elliot's Physiology and Medicine of Diving. A. O. Brubakk and TS. Neuman, eds. 2003, Saunders, New York, pp. 700 - 17.

[23] Dixon, GA. , RW. Kmtz, Jr. , and J. R. Fischer, Decompression sickness and bubble formation in females exposed to a simulated 7. 8 psia suit environment. Aviation, Space, and Environmental Medicine, 1988. 59 (12): I 146 - 49.

[24] Goldfarb, D. S. , and F. L. Coe, Prevention of recurrent nephrolithiasis. American Family Physician, 1999. 60 (8): 2269 76.

[25] Geary, DC. , Sex differences in modem society, in Male, Female. 1998, American Psychological Association, Washington, DC, pp. 307 - 31.

[26] Geary, DC. , Sexual selection in contemporary humans, in Male, Female. 1998, American Psychological Association, Washington, DC, pp. 121 - 58.

[27] Kanas, N. , and D. Manzey, Human interactions, in Space Psychology and Psychiatry. 2003, Kluwer Academic Publishers, Boston, MA, pp. 75 -106.

[28] Rosnet, E. , et al. , Mixed - gender groups: coping strategies and factors of psychological adaptation in a polar environment. Aviation, Space, and Environmental Medicine, 2004. 75 (7 Suppl): CI0 13.

[29] Palinkas, L. A. , et al. , Incidence of psychiatric disorders after extended residence in Antarctica. International Journal of Circumpolar Health, 2004. 63 (2): 157 - 68.

[30] Walton, KD. , et al. , Motor system development depends on experience, in The Neurolab Spacelab Mission: Neuroscience Research in Space, J. C. Buckey and J. L. Homick, eds. 2003, NASA, Houston, TX, pp. 95 - 104.

[31] Raymond, J. , et al. , Development of the vestibular system in microgravity, in The Neurolab Spacelab Mission: Neuroscience Research in Space, J. C. Buckey and J. L. Homick. eds. 2003, NASA, Houston, TX, pp. 143 - 50.

[32] Speroff, L. , and P. D. Damey, Intrauterine contraception (the IUD), in A Clinical Guide for Contraception. 2001, Lippincott, Williams and Wilkins, New York, pp. 221 - 57.

[33] Smith, TW. , American Sexual Behavior: Trends, Socio - Demographic Differences, and Risk Behavior. 2003, National Opinion Research Center, University of Chicago, Chicago.

[34] Blum, D. , Counterstrikes: Love, lust and rape, in Sex on the Brain: The Biological Differences Between Men and Women. 1997, Viking Penguin, New York, pp. 220 - 52.

第11章 飞行前准备和飞行后恢复：准备与康复

11.1 引言

当希腊探险家 Odysseus 经过长期海上航行返回家中后，他家中只有他的狗认识他。虽然他的爱人一直盼望能和他团聚，但是当 Odysseus 真正回到家后，他想和以前一样地生活却并不容易。Odysseus 不得不努力重建与他儿子的关系，并且费尽心机地把妻子从她的追求者中夺回来，从某种意义上说，他得付出很大的努力才能回到他先前的位置。

当然，Odysseus 的情况也许不同于航天员的经历。尽管 Odysseus 上了年纪，容貌也已改变，但他并不需要进行身体康复；当他长期外出时，他也没能享受到与家人进行频繁交流的好处。但是 Odysseus 的故事强调了一个重要但有时会被忽视的问题：在航天飞行前需要做好准备，飞行后需要进行康复。身体方面的准备和康复（即锻炼训练）仅仅是挑战的一部分。航天员在一次长期航天行程中会离开他的配偶和家庭，而这个家庭也要适应这个新的环境。一个从一开始就不完全支持这次航天飞行的家庭会对他产生强烈的、长久的怨恨。即使得到了家庭的支持，这个家庭久而久之也会发生改变，他们要适应航天员不在家时的生活。任务完成后，航天员也不能期望他可以立即回到他以前的生活状态。各个方面都将需要适应和调整。

如果航天员有配偶和（或）孩子，这个家庭需要完全理解他们在长期任务中所需要承担的义务。同时，在任务前航天员需要作好身体、精神上的准备，而在回来后作好重新适应和恢复的准备。本章就飞行前准备、飞行后康复和解决这些问题的大致策略进行阐述。

11.2　准备和康复

是否需要准备和康复的过程取决于任务。空间站的任务期相对短暂，与持续两年半的火星任务相比它是有本质差别的。很显然，火星任务需要更多的准备。任务的性质也将影响以后的康复需求。如果对抗措施有效并且任务取得成功，那么航天员的精神和身体状况会好得多。然而，如果任务过于繁重或者由于应对挑战而妨碍了对抗措施的正常实施，那么航天员将会需要更有效的康复。

身体上需要恢复的主要部分是肌肉骨骼、前庭神经系统（在第1、4、6章中已讲述）。依赖于所采用的对抗措施的类型及其效果，航天员可能会表现出一定程度的肌肉无力和姿势不稳定。过于激进的康复计划可导致飞行后过早损伤，而过于迟缓的康复计划则可能对航天员起不到应有的效果。

精神上，所需要的康复取决于每个航天员的个人状况。如果航天员有家庭，火星飞行产生的长时间分离有可能会给家庭生活带来一些压力。在任务期间，这个家庭可能变得更独立或培养了新的爱好。在航天员不在的时候，孩子长大并发生改变。在某些时候，当航天员回来时，孩子们有可能几乎都认不出他们。来自战争和其他压力事件的经验表明，长期的分离会使人与人之间产生隔阂，例如，大多数战争结束后离婚率会增加，因此，身体和精神康复应个体化。而康复指南能够提供最好的实践经验和切实有效的方法。

11.2.1　肌肉骨骼的变化

在开始任务前，航天员需要作好准备，迎接训练和任务对体能的挑战。一旦处在飞行中，出舱活动或行星表面的短期行走将要求航天员具备足够的体力和耐力。在任务结束后，如在第1、4章中所描述的，大部分的肌肉骨骼丢失可能发生在控制姿势的肌肉和承重骨中。航天员需要进行康复训练以恢复以前的健康水平。

太空飞行后的主要问题是姿态肌丢失及前庭功能不稳定，两者共同导致航天员更容易发生肌肉或关节受伤。运动员在长期停止训练后试图在其巅峰水平上运动容易造成肌肉损伤，引起剧烈的肌肉疼痛。与此相似，航天员在着陆后过度收缩肌肉也会产生同样的后果。萎缩肌肉的剧烈活动可导致创伤和炎症。这些损伤包括肌纤维膜崩解，肌收缩纤维变形和细胞骨架受损[2]。研究表明，太空飞行试验动物在着陆后，抗重力肌内出现水肿、撕裂、坏死，但在飞行期间并没有发现这些改变，表明坏死是飞行后的肌肉再荷载所致[3-4]。

背部肌肉的萎缩使返回后的航天员背部更容易受损[5]。另外，在航天员失去平衡时，飞行后发生的体位不稳定性可导致某些姿态肌的剧烈收缩。当这些突然而剧烈的肌肉活动发生在不经常使用的肌肉时，则会导致损伤。

11.2.1.1　飞行前准备

理论上，航天员应该以自信、轻松、良好的身体状况来开始任务。一个仓促的或者过度训练的日程安排会导致航天员在进入轨道前就出现烦扰、疲劳和不适应。任务开始前有一个高质量的强健体格会带来极大的好处。在训练期间，强健的体格提高了用力活动时的操作能力。保持体力和关节的灵活性有助于避免飞行前损伤。一旦开始飞行，航天员储备的体力和持久力可以在紧急情况或意想不到的形势下发挥作用。体育活动对精神和身体都有益处，包括可能减少癌症的发病风险。大量体育锻炼的缺点是当进入太空后很快会发生锻炼中止。训练诱导的最大摄氧量的增加在太空中将不能维持，除非训练计划能够在太空中继续进行。与此相似，一旦锻炼停止，锻炼诱导的体力增加也会很快消失。

用自由重力或等张重力设备进行循环锻炼可以维持力量。每周 3 次，每次 30 min 以高于最大摄氧量 50% 的负荷强度进行有氧锻炼仍可起到锻炼效果[6]。诸如篮球、足球或球拍类运动有助于保持灵活性。通常，应该将身体训练融入飞行前训练中，以确保航天员能维

持、甚至提高他们飞行前的体格水平。飞行前总体的训练原则列在
表 11 - 1 中。1～1.5 h 的锻炼与时间更长、要求更多的锻炼相比更
容易安排和完成。

表 11 - 1　飞行前维持力量和耐力的综合锻炼原则

---

1. 高于最大摄氧量 50％的有氧锻炼，锻炼峰值要达到最大耐限（绕圈全力奔跑，间歇
   训练）

2. 对主要的肌群以最高 6～10 次的重复动作进行循环锻炼。不要连续 2 天锻炼同一
   肌群

3. 利用回力网球、下蹲和篮球等运动，锻炼灵敏性和平衡能力

4. 保持锻炼时间在 1～1.5 h，保证锻炼的有效性和计划性

5. 熟悉利用体重来做肌力训练，这在旅行或繁忙期间是种有效的方法（提踵、提脚
   尖、抬腿、仰卧起坐、压腿、屈膝运动、俯卧撑、引体向上）

注：锻炼的目的是：1) 提高最大摄氧能力和耐力；2) 增加肌肉力量；3) 维持关节
灵活性，增强关节软骨的代谢和提高协调性。

11.2.1.2　飞行后的评估

　　长期飞行任务结束后，首先要对航天员的骨骼肌肉变化性质和
程度进行评估。因为双能 X 射线吸收测量法（Duat Energy X - ray
Absorptiometry，DEXA）具有高度的精确性和可重复性，临床骨质
疏松症的研究用它来评估骨密度[7]，这项技术也用于航天飞行后。
尽管它是评估骨密度最灵敏的方法，但却增加了航天员受辐射的剂
量。这样一来，飞行后的检测非常重要，因为它能为对抗措施的有
效性提供客观数据，并建立飞行后标准，为发生在航天飞行期间的
骨骼变化数据库添加新的数据。

　　核磁共振成像可全面评测肌肉体积。使用核磁共振可对全身肌
肉进行精确的体积测量[8]。正如用双能 X 射线吸收测量法测定一样，
这些检测在飞行后至关重要，它能够为对抗措施的有效性提供反馈
信息，并实现个体化的康复计划制定。除了核磁共振，简单的人体
测量同样可提供重要的数据。胸围、腿体积、臂围测定常用来随访
航天员康复期间的情况[9-10]。

　　尽管核磁共振图像能够提供肌肉容积或肌肉横截面积的信息，

但它不能直接检测肌力。最常用的评估肌肉功能恢复状况的方法是等速肌力测定法[11-12]。如图 11 - 1 所示，受试者以推或拉的动作连接到动力仪上的杠杆臂。当受试者产生一个最大力时，机器运转以保持杠杆臂的速度不变。这意味着机器提供的阻力会随着锻炼而发生改变。例如，锻炼时如果肌力降低，那么阻力也将会下降以维持运动的速率。与用无负重或有负重设备测量相比，这种肌肉测试方法更安全。如果肌肉在飞行后很虚弱，锻炼期间航天员可能不能在所有时候都控制设备负空重，航天员就得与负重抗争并试图重新征服负重，这样会损伤关节、韧带或肌肉。而采用等速肌力仪，如果受试者感到肌肉无力或疼痛时，设备会停下来以避免肌肉受损。

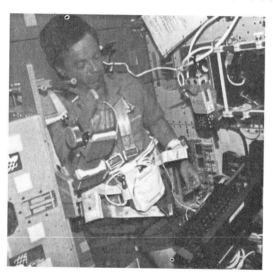

图 11 - 1　等速肌力测定仪

在 STS - 78 LMS 任务中，Robert Thirsk 正在一台转矩速度测力仪上测试，当他的右臂全程运动时，仪器产生的阻力是变化的，保持运动的速率不变，这个方法是测定肌力最常用的方法。美国国家航空航天局许可

　　然而，等速肌力测定法也有其局限性。最大转矩的形成取决于设备设定好的的测试速率以及所测试关节的角度。标准的测试方案使用多速率，并确保每个受试者的测量设置个体化[11-12]。

11.2.1.3　废用后的恢复

虽然目前存在一种倾向，认为废用后的再恢复需要多种仪器和恢复措施，但实际上日常生活中的活动（步行、爬楼梯）也能够对骨骼和肌肉提供有力的刺激。甚至经历一段时间的限动后，没有程序化的力量训练计划，随着人开始步行，体力也能迅速增加[13]。这表明，虽然废用性肌萎缩对乘员是个危险因素，但过度激进的再恢复也可能有问题。飞行后逐渐增加耐受活动的航天员可能与那些遵循严格锻炼制度的航天员恢复得一样好。

个体之间的恢复时间因人而异，这取决于具体情况。一般用于康复的时间范围可参考以前航天飞行的经验及卧床后康复的相关研究。在俄罗斯，正式的康复过程可持续 30～40 天[14]。最初，航天员在航天员训练中心恢复 2～3 周，然后他们会被带入健康疗养院接受进一步的医学康复。表 11-2 列出了卧床实验后身体特定部位需要的恢复时间。一般来说，肌力恢复得快一些，而骨骼需要更长时间才能恢复。

表 11-2　超过 36 天卧床后不同肌肉所需的恢复时间

部位	卧床时间/d	恢复时间/d	
		无对抗	有对抗
小腿容积	180		30～40
小腿周长	62		＞10
心脏大小	70		30～60
骨密度，全身	119	～180	
最大摄氧量	45		～18
肌肉力量（大腿、小腿、躯干）	49	10～16	

注：数据来自参考文献 [24]。这些数据显示了卧床时间长于 36 天后，生理参数恢复到标准参数时大概所需的时间。如果卧床实验中采用了对抗措施，相关的数据列在"有对抗"栏。总的来说，这些数据表明肌力的恢复比较快，但小腿容积和周径回复到标准时需要更多的时间。骨密度恢复所需的时间最长。

11.2.1.4　康复技术

有几个可行的康复策略有助于废用后恢复。在着陆当天，航天员可能行走困难，因此这时的康复措施可包括拉伸、按摩、等长收缩等。为减小损伤，应在水池里进行锻炼，以实现无碰撞跑步和低冲击增强式练习。由于游泳的冲击性低，它是一种很好的锻炼方式，可在航天飞行后即刻开展。表11-3列出了几种肌肉骨骼康复的技术及其优缺点。总之，最好的方法是制定个体化康复方案，引导乘员从耐受低刺激、低冲击性活动逐步向耐受更多需求和更高冲击性的活动过渡。

表 11-3 肌肉康复技术

技术	描述	应用
主动和被动伸展	在正常活动范围内运动肌肉	帮助拓展活动范围。牵引时是被动运动，运动肌肉时是主动运动
按摩	在肌肉上施加压力	可以降低肌肉紧张度并增强毛细血管循环，按摩还有舒缓作用
水池内锻炼	在水中进行锻炼	站在水池里可增强立位耐力并可使立位耐力不良者能进行上肢锻炼。还可降低冲击负荷对骨骼的影响，在飞行后早期康复时期比较有用
游泳	自由泳、蛙泳等	耐力训练方法，冲击力小，使肌肉受损和拉伤的可能性降低
阻抗锻炼	在自由重力或等重装置上锻炼	这是恢复和提高肌力的最好方法。在飞行后恢复锻炼中，早期采用低负荷多次锻炼的方法，随着康复的进行，逐渐增加负荷并减少锻炼次数

11.2.2 前庭神经功能改变

运动病（飞行早期和飞行后即刻）和返回后的姿态紊乱最容易导致前庭神经功能改变。运动病症状发作时间较短，且前庭系统一旦适应了新的环境，运动病症状就会消失。迄今为止的资料表明，航天飞行导致的姿态紊乱是可恢复的。但是，飞行后的姿态紊乱会影响康复，因飞行后姿态紊乱摔倒或为避免摔倒发生的肌肉剧烈收缩，都会导致航天员损伤。

11.2.2.1　飞行前准备

飞行前进行前庭适应性训练以减少太空飞行中运动病的发病风险是航天员的常规训练之一。在发射前的最后两周，航天员每天都要在转椅上训练，在旋转的同时摆动头部以刺激前庭[15]。这些动作常常可诱发运动病，但是时间长了航天员就能够忍受更多的紧张性运动刺激。没有明确的研究证明这种训练的有效性，但是俄罗斯一直保留了这种训练，提示这种训练被认为是有用的。

11.2.2.2　飞行后评估

正如第 6 章中提到的，航天飞行后前庭功能和本体感觉发生了变化。有几种方法可用来评估这些变化，如表 11 - 4 所示。简单的功能测试，比如闭目站立、交叉步伐、单腿站立测试等，可用来揭示体位稳定性的变化。然而，这些测试方法非定量且很难被标准化。但在追踪某个特定乘员随着时间所取得的进步方面，这些测试还是有帮助的。然而，在着陆当天，我们还是需要一个更细化的定量测试，因为测试的目的不仅仅是要表明某个航天员发生改变的程度，而且还要收集一些关于飞行中实施对抗前庭功能变化的防护措施的总体效果方面的信息。

表 11 - 4　评估神经前庭功能的飞行后测试

测试方法	描述	评论
闭目站立	受试者手臂交叉放在胸前站立，腿与肩同宽分开，同时睁眼或闭眼。站在泡沫上可减少踝部运动并降低本体感觉输入，可强化测试效果。这样对前庭系统测试将更特异[25]	闭目站立在硬泡沫上做测试获得的结果与动态平衡检测获得的结果类似。这种快速检测可以用于航天员康复期间检测恢复进度
交叉步行	受试者做趾踵步行	平衡功能受损的受试者做这一动作可能会不稳定。容易实施，可用于跟踪康复进度
单腿站立	受试者闭眼单腿站立的时间，可用于全面评估姿势稳定性	也是一种可用于跟踪康复进度的简单测试

测试方法	描述	评论
动态平衡检测	受试者站在一个可随身体摇摆且可移动的平板上。这个测试可以识别平衡问题中前庭功能、本体感觉和视觉的作用	需要专门的设备，但方法是标准化的，可重复并提供定量结果

动态平衡仪（第 6 章中提到过）通过不同的测试程序将视觉、本体感觉和前庭功能进行分离，从而识别导致姿势不稳的主要原因。这项检测也提供了体位摇晃和其他变量的量化测量方法。由于动态平衡仪提供了前庭和本体感觉方面的量化信息，因此成为了飞行后评估的一个很有吸引力的检测方法[16]。简单的临床测试（闭目站立、交叉步伐）对处于恢复期间的航天员开展快速评估非常有用。为了建立飞行后前庭神经功能发生变化的数据库并追踪对抗措施的效果，动态平衡仪检测是种非常可取的方法。

11.2.2.3 飞行后前庭神经的恢复

航天员在飞行后将表现出不同程度的姿态不稳定性。和肌肉恢复一样，回归地球重力场和直立行走为再适应提供了有效的刺激。运动医学经验表明，一定程度的锻炼有助于损伤后的再训练。采用这些锻炼的计划安排如表 11-5 所示。这些运动可提高平衡性和协调性，对飞行后康复非常有用。单腿站立是一项简单的运动。其他运动包括在摇板上平衡和在小型蹦床上跳跃等。尽管这些运动称为"本体感觉"训练，但很显然它们能够同时刺激前庭系统和位置感觉。

表 11-5 损伤后本体感觉训练的进程

部分承重

1. 使用支撑物（拐杖、手杖）步行确保正确的脚后跟运动
2. 坐着脚在平衡板上前后摆动 2 min，先用两只脚，再用一只脚

完全承重

3. 多轴摆臂
　　1）每个方向转圈 2～3 min
　　2）努力平衡 15 s，休息 10 s
　　3）逐步增加难度：双臂在身体前面，双臂交叉/闭眼/屈膝/其他腿摆动/弹跳/接球

续表

4. 在小型蹦床上做平衡动作
　　1）与上面的步骤一样
　　2）单脚跳跃，落地
　　3）单脚跳跃，四分之一转后落地，返回
　　4）逐步做转半圈、四分之三转和整圈运动
　　5）有节奏地单脚跳跃，交替将脚尖放在前面或侧面
　　6）有节奏地单脚跳跃跨线，向前、向后及侧向

5. 跳跃：以不同的方式跳

6. 无弹性的单腿跳跃
　　交替进行一只腿跳 2 次，另一只腿再跳 2 次

7. 弹跳
　　1）双腿向前、后向、侧向跳跃
　　2）单腿跳：一只腿跳 2 次，另一只腿再跳 2 次

8. 高级任务
　　1）在陡峭的山坡上步行或跑步
　　2）斜着跑上或下山
　　3）在平衡木上行走，之后在行走时拍球
　　4）侧向上台阶，逐步增加台阶的高度

9. 跑步训练
　　1）直跑
　　2）后向跑
　　3）侧向跑
　　4）5 m 直径环绕跑
　　5）90°转向跑（Cutting 90°）
　　6）45°锥形 Z 字跑

注：资料来源于参考文献 [26]，McGraw - Hill 许可。

11. 2. 3　心血管改变

　　航天员在执行必须的舱外活动或者执行紧急的、持续性的高强度工作时常常感到紧张。他们的有氧适应能力越好，就能越好地面对这些挑战。结束太空飞行后，他们可能会出现心肌质量减少，并且可能会有某种程度的立位耐力不良。通常，逐步恢复正常的地球活动可逆转这类问题。通过规律性的有氧锻炼可以重新获得有氧适应能力。对于心血管系统康复通常不需要特别的康复方案。然而，

着陆后应该进行心肌质量和立位耐力的可靠测试以评估对抗措施的综合效果。立位耐力可以通过直立位测试、倾斜床测试或下体负压测试来评估。目前，测定心肌质量的最精确方法是核磁共振[17]。

与骨骼肌肉变化相反，过早评估飞行后最大有氧运动能力并不重要。航天飞行后很快进行最大耗氧测试会导致肌肉损伤，并且测试获得的数据不可能改变飞行后的对抗措施方案。最大运动测试应该推迟到着陆后几周再开展。这时，如果最大耗氧量与飞行前相比仍然下降，那么就需要修改康复方案。

11.2.4 心理方面

飞行前准备和飞行后恢复对于身体和计划安排的要求可能会将精神准备和恢复时间排除在外。在任务前，未被提及的家庭和人际关系问题可能导致飞行任务执行中出现危机，如乘员需要努力处理正在出现的婚姻危机或问题儿童，这种情况下产生的内疚或愤怒会引发心理困扰。而在任务结束后，对心理重建不给予足够的重视可能会造成家庭和人际关系紧张。

11.2.4.1 飞行前准备

在飞行前，心理准备涉及个人和家庭准备（如果航天员有配偶、孩子或其他重要的人际关系）。从个人角度出发，乘员需要自信，不能过分担心和紧张。潜在的焦虑来源于对能否成功完成某项复杂任务（比如出舱活动）或对可能导致关键时刻出现错误的担心。为了减少这些影响，可以采用一些运动心理学的方法。想象是一项有效的心理技术[18]，乘员可以想象他们在处理有可能遇到的一些应急工序。类似地，进行性的肌肉松弛和冥想等方法也有帮助。进行性肌肉松弛包括依次收缩和松弛特定的肌群。冥想包括控制呼吸等。这些方法都可以用来监视应急事件前焦虑的发生[18]。

为了增加处理紧急情况或复杂工况方面能力的自信，应该周密设计训练方案，逐步提高训练要求，并与乘员的个人能力相一致。模拟训练应该是必需的并且具有挑战性，但应使乘员逐步能掌控整个体系。当乘员没有达到操作目标时，非常必需的模拟项目可以被设置成"叫醒电话"（wake up call）方式，但强迫他们进入反复失败的极端情境可能也会使乘员和团队丧失自信心，这样反而达不到预期目的。

长期飞行任务将给乘员带来团体生活的挑战。乘员们需要在一个有凝聚力的团队工作，同时保持他们的个性特征。他们需要开放地讨论问题，而不产生持续的不满。每个乘员都需要接受其他乘员的弱点，但当同事的工作表现下降显著时仍然会及时给予关注。乘员需要学会团队生活，包括学会解决冲突，接纳文化差异和如何联合作业等。在任务开始前制定一系列规则有助于避免以后可能发生的冲突。这些条例应该覆盖潜在的爆炸性问题，比如浪漫史、批评、礼貌和隐私。户外领导能力和生存训练迫使乘员们像一个团队一样工作并且相互依赖，这是使乘员之间必须形成联结的一种方法。

飞行任务对于有家庭的乘员会产生巨大的压力。随着任务的逼近，乘员有可能成为家庭关注的焦点。他们离家开展最后训练的同时，逐步逼近的任务也会在家庭内部产生焦虑和担忧。迫近的分离是种巨大的压力。战争时期的研究表明分离的最终结果通常是离婚。第二次世界大战后，离婚率大幅攀升。一些人将这归因于士兵被分配到海外前出现了大量以战时婚姻为终结的快速恋情。然而，一项对第二次世界大战中退伍老兵的研究表明，在外派海外前就已经结婚了一段时间的老兵离婚率非常高[1]。这项研究得出的结论可能是，在外派前刚刚结婚的人知道分别很快就会来临，而对于已经结婚一段时间的人来说，战时分离可能代表的是一种重要的预期变化。可能类似的效应也会存在于航天员的婚姻中。绝大多数航天员曾经在其他领域（空军飞行、科学研究）工作过，在一些家庭中，航天员的家属可能将入选长期飞行任务当做一种预料之外的事情来接受。

即将发生的离别会以多种方式对家庭造成影响。Pearlman 描述了在准备分离时的几个阶段[22]，包括抗议、失望和分离。Isay[23] 研究了分离是如何影响潜艇服役人员的妻子的。这项研究表明虽然大多数家庭能够找到方法来适应分离，但在某些情况下分离却会产生严重后果。在 Isay 研究的亲属关系中，一些妻子试图自杀，某些情况下唯一的解决办法就是让水手离开海军[23]。很显然，心理支持团队需要敏锐地意识到，即将来临的长期任务会给家庭带来巨大的压力，应该为家庭建立一套恰当的心理支持体系。

一旦乘员入选飞行任务后，我们认为应该及早对乘员及其家庭开展咨询活动。这样，心理支持团队就能有机会获知家庭和乘员间的问题类型，以便制定训练计划。支持团队可以帮助家庭针对飞行任务建立共同的心理预期。而且，心理支持团队应该意识到，飞行前的训练期有时候可能是压力最大的时候。家庭能够接受并逐步意识到乘员在航天飞行任务中将会离开很长一段时间。在飞行前的训练期间，乘员也可能在地球上各个不同的地方训练，从而离开家庭很长时间。这种情况（乘员虽然离开了，但任务还没有开始）会给乘员和家庭带来极大的压力。

11.2.4.2　飞行后康复

任务结束后，特别是完成了像火星旅行这种艰巨的任务后，乘员将再次成为关注的焦点。任务项目关注的是康复计划，并确保计划能很好地执行。乘员有可能需要公开露面、汇报情况和参与其他活动。在这种场合下，很容易把家庭和私人问题放一边。在康复期间需要留出一个确切的时间让航天员和家人、朋友重新建立关系。公开露面和不重要的汇报应该推迟到乘员完全恢复，并且已经开始融入家庭后进行。这些要求必须严格执行，以便乘员或其家人不会步入拒绝朋友、同事和机构邀请的境地。需要提前有这么一种期望，那就是一定要预留出一段时间，以便乘员重新融入家庭和社交，这段时间一定不能被其他事情所占用。

11.3　基于现有知识的建议

尽管飞行前准备和飞行后康复所需的种类和数量因人而异，但还是有一些基本指导方针可循。一般来说，飞行前准备是为飞行任务提供健康的、自信的、训练有素的航天员，同时他们还能得到家人和朋友的全力支持。飞行后康复的设计是让航天员恢复体力、平衡及各种活动功能，同时可以完全回归到以前的生活。一些飞行前准备和飞行后康复的指导原则如下。

（1）飞行前

1）将体力和耐力锻炼融入制定好的训练中。如果训练没有安排好，而是将选择权留给了乘员，这将使乘员在任务临近时还需要在身体锻炼和其他私人生活（如家庭时间）间进行选择。当任务临近时，这种情况会导致乘员力量和耐力开始下降的可能性增加。

2）如果乘员有家庭或其他重要的社会关系，在任务选拔后需要立即召开咨询会，以详细排查执行任务期间可能遇到的挑战。这个会议应该提供这么一种机会，能够明确陈述预期，并讨论任务的禁区。对于长期飞行或艰巨的任务，应该为整个家庭提供持续性的咨询服务。通常没必要把这当做一个正式的咨询会，而只是大家聚在一起，共同讨论任务准备的怎么样了。飞行前需要考虑的一些话题有：经济压力、家庭责任、亲密感的缺失、子女教育、乘员家庭之间的互相扶持等。

3）乘员应该接受一些处理冲突和文化差异方面的培训；应该知道如何识别抑郁；同时应该训练如何成为优秀的领导、下属和体贴的组员。野外生存课常常提供这类培训。

4）运动心理学（如可视化、舒缓）方面的指导有助于为一些技术性的任务做准备。

（2）飞行后

1）精确评估肌肉、骨骼、前庭神经数据的改变极其重要。它可以作为乘员个体康复的基准，并且可加入飞行后生理改变的数据库中。双能 X 射线吸收测量法是一种检测骨骼变化的精确方法。核磁共振能为包括心肌在内的全身肌肉提供全面的评估。等速肌力仪是被最广泛认可的评估肌肉力量的方法。姿势描记术能够客观地评价平衡功能。这些测试应该在着陆后即刻开展。尽管这些检查会对返回后的乘员造成身体影响，并且会影响其与家人和朋友的团聚，但是仍应该投入足够的时间来做这些检查。着陆后的这些测量对于评估对抗措施的效果非常关键，也对载人飞行计划的不断成功极其重要。

2）每个乘员的骨骼肌肉康复计划应该基于其飞行后的评估结果制订。对于有明显骨丢失的航天员可让他在水池里锻炼，以降低其承受的冲击负荷。在水中运动也可以对抗立位耐力不良。在着陆后的几天内进行拉伸运动和游泳特别有用。

3）应该留出时间让乘员可以和家人朋友重新建立关系。对于火星任务，这个时间非常重要，也许要几个月时间。尽管飞行后测试很重要，但是需要明确一个终止时间，并严格遵守。

参 考 文 献

［1］ Pavalko，E. K. ，and G. H. Elder，World War II and divorce：A life course perspective. American Journal of Sociology，1990. 95（5）：1213－34.

［2］ Kasper，C. E. ，L. A. Talbot，and J. M. Gaines，Skeletal muscle damage and recovery. AACN Clinical Issues，2002. 13（2）：237 47.

［3］ Riley，D. A. ，Review of primary spaceflight－induced and secondary reloading－induced changes in slow antigravity muscles of rats. Advances in Space Research，1998. 21（8－9）：1073－75.

［4］ Fitts，R. H. ，D. R. Riley，and J. J. Widrick，Functional and structural adaptations of skeletal muscle to microgravity. Journal of Experimental Biology，2001. 204（Pt 18）：3201－8.

［5］ Greenisen，M. C. ，et al. ，Functional performance evaluation，in Extended Duration Orbiter Medical Project Final Report，C. F. Sawin，G. R. Taylor，and W. L. Smith，eds. 1999，NASA，Houston，TX，pp. 3. 1－3. 24.

［6］ Astrand，P. P. ，et al. ，Physical training，in Textbook of Work Physiology，P. P. Astrand，et al.. eds. 2003，Human Kinetics，Champaign，IL，pp. 313－68.

［7］ Fuleihan，G. E. ，et al. ，Reproducibility of DXA absorptiometry：a model for bone loss estimates. Journal of Bone and Mineral Research，1995. 10（7）：1004－14.

［8］ LeBlanc，A. ，et al. ，Muscle volume，MR1 relaxation times（T2），and body composition after spaceflight. Journal of Applied Physiology，2000. 89（6）：2158－64.

［9］ Thornton，W. E. ，G. W. Hoffler，and J. A. Rummel，Anthropometric changes and fluid shifts，in Biomedical Results from Skylab，R. S. Johnston and L. F. Dietlein，eds. 1977，NASA，Washington. DC，pp. 330－38.

［10］ Thornton，W. E. ，and J. A. Rummel，Muscular deconditioning and its prevention in space flight，in Biomedical Results from Skylab，R. S. Johnston and L. E. Dietlein, eds. 1977. NASA, Washington, DC, pp. 191 - 97.

[11] Osternig, L. R. , Isokinetic dynamometry: implications for muscle testing and rehabilitation. Exercise and Sport Sciences Reviews, 1986. 14: 45 - 80.

[12] Baltzopoulos, V. , and D. A. Brodie, lsokinetic dynamometry. Applications and limitations. Sports Medicine, 1989. 8 (2): 101 16.

[13] Herbert. R. , Human strength adaptations—implications for therapy, in Key Issues in Musculoskeletctl Physiotherapy, J. Crosbie and J. McConnell, eds. 1993, Butterworth - Heinemann, Boston, pp. 142 - 71.

[14] Stupin I. , V. , V. V. Bogomolov, and T. D. Vasil'eva, Sanatorium - health resort stage of medical rehabilitation of astronauts after long term space flight [in Russian] . Kosmicheskaia biologiia i aviakosmicheskaia meditsina, 1991. 25 (2): 18 - 21.

[15] Clement, G. , et al. , Effects of cosmonaut vestibular training on vestibular function prior to spaceflight. European Journal of Applied Physiology, 2001. 85 (6): 539 - 45.

[16] Furman, J. M. , and S. P. Cass, Vestibular laboratory resting, in Vestibular Disorders: A Case - Study Approach, J. M. Furman and S. P. Cass, eds. 2003, Oxford University Press, New York, pp. 30 - 40.

[17] Perhonen, M. A. , et al. , Cardiac atrophy after bed rest and spaceflight. Journal of Applied Physiology, 2001. 91 (2): 645 - 53.

[18] Blundell, N. , Maximizing performance: Psychology, in Clinical Sports Medicine, P. Brukner and K. Khan, eds. 2002, McGraw - Hilt, New York, pp. 639 - 48.

[19] Holland, A. W. , Psychology of spaceflight, in Human Spaceflight: Mission Analysis and Design, W. J. Larson and L. K. Pranke, eds. 2000, McGraw Hill, New York, pp. 155 - 91.

[20] Kanas, N. , Psychological, psychiatric, and interpersonal aspects of long - duration space missions. Journal of Spacecraft and Rockets, 1990. 27 (5): 457 - 63.

[21] Kanas, N. , and D. Manzey, Psychological countermeasures, in Space Psychology and Psychiatry. 2003, Kluwer Academic Publishers, Boston, MA, pp. 131 - 72.

[22] Pearlman, C. A., Jr., Separation reactions of married women. American Journal of Psychiatry, 1970. 126 (7): 946-56.

[23] Isay, R. A., The submariners' wives syndrome. Psychiatric Quarterly, 1968. 42 (4): 647-52.

[24] Greenleaf, J., and D. T. Quach, Recovery after prolonged bed-rest deconditioning. 2003, NASA-Ames Research Center, Moffett Field, CA.

[25] Furman, J. M., and S. P. Cass, Physical examination of the dizzy patient, in Vestibular Disorders: A Case-Study Approach, J. M. Furman and S. P. Cass, eds. 2003, Oxford University Press, New York, pp. 21-29.

[26] Kinch, M., Principles of rehabilitation, in Clinical Sports Medicine, P. Brukner and K. Khan, eds. 2002, McGraw-Hill, New York, pp. 160-85.

第 12 章 长期飞行医疗计划：
月球和火星之旅的医学监督

12.1 引言

1999年深冬，南极考察站唯一的一名医生感觉自己的胸部有一个小硬块。但是由于从未有飞机深冬时节着陆过南极，所以她无法离开南极回到后方进行诊治。于是，考察团队成员利用手头现有的材料为该医生做了组织活检，并把结果图片传给美国的医学专家进行诊断，专家通过分析图片诊断为乳腺癌。一些化疗药物和其他用品被空投给考察站。等天气好转到足以开展救援活动时，这名医生被送回后方进行常规治疗。幸运的是，癌症得到了控制，她完全康复了。

这一在杰丽·尼尔森的自传《冰封岁月：南极生存录》[1]中叙述的事件，描绘出了载人火星任务中可能面临的一些医学问题。探险队中安排一名医生只是解决医学问题的一部分，因为医生也会生病。同样，乘组成员也可能出现令舱上所有人都措手不及的健康状况。例如，如果在火星任务中诊断出乳腺癌，撤离或补送物品都不可能。乘组将尝试利用舱载设备去除肿瘤，但不能保证成功。最终，火星任务的设计者必须接受并不是所有的医学意外事件都能被预期和处理的这一事实。长期空间任务医学设计的挑战是，在任务质量和体积的严格限定条件下，提供最大的医学应对能力。

幸运的是，经验表明，准确的选拔常常能够避免空间探险过程中出现医学危机。本章概述了长期空间飞行的医学风险以及控制风险的方法。

12.2　长期飞行任务的医学风险

一段时间内，在特定人群中可能发生多种内、外科疾病。南极探险队、潜艇和海底实验室人员曾经历过多种疾病，包括颅内出血、中风、心梗、阑尾炎、骨折、癌症和精神疾病等[2-3]。尽管乘组可能发生多种疾病，但是，在选拔合适并且在非常注意卫生的条件下，严重疾病的发生率还是较低的。

即使在抗生素和外科先进技术手段出现之前，有挑战性的探险活动也常常能取得成功而不发生高死亡率。路易斯和克拉克在迁移至路易斯安那（从法国购买的土地）的两年半（1804—1806 年）旅途中仅损失了一个人（死亡的原因是阑尾炎）。欧内斯特·沙克尔顿爵士在为期两年（1914—1916 年）的探险活动中，尽管当时完全被南极大陆边缘脱落的浮冰所围困，但最终所有成员都得以生还。19 世纪关于海上航行的故事里描述的舱室都是肮脏、狭窄和不卫生的，但是如果优先考虑卫生条件，长途海上旅行的死亡率将会很低。在《航海时代的生与死》[4]这本书中，海斯指出，通过给船上配置医生并高度重视卫生条件，从英国至澳大利亚海上旅行的死亡率和移民村镇的死亡率接近。船上的生活制度包括每日擦洗、消毒和舱室宿舍除臭、个人清洁的监督、口粮食品的检查和疾病的隔离和检疫等。开往南澳大利亚半数以上的轮船在每次航程中死亡的人数均少于 6 人。不幸的是，其中绝大多数是儿童，他们特别容易患上传染性疾病。如果轮船搭乘的都是年轻、健康的成年人，总死亡率将会更低。

这些历史数据说明，过去探险活动中产生高死亡率的原因是感染。采用合适的卫生措施，死亡率和发病率确实会下降。然而，医学风险仍然存在。比利卡[5]等查阅了来自潜艇乘员、南极探险队、空军、美国和俄罗斯空间飞行的数据，统计出上述人群发生重大疾病或受伤的概率（他们定义的重大疾病或受伤是指需要一个紧急手术室或去医院处理的医学事件）。上述人群中，重大疾病的发生率约为 0.06 次/人年[5]。按此推算，在一次包含 6 人乘组为期两年半的火星任务，预期发生的重大医学事件为 0.9 人次/全任务（也就是可能发生 1 次）。

12.2.1　环境和生理适应导致的医学问题

通过模拟类似的人群来估算火星任务医学事件的发生率是可行的，但这种分析并不能包括因飞船环境和对失重的生理适应而引起的特殊问题。飞船舱内环境的隔离和狭小会引起心理问题（见第 2 章），同时与外界隔绝和限制与外界联系也会产生免疫反应的改变。骨钙丢失增加了尿钙浓度和发生肾结石的风险（见第 1 章）。出舱活动将带来减压病的风险（见第 5 章）。

12.2.1.1　临床心理问题

尽管乘组成员已经通过了很严格的选拔和训练，但睡眠被剥夺、隔绝、人际冲突、操作能力下降等因素综合起来打垮心理防御的情形还是可能发生的。在潜艇乘员中，焦虑和抑郁是最多发的两种精神性疾病[2]，这同时也是忍受南极漫长冬季的科考成员中常见的疾病[3]。任何针对长期飞行的医学方案设计都应该包括对抑郁和焦虑的诊断和治疗措施。

12.2.1.2　免疫响应

睡眠被剥夺、心理压力、营养缺乏等多种因素都能引起免疫反应改变。每个在南极洲过冬的人都会出现免疫响应的改变，包括刺激时 T 细胞增殖反应能力下降和潜伏感染病毒的重新激活[6]。飞行后对免疫功能的研究显示，自然杀伤细胞（NK）的功能下降，刺激时外周血单核细胞增殖能力下降，潜伏病毒激活[7-8]。飞行中的研究表明，有的乘组成员迟发型超敏反应下降。

飞行中和飞行后免疫功能改变的原因并不清楚，可能是由于失重导致的，也可能是对特殊飞行任务的应激造成的。通常，空间飞行的结果和其他任务的结果没有关联性。因此，从乘组体重显著下降、睡眠不足或心理压力较大的任务得到的研究数据与不那么紧张的任务数据相比，是否会有免疫学参数上的很大变化，这一点并不清楚。返回着陆当天采集的数据可能反映的是那天应激激素的增加而不是空间飞行导致的变化。并且，基础数据十分有限，成员应激可能在训练时显著增加，但这些事件中免疫参数的地基标准数据并不适合与飞行结果进行比对。

由于这些不确定性，难以决定乘组成员是否必须接受飞行过程中免疫受抑的较高风险，或者是否通过重视睡眠、应激和心理健康等因素，使免疫功能可以维持在飞行前的水平。因为目前已知较强的心理负荷会降低免疫反应能力[9]（尽管一些密闭环境的研究表明免疫指标的变化非常微小[10]），所以，飞行期间医疗计划的重要组成部分之一就是密切关注舱内的人际关系和工作环境。

12.2.1.3　肾结石风险

在地面上，受限运动和卧床两种情况都增加尿钙排泄和肾结石风险[11]。在太空，因为尿钙排泄也显著增加，因此，预期肾结石的风险也会增加。和肾结石一样的症状在俄罗斯空间任务中曾经出现过，虽然还不清楚结石是在太空形成的还是发射时它就已经存在于肾脏了[12]。威特逊等[11]的研究表明，在空间中，尿中的草酸钙过饱和度增加而柠檬酸盐浓度下降，这些数据提示空间中肾结石的风险增加了。

预防肾结石的主要措施是增加液体的摄入，增加尿中的柠檬酸盐或降低尿钙浓度。很有代表性的是，每天摄入 2 L 液体（水）可以预防肾结石。柠檬酸钾是一种极佳的柠檬酸盐，（可以使尿液呈碱性），人们已经开发其在空间应用方面的研究。可以用药物降低钙的排泄，二膦酸盐类（如阿仑膦酸钠）和噻嗪类利尿剂（如二氢氯噻嗪）都可以降低尿钙的排泄。卧床实验中已经证实，阿仑膦酸钠能减少高钙尿和结石形成的倾向[13]，而二氢氯噻嗪由于其在肾钙排泄方面的效用已经成为一种减少结石风险的治疗药物[14]。

有效的肾结石预防措施还要结合经常性的监测以建立控制尿中

钙过饱和浓度的方法[15-16]。只要尿中钙过饱和度的值保持在正常限值以内，就很少会形成结石。这些资料提示，监测尿参数（至少是尿钙）的能力对建立有效预防肾结石的措施是很重要的。

如果形成结石，最可能的结果是结石消失而不出麻烦。少见的情况是，结石堵住了输尿管。如果这种情况发生于空间飞行期间，结石将会从一个肾脏转移且堵塞尿路，引起排尿困难，造成急性医学事件。使用超声仪可以定位肾脏或输尿管中结石的位置。聚焦超声（碎石术）可以打碎堵塞的结石，使之通过输尿管排出体外。

12.2.1.4 减压病

航天员发生减压病的风险取决于他们在飞行中执行的任务和飞船舱内大气的压力。如果飞船舱内维持海平面压力和大气组分（就像航天飞机和国际空间站一样），那么每次出舱活动都会存在患减压病的风险。飞行乘组人员必须减少体内的氮，才能从海平面压力的舱内环境安全转移至较低压力的航天服内。如果舱内压力和舱外航天服内的压力保持一致（阿波罗任务的指令舱和登月舱正是如此），那么，在舱内和航天服环境之间转移时就不会存在减压病的风险。

如果任务设计需要航天员在不同压力环境中转换，减压病将成为潜在的风险。减压病一旦发生，小气泡会破坏血管内壁，导致血栓形成和局部缺血。气泡会机械性地堵塞血管。最糟的情况下，脑部的气泡将引发中风并使乘组人员丧失能力。减压病的主要治疗措施是静脉输液，使用消炎药和加压氧气室[17]。氟碳乳胶也是减压病的一种治疗手段。氟碳对氧和氮的溶解度都很高，具有表面活化剂性质。动物实验研究表明，氟碳有改善严重减压病的作用[18-19]。氟碳还是大多数人建议的人造血液的主要成分。

地面上，减压病的常规治疗方法是使用加压氧舱。空间舱内是否提供氧气舱则涉及任务资源和风险大小间的平衡考量。俄罗斯的礼炮与和平空间站没有提供加压舱，尽管其舱外航天服是在较高压力下工作的。空间站上设计氧气舱，但最终在国际空间站的设计方案中并未保留[20]。在行星表面探险中，出舱活动可能成为日常工作，如果基地和舱外服之间存在显著的压力差异，提供氧气舱将非常重要。

12.2.1.5　听觉损伤

长期飞行后，观察到了暂时或永久性（某些情况下）的听觉阈值改变[21]。推测听觉变化是由噪音导致的，但其他因素，如毒素、二氧化碳的水平、体液转移等也可能起到一定作用。解决问题的最佳办法是执行（医学要求的）噪声标准，必要时使用听觉保护手段。类似所有地面开展的听觉保护项目，测试听觉的手段在空间中同样也很重要。新的听觉测量技术（如耳声发射）可能适用于这样的应用[21]。

12.2.2　牙科疾病

牙科疾病很少会危及生命，但它可能使飞行乘组人员生活面临痛苦。在 1978 年礼炮空间站第 28 次飞行中，报告称尤里·罗曼诺夫在他飞行的最后两周由于严重的牙疼而服用止痛药物[22]。其他隔离环境情况下，牙科疾病可能需要牙医的介入甚至转运治疗。在 100 次英国极地巡航任务中，发生了 30 起补牙和 7 起拔牙医疗操作[23]。美国的极地潜艇巡航任务中，因为牙科疾病导致转运的情况非常少见[2]。拔牙和补牙在南极科考任务中也是需要的[24]。20 世纪 70 年代早期的天空实验室项目曾评估过此类风险，对于 28 天 3 个成员的任务来说，因牙科疾病严重影响成员工作能力的几率为 0.92%[25]。

在空间处理牙科疾病的方法有 2 个：预防和处置，它们都很重要。预防牙龋包括用氟化物漱口、注意饮食、刷牙和使用牙线。天空实验室项目推荐每天刷牙 2 次、使用牙线 1 次[25]。自天空实验室项目实施以来，人们对细菌（特别是变性链球菌）在牙龋形成中的作用有了更好的了解。现在可选的治疗措施包括了抗菌（洗必泰）漱口液的使用[26]。一旦将牙科预防措施（如氟化凝胶、抗菌漱口液）积极用于高危人群，牙龋发生的风险将显著下降[27]。如果发生牙龋，一种可能处置的考虑是龋齿非创伤性充填，就是用可粘附修复材料填充封闭牙洞[26]。

尽管有积极的预防措施，牙科疾病还是可能发生的。天空实验室配备的牙用包里包括麻醉和拔牙的工具。航天飞机上也具备临时补牙的能力。国际空间站配备的牙用包里包括处置牙疼、牙髓暴露和牙齿移除所需要的工具。另外，还提供了牙科麻醉、临时补牙和拔牙的工具和训练方法。对于火星任务或月面长期驻留来说，在这方面保持熟练的操作能力十分重要。

12.2.3　内科疾病

即使乘组不进入空间执行任务，他们每年也面临产生内科疾病的风险。依据对最大量人群的统计，癌症、意外和心脏疾病是造成 35～44 岁年龄段人群死亡的前三位因素[28]。由于航天员群体都是符合医学选拔标准的，他们并不是人群中有代表性的样本，所以这些统计数据可能并不直接应用在其身上。其他数据显示，尽管航天员作为一个群体其健康水平应好于普通人群，其主要的死亡原因却是一样的。美国国家航空航天局的航天员健康寿命研究项目，跟踪航天员的整个生命周期，比较他们和对照人群的发病率和致死率。1959—1991 年，航天员群体中发生了 20 例死亡事件，其中 16 例意外死亡，2 例因冠心病死亡，1 例癌症死亡，还有 1 例死亡原因不明。与普通人群相比，航天员意外死亡的比率很高，心血管疾病和癌症的死亡率比较低。尽管如此，意外、心血管疾病和癌症等三大因素仍然排在航天员人群死亡因素的前三位[29-30]。

对一个隔离群体来说，另一个需要重点考虑的医学问题是传染性疾病。抗生素被广泛应用前，传染性疾病是航海旅程和生活在狭小舱室人群的主要死亡原因。卫生条件的改善和抗生素的应用大大降低了感染的风险，但如果乘组压力过大，供给不足或者卫生条件不佳时，感染仍可能成为一个问题。

12.2.3.1　传染性疾病

在早期空间的几次任务中，传染性疾病较早就发生了。发生的原因被认为是与飞行前的感染物有关。由于乘组成员大部分时间都是待在一起的，所以感染源最有可能来自乘组成员以外的人群。之后，在飞行前 1～2 周，任务组限制了乘组和可能患传染性疾病的人接触，这样就显著降低了飞行期间传染病的发生率[31]。

乘组一旦被封闭在空间舱内，他们实际上是处于检疫隔离的状态。能在航天员乘组中引起传染的病原体一开始就存在于太空舱内。如此一来，在长期飞行中出现的地球上常见的流行性感冒或其他呼吸系统病毒造成的传染病并不让人担心。发生传染可能是由皮肤或黏膜破损或免疫力下降引起的。也有一种可能，微生物种群为响应空间舱环境经过一段时间后发生了改变，就像微生物种群在胁迫环境下产生耐药（抗生素）性一样。因此，人们需要监测太空舱微生物环境的任何改变以跟踪可能造成的危害[32]。

12.2.3.2 心血管疾病

冠状动脉疾病是导致多数航天员死亡的主要原因。而且，尽管心脏风险因素的识别和筛选水平提高了，但通常冠状动脉疾病第一次发作就会发生猝死或心梗。美国空军飞行员群体中，5 年期的年度心血管疾病的发病率，按年龄组分分别是：0.005 4%（30～34 岁）、0.018%（35～39 岁）、0.038%（40～44 岁）、0.14%（45～49 岁）、0.13%（50～54 岁）[33]。确已发病的，其中 21% 为猝死，61% 为心梗。也就是说，尽管有选拔环节，但这一人群中冠状动脉疾病第一次发作就常常会导致非常严重的事件。虽然飞行员的选拔不像航天员那么严格，但是他们也必须通过年度检查，而且他们清楚他们的职业生涯依赖于自身的身体状况符合医学标准。基于这些原因，这些数据也可以大致用于航天员群体，同时也表明，尽管经过层层选拔，在空间中仍然存在猝死或心脏病发作的风险。

冠状动脉疾病的风险因素包括评估低密度脂蛋白（low density lopoprotein，LDL）胆固醇水平、糖尿病、高血压（血压大于 140/90）、吸烟史和早期冠心病家族史（男性小于 45 岁，女性小于 55 岁）等[34]。高密度脂蛋白（high clensity lipoprotein，HDL）胆固醇

水平小于 40 mg/dL 时也是风险因素之一。冠状动脉疾病的发生风险
也受其他因素的影响，如易导致动脉粥样硬化的饮食、高同型半胱
氨酸水平、空腹血糖调节异常等。一些血栓形成和炎性因子也影响
冠状动脉疾病的发生风险，例如 C 反应蛋白、纤维蛋白原、活性凝
血因子 Ⅶ、纤维酶原激活物抑制物 1、组织纤维酶原激活物、血管假
性血友病因子、von Willebrand 因子、莱登第五因子（Factor V Lei-
den）、C 蛋白和抗凝血酶 Ⅲ 等。但最重要的生化因子还是 LDL 胆固
醇水平。在没有其他风险因素存在时，目前手册推荐的 LDL 胆固醇
正常水平小于 160 mg/dL，当 LDL 水平达到 190 mg/dL 时建议采取
药物治疗[34]。

目前严格的航天员选拔程序能够排除患有糖尿病、高血压和家
族性高胆固醇的人入选。此外，航天员定期进行锻炼压力的测试。
但是选拔程序不可能完美，而且冠状动脉问题在锻炼压力测试不良
的个体中会发生[35]。通过更严格的筛选，航天员群体发生心血管疾
病的风险是可能进一步降低的。这些更严格的筛选措施包括使用电
子束计算机断层扫描检查冠状动脉的钙化[36]，超声测量颈动脉内膜
厚度[34]，基因筛查[37] 和测定同型半胱氨酸[38]。

对胆固醇水平正常的人，预防心血管疾病的策略包括：日常身
体锻炼、禁烟、胆固醇监测和合适的饮食。这些干预措施也应用于
航天员群体。其他可能的干预措施包括日常服用阿司匹林和低胆固
醇饮食调整（如植物甾烷醇/甾醇和纤维）。植物甾烷醇酯有助于阻
止从消化道吸收胆固醇，这有利于在降低血浆 LDL 胆固醇水平的同
时不减少 HDL 胆固醇水平。大约每天摄入 2～3 g 的植物甾烷醇/甾
醇即有效果[39-41]。每天 10～25 g 纤维（如欧车前籽或其他来源）也
能降低 LDL 胆固醇水平。目前不清楚阿司匹林、植物甾烷醇/甾醇
和纤维能为本身就是低风险的人带来多少额外的益处。

如果胆固醇水平升高，有多种药物可供选择。羟甲基戊二酰辅
酶 A 还原酶抑制剂类（他汀类，如，洛伐他汀、普伐他汀、阿托伐
他汀、辛伐他汀）使胆固醇水平回到正常范围非常有效。尽管耐受

性普遍很好，他汀类药物偶尔也导致肝酶升高或肌病。与太空飞行有关的一个额外好处是，他汀在降低血清胆固醇的同时对骨也有帮助。动物研究表明，他汀能增加骨的形成[42]；流行病学调查显示，服用他汀的患者骨折的风险减低了[43-46]。其他用来降低胆固醇的药物有胆酸螯合剂（如，考来烯胺）、烟酸、小纤维酸衍生物〔如，二甲苯氧庚酸（吉非贝齐）〕。

如果航天员群体积极控制胆固醇，使其低于一般人群可接受的水平，心血管疾病风险也可能进一步下降。锻炼和营养干预措施既有意义也是低风险的，但超过指南规定的范围使用药物是有争议的。即使耐受性很好的他汀类药物也不是没有副作用的，因此，从低胆固醇获得的任何益处必须和使用药物引起的风险之间均衡考量。目前没有数据支持在已经是低风险的群体中使用药物以进一步降低风险[47]。而且，对航天员群体应该设定怎样的 LDL 水平以维持一个低风险范围尚不明确。美国为公众设计的国家胆固醇教育计划指南是最有用的指导。

尽管有充分的预防措施，飞行中发生心血管问题的可能性仍然存在。地面上，心肌梗死的标准治疗方法是阿司匹林、吸氧和溶栓，有时也使用吗啡。如果因急性心脏缺血（也称为"猝死"）导致意识丧失，在早期实施电流除颤能显著改善结果。在一些情况下，患者虽然从突发心脏病中存活但却发展成充血性心力衰竭和重度心律不齐。这种情况如发生于飞行任务中，将超出空间医药箱的储备范围，因为航天器不可能携带一个严重慢性心脏病病人所需要的全部药品的种类和数量。

12.2.3.3　癌症

与航天员年龄结构相似的一般人群中的主要死亡原因是癌症。结肠癌、前列腺癌和乳腺癌尤为常见[48]。在公众中占比例很大的肺癌，在不吸烟人群中却极少发生，而绝大多数航天员是不吸烟的。在与航天员相似的飞行员群体中，患皮肤癌也是一种风险。流行病学的证据显示，黑色素瘤和其他皮肤癌的风险在飞行员中是升高的[49-51]。这可能是由高海拔辐射暴露导致的，因而在长期空间任务中航天员可能也会增加患黑色素瘤的风险。

对一些癌症的治疗是直接的。例如，许多皮肤癌可以进行早期切除或采用涂剂药物治疗。一般而言，癌症一旦确诊，通常的治疗方法是手术、放疗、化疗或这三者的结合。为在长期飞行任务中可能发生的各种潜在癌症都提供明确的治疗措施将需要大量的空间和载荷。这对长期飞行任务来说是很不现实的。针对种类繁多的癌症，最好的措施是筛查和预防。

癌症的发生具有家族性早就广为人知，有很强的癌症家族史的人不会选入航天员群体。遗传测试技术的发展可以支持更精细的遗传诊断[52-53]。BRCA1 和 BRAC2 基因的突变和乳腺癌马卵巢肿瘤的高发有关。约 10％的乳腺癌病例可能和遗传倾向有关。遗传的非息肉性结肠癌和 hMSH2，hMLH1，PMS1，PMS2 基因突变有关。CDKN2A 基因突变可以导致患黑素瘤的风险上升。表 12 - 1 归纳了一些基因突变和癌症风险增加的关系。临床上，具有癌症家族史或家庭血缘关系很近的某个成员的测试结果为阳性时，通常要做遗传测试。航天员选拔时的一个伦理问题是，在没有阳性家族史的情况下是否采用遗传测试作为筛选手段[26]。

表 12 - 1　肿瘤-抑制基因与癌症遗传倾向的关系

基因	疾病	基因功能
BRCA1，BRCA2	乳腺癌、卵巢癌、胰腺癌（可能）	两者都参与 DNA 修复过程
ATM	纯合子：运动失调-毛细管扩张显著增加癌症风险	磷酸化 BRCA1 对 DNA 损伤做出应答
	杂合子：可能、但微弱增加乳腺癌风险	
hMSH2，hM-LH1，	遗传性、非息肉性结肠、直肠癌、DNA 错配修复基因	

续表

基因	疾病	基因功能
PMS1，PMS2	子宫内膜癌、卵巢癌、尿道癌	
APC	家族性腺瘤性息肉	APC 肿瘤抑制基因功能缺失
CDKN2A	黑素瘤	产生细胞周期调控蛋白 P16，抑制细胞过度增殖

注：这些基因的突变损害了肿瘤抑制功能，增加患癌症风险。总体来说，以上所列基因或者有抑制不受控细胞增殖的作用，或者能修复 DNA 的损伤。有的突变有多个变体，这些变体的重要性和意义还不清楚。而且，有的突变和将发生的癌症（BRCA1 和 BRCA2）关联非常紧密，其他一些（ATM 杂合子）的联系则是微弱的。

另外，也可以评估癌症的非遗传风险因子。感染人乳头状瘤病毒增加患宫颈癌的风险[54]。吸烟增加肺癌、舌癌和喉癌的风险。过量辐射暴露增加癌症风险。有过度紫外线暴露史的人增加皮肤癌风险。慢性胃病、食管反流和食道癌的高发有关[55]。这些环境和职业暴露因素能增加癌症风险，需要在筛查时引起重视。

可以制定某些程序作为早期筛查或诊断癌症的手段。推荐 50 岁时做大肠镜以筛查结肠癌。在做大肠镜时，可以把能形成癌症的息肉去除。直肠指检和前列腺特异抗原血液检测可以提供前列腺癌发生的有关信息。乳腺自检和胸部肿瘤 X 射线透视法能诊断早期乳腺癌。子宫颈涂片可以在其处于临床严重程度前诊断出宫颈癌[56]。各种检查的目的可以让乘组人员在其飞行任务前，尽可能多地清楚自身没有患上癌症。

尽管部分器官癌症已有相应的筛查方法（比如，子宫颈涂片和结肠镜检查），但不是所有的癌症都有相应的筛查技术。先进的医学影像，如全身磁共振成像可以检查整个身体并能发现约 2 mm 大小的肿瘤[57]。但是这项技术还没有被广泛用做筛查工具。不过，这项技术能够检查诸如脑、甲状腺、胰腺和卵巢等器官的健康状况。

尽管筛查可以降低患癌症航天员升空的风险，乘组人员一旦参与任务，还是应该尽可能地降低他们在任务中发生癌症的风险。这时，主要的风险是辐射（见第 3 章），可通过恰当的屏蔽来减少。抗氧化剂能减少组织的辐射损伤。乘组人员还可以尝试通过饮食减少癌症风险。研究表明，低脂高纤维含量的食物，如水果、蔬菜和全谷物产品与降低多种癌症风险有关（如，结肠、胰腺和乳腺）[58-59]。某些药物可以减少癌症风险（如，阿司匹林可以预防结肠癌），但使用药物也带来副作用（如，阿司匹林增加出血综合症的风险）。因为绝大多数肿瘤达到较大尺寸需要一段时间，如果长期任务（2～3 年）的乘员在发射临近前进行了筛查，在任务期间中患严重癌症的可能性似乎不大。

如果航天员在空间确实患上了癌症，可选的治疗措施非常有限。某些药物（如，针对乳腺癌的雌激素和针对前列腺癌的雄性激素）能减慢肿瘤的生长。由于用到这些药物的可能性不大，所以很难论证是否应给它们提供载荷空间。癌症治疗需要放疗、特殊手术或化疗和食疗的复合治疗，对火星乘组而言提供这些治疗似乎非常困难。那些能够触摸到且边界清晰的肿瘤有可能用舱载的外科器械进行切除。

12.2.4　外科疾病

小手术，如伤口缝合、移除皮肤损伤、浅表部位脓肿的排脓，可以在地面各种要求的场所实施，同样也可能在空间实施。1998 年，作为神经实验室（Neurolab）任务的部分内容，在空间用实验动物完成了手术、专业解剖和灌注固定[60]。实验证实，使用手术器械、止血、控制液体方面的问题在微重力下都可以解决。

长期飞行任务的主要问题是，为实施重要（相对于小手术）手术应提供多大的手术空间。普通人群中，3 个最常见的重要手术是，疝修复、阑尾切除和胆囊摘除[61]（疝的修复似乎可在飞行前实施）。在潜航任务中，最常见的普通外科病是阑尾炎[2]。南极洲发生了一起阑尾炎导致的死亡事件[26]。经验表明，最常见的重要手术是腹腔手术。火星任务中存在进行外伤手术的可能性。骨折、脱臼、外伤截肢在潜艇上都曾发生过。但在 Tansey 等[2] 报道的潜艇经历中，从来没有进行过胸部手术。

12.2.4.1　阑尾炎

治疗阑尾炎的建议方法是预防。澳大利亚的南极科考中，计划在南极越冬的内科医生必须做预防性阑尾切除[3]。飞往近地轨道，目前不要求预防性阑尾切除，因为送回地面治疗是可行的。即使不能立即送回，也能用抗生素短期有效地治疗阑尾炎，直至其后有条件实施阑尾切除术[26]。而对长期火星任务来讲，预防性阑尾切除也许有实际意义。在火星任务中，治疗阑尾炎可能耗尽抗生素和其他医学供给品，而这本是为那些不能预防的疾病出现时所准备的。而且，预先切除阑尾可以在各种腹部外科手术中进行。这样，在空间治疗阑尾炎的专业设备也不必考虑。不幸的是，关于在火星任务采用预防性阑尾切除的好处和飞行前实施外科手术的风险之间如何平衡取舍，还没有实际的数据资料可参考。

12.2.4.2　胆囊炎

尽管胆囊切除手术在普通人群中很常见，但在潜艇任务或南极科考中它不是重要问题[2-3,26]。部分原因是胆囊炎在女性中更为常见（大于 50 岁的人群中女性和男性的比为 3∶1），而绝大多数潜艇乘组和南极考察参与者为男性。没有胆囊结石的胆囊炎情况比较少见（在所有案例中占 4%～8%），因此发生急性胆囊炎的人大部分都有胆囊结石。可将对飞行乘组进行胆囊结石检查作为一项预防措施实施，在飞行前去除任何已经存在的结石。

另一项措施是预防胆囊结石的形成。流行病学证据提示积极运动可减少胆囊结石形成的风险，这可能是由于胆汁胆固醇水平减少所致。降低心血管疾病风险的干预措施（锻炼、饮食等减少总胆固醇水平）可能在减少胆囊结石方面同样有用。

12.2.4.3　外伤

在空间中，外伤治疗需要有气道、止血、骨固定和提供全身或局部麻醉的设施。此外，长期任务中，需要乘组具有能够处理可能发生的外伤的能力。可能发生的外伤范围很广，但从类似环境得到的经验表明，这些问题很少发生。因此，为使长期乘组保持合理的技术水平而开展新的培训和模拟操作是必需的。

实施伤口缝合、伤口处理、石膏固定、上夹板、急性眼科处理和小手术是需要相应物品的，应和潜艇上现有的提供能力类似。超声波是多种诊断和治疗的有效工具；超声波能对身体的各部位成像[62]，也能用于腹内出血的止血[63]。

12.2.5　各种医学事件

由于飞船舱内搭载了各种可能有毒性的材料，因此，存在毒性暴露或中毒的可能性。乘组成员需要获得关于所有舱载潜在毒性材料的可靠数据库，并了解接触到这些材料时需采取什么措施。如果一名乘组成员对舱内各种化合物中的一种过敏，过敏综合症将成为一个问题。如果由于实验或医学原因某些材料充满舱内环境，过敏反应可能会发生。

12.3　防护策略

尽管技术进步使微创手术成为可能，从而对许多疾病增加了多种治疗手段，火星任务的医学监督的重点还是预防。重大的内科或外科问题会耗尽主要任务的资源而致飞行处于危险的境地。预防的关键：一是飞行前进行合适的选拔以减低疾病发生的可能性；二是任务期间进行细致的监测以便在问题变得难以处理前及时发现它们。

12.3.1　选拔

对公众进行疾病（或疾病倾向性）筛查面临一些挑战。如果人群中某种疾病流行程度低，即使使用灵敏度高且针对性强的筛查方法，产生的假阳性也比真阳性结果多。阳性测试可能导致随之而来的更昂贵且具风险性的医学步骤。筛查的费用和其能带来的益处之间需要平衡考量。从筛查程序中获益的是结果为真阳性（true positive）的人，结果为假阳性（false positive）的人则不可能从中受益，甚至会受到伤害。如果进行遗传测试，即使测试结果的意义还不完全明确，测试结果为阳性时也可能引发职业和保险方面的歧视。

对火星或长期月球任务乘组来说，筛查方面的问题是不同的。长期空间飞行是全新的、开拓性的尝试，因此可以将医学准备和测试看做现有研究计划的部分内容。详细地了解乘组成员的生理和遗传组成，在某种程度上对飞行任务来说很重要，也可能为未来乘组提供信息帮助。这种观点改变了收集医学数据的方法——将医学筛查数据也纳入进来。地球环境下，除非研究表明数据有用，否则医生不会收集医学筛查数据；但是对火星任务，应该收集筛查数据，除非经验证实不需要。

阿波罗计划早期采用了这一方法。在计划开始时，乘组接受了广泛的飞行前检查。有些乘组人员由于一些情况而被取消了资格，后来则认为这些情况并不重要。然而在当时，任务失败的后果非常严重，因而不能忽视医学检查，除非存在有力的数据表明检查结果并不重要。当获得了更多的空间飞行经验时，很明显，取消某些人的飞行资格是不必要的。这反映出为使飞行中出现医学问题的可能性最小而存在筛查过度的倾向。对必要的探险飞行（如首次飞往火星），似乎存在同样的倾向。

目前，航天员都经过了疾病史的仔细审查和全面的医学检查，这样能排除严重的医学问题。有慢性疾病（糖尿病、心血管疾病和癌症）的候选人不能入选航天员团队[64]。同样，有癌症综合症家族史的人（例如，遗传性息肉）也不能入选。对没有救援可能的火星任务，评判标准应更为严格。

12.3.1.1　癌症风险筛查

目前，为公众提供的预防手册提倡的常规检查项目有：子宫颈涂片、胸部肿瘤 X 射线透视、直肠指检和结肠镜检查[56]。前列腺特异性抗原（prostate specific antigen，PSA）检查也很常见。为上述检查推荐的时间表是独特设计的，按表中年龄做检查能够最大发挥该检查的作用。例如，结肠癌的检查直到 50 岁才开始，因为到那时该病在人群中的流行程度才足够高，因此，这时才有理由说检测得到的阳性可能是真正的阳性（也就是说，该测试的阳性有预警价值）。而当针对长期空间飞行任务进行筛查时，筛查方法的阳性预警价值最大化不是考虑的重点。作为替代，高敏感性并使假阴性率为最小则是首要考虑因素。换言之，让航天员带着未检查出的癌症执行发射任务是不可接受的，因此应对他们进行比普通人群更早、更多的检查。

新技术提供了更为全面的检查手段。前面已经提到过，全身核磁共振是一个新的筛查手段[57]。通过全身核磁共振，小到几毫米的体内肿瘤也能检查出来。该方法的主要困难在于，在正常、无症状的人群中发现的意义不大或带有偶然性的结果（如，囊肿、腺瘤、解剖学变异体）可能要比发现的严重病理情况多。接下来会为此产生繁多的医学确认程序（每道程序都有各自的风险），据此追查异常结果的根源，确定它们是不重要的。尽管如此，这种检查的好处有：1）查出可能非常重要、但其他情况下会被忽视的异常变化；2）提供乘组成员的基础数据，如果任务中发生了医学问题这将派上用场；3）替代其他目前用于航天员但灵敏度差一些的测试方法（腹部超声、窦腔 X 射线、胸部 X 射线）。使用这项技术的一个途径是，在开始选拔时进行基准数据研究，然后在未来选定的时间进行跟踪调查。如果发现经历若干时间后有尺寸变大这种可疑结果出现，将有力地说明核磁共振检查结果有着重要的病理学意义。核磁共振扫描得到的数据也能用于创建乘组人员的解剖学模型，对飞行期间的诊断和训练都有用。

应对空间飞行的另一种防癌方法是使用遗传标志物选拔预备乘组。目前，有遗传癌症综合症家族史的候选人的选拔资格将被取消。这是遗传筛选的一种简单方式。遗传测试的出现使识别基因突变与癌症风险增加之间的关联成为可能。这些突变有代表性，大多与肿瘤抑制因子基因有关，而肿瘤抑制因子基因的产物涉及细胞周期调节或 DNA 修复的蛋白。表 12-1 列出了一些和癌症易感性增加有关的基因突变。其中一些基因，如 BRCA2 基因，和癌症风险的增加明显相关。其他的基因突变很少有意义，或者是意义尚不清楚。遗传筛选在预防癌症携带者入选并避免易感个体暴露在高风险环境（如星际空间的辐射环境）的同时，它也带来若干问题。对一个给定基因，可以有不同类型的突变，人们对每种突变的意义可能并不清楚。尽管一些突变和癌症发展的联系很强，但另在一些情况中联系则可能很弱、很细微。

另一种癌症筛查技术是使用 DNA 修复机制方面的功能测试。某些癌症的易感性和 DNA 修复能力下降相关。例如，Bondy 等[65]证实了患神经胶质瘤的病人修复 DNA 单链断裂的能力低。类似地，Landi 等[66]指出 DNA 修复能力可以降低发生黑素瘤的风险。皮肤晒黑能力差、DNA 修复能力低的人与晒黑能力强、DNA 修复能力高的人体相比更有患皮肤黑素瘤的可能。表 12-2 列出了能够测定 DNA 修复能力的一些试验。与遗传变异遇到的情况相同，这些试验好做，但所得结果不那么容易解释。许多情况下，还不能精确了解特定测试结果的意义。

表 12-2　用遗传监测方法确定有毒物质或环境危害是否造成 DNA 损伤

基因/测试	功能	备注
姊妹染色单体交换	预示 DNA 损伤	检查细胞内姊妹染色单体交换，姊妹染色单体交换和明确的健康效应之间的关系还未建立
微核（荧光原位杂交）	微核预示之前的染色体畸变	通用的有毒试剂暴露的标志物
单细胞凝胶电泳分析（彗星试验）	检测 DNA 单链断裂	可以预示严重的有毒物质暴露

续表

基因/测试	功能	备注
DNA 修复分析（攻击试验）	测定攻击暴露（如，辐射）后的 DNA 修复能力	包括预先在有害试剂暴露的细胞或 DNA 修复机制缺陷的患者，测试修复 DNA 损害的能力
寄主细胞反应试验	测定 DNA 修复能力	用损伤的质粒 DNA 转染淋巴细胞；寄主细胞修复 DNA 并产生该基因编码产物

注：理论上，DNA 修复机制受损的人的细胞在受到攻击试验时损伤将增加。但是，将这种分析手段用于选拔方面的研究还不够充分。如果一名乘员的 DNA 修复能力测试结果明显异常，将造成选拔决策上的困难。火星任务中，乘组人员可能经历高水平的辐射长达 2～3 年时间。

12.3.1.2　心血管风险确认

高胆固醇仍然是出现心血管疾病风险的有力标志。美国国家胆固醇教育计划基于 10 年间发生重要心脏疾病的可能性将心血管风险分为 3 个层级：大于 20％，10％～20％，小于 10％[34]。应检测航天员的胆固醇并对其进行风险因子评估，目标是将航天员保持在低风险的分类中。一种新的筛查方法是使用冠状动脉的钙沉积数值判断。冠状动脉的钙和随后发生的心脏疾病以及临床上重要的动脉粥样硬化病的发展有很强的相关性。不管怎样，冠状动脉钙缺乏的反向预警价值很强[67]。如果一名航天员的胆固醇处在可接受范围，无重大风险因子存在（高血压、吸烟、冠状动脉疾病家族史）并且没发生冠状动脉钙沉积，则他患心血管疾病的风险是非常低的。最常用的冠状动脉钙检测是电子束计算机断层扫描，这种方法使个体遭受辐射的剂量较大。其他评估冠状动脉钙沉积的方法有：多层计算机扫描和内膜厚度超声检测。

12.3.1.3　肾结石

目前，用超声扫描航天员肾脏的方法确定是否有潜在结石存在。另外，也可以通过 24 小时全尿收集评估肾结石风险。对收集的全尿进行钙、草酸盐、柠檬酸盐、钠、钾、尿酸及其他代谢产物检测。

通过检测可以建立起结石风险的概貌，指出各种盐的过饱和度是否高得足以让肾结石发展起来。导致结石形成的尿风险因子主要包括：高钙尿、高草酸盐尿、低柠檬酸盐尿和高尿酸尿[16]。

12.3.1.4 卵圆孔未闭/右向左分流

航天员在不同大气压力环境之间转移时会有患减压病的风险。如果乘组成员中存在右向左分流，则患减压病的危险性会增加。减压病产生的气泡能横穿分支部位并停留在中枢神经系统，产生神经病学上的减压病。很难确定是否需要进行右向左分流筛查，因为减压病的发生率很低，而且神经病学上的减压病即使没有右向左分流也可能发生。一项改进的筛查技术借鉴了监测中脑动脉液流时采用的静脉注射对照溶液的方法，它比心脏超声影像能够更好地检测关于分支部位的功能。尽管右向左分流常常可以被修复，但修复手术会给航天员带来某种医学风险。由于火星任务的医学方案设计者们需要详细了解每名乘组人员飞行前的生理指标，这将倾向于进行右向左分流筛查。

12. 3. 2 监测

设计选拔和筛查方法是为了挑选出最不可能有医学问题的合格人选，使医学问题发生率最低。尽管有这些预防措施，医学问题依然会发生。对乘组人员进行仔细监测能够确定医学风险何时发生或增加。例如，不经常锻炼或不能认真执行对抗措施的乘组人员可能会经历尿钙增加，因而导致肾结石风险上升。类似地，在飞船上处于长期冲突和睡眠减少状态可能损害免疫功能。没有根据指南配戴听力保护设备或对噪声特别敏感的航天员可能发生听力丧失风险。航天员在地面时同样需要类似的防护措施（如，胆固醇测试）。

12.3.2.1 尿成分监测

尿中包含几种重要的生化标志物，可用以有效跟踪乘组人员健康状况。如第 1 章中讨论过的，尿钙在失重时显著增加。这种增加是骨丢失的标志并预示肾结石形成的风险增加。如果能跟踪一段时间尿钙水平，那么乘组成员就能得到对抗措施实施效果的反馈。尿还含有其他特殊的标志物。尿中 N-端肽水平的增加能反映骨折状况。尿中各种其他激素和细胞因子能提供关于健康的有效信息。

收集、分析尿需要各种试剂和实验室设备，这限制了飞船舱内能够实施分析的数量。现今，能够测定各种生化复合物的紧凑型质谱仪为更简单、更频繁的尿监测提供了可能性。

12.3.2.2 免疫功能监测

一些研究显示，空间飞行影响免疫功能，因此正规的监测程序将是有价值的。通过血液样本可收集白细胞数量、细胞因子水平和病毒激活方面的数据。这些数据能帮助确定免疫功能的变化是太空飞行的结果，还是与其他事件有关。并且，直接对白细胞总量计数能用于诊断感染。

12.3.2.3 听力测试

听力测试是噪声环境下工人职业健康的一个组成部分。减少听觉损失的最佳办法是严格遵守听觉标准（这些标准对飞船舱内的每一个硬件都是特定的）。但是，已有经验表明，空间计划中的其他因素会导致放弃这些要求。由此产生的结果是，噪声水平可能增加而听力测试成为必需。在噪声环境中评估听力存在问题：因为基于阈值的听力测试需要一个安静的环境，这在飞船舱内很难实现。太空中测试听力的一种可能方法是耳声发射。该测试方法提供客观、简短且不依赖阈值的听力评估[21]。

12.3.2.4 血液生化监测

地面上，在不同的健康人群中会对各种血液进行化学测试。胆固醇检测是常规的体检内容，这在太空也同样有用。有毒物质暴露后，或者辅助诊断诸如胆囊炎等情况时须进行肝酶测试。当担心尿路梗阻或由于药物反应导致肾损害时进行肾功能检查是有用的，比如进行血液尿素氮和肌酸酐检测。血浆电解质（如钠、钾离子）水平检测，在心律不齐或严重脱水时十分重要。这些检查在空间也可能有用。比如 i - STAT 便携式临床血液分析仪[68]和 Reflotron 血液分析仪[69]等装置已分别作为美国和俄罗斯空间项目的部分内容应用于空间飞行。它们用于日常健康监测和辅助诊断。

12.4　干预策略

尽管筛查和检测能够保持医学事件的发生率处于较低水平，但是医疗的需求仍然存在。如潜艇、南极和空间经验显示，即使在充分筛查的人群中，重大内科和外科病仍会发生。处理感染（或其他医学问题）的药物、外科治疗要求的仪器设备都是需要的。

12.4.1　医学能力

天空实验室、礼炮空间站、航天飞机、和平空间站和国际空间站计划中都装备了医药箱。表 12 - 3 中给出了典型医药箱的组成。它包括各种镇痛药、抗生素、抗焦虑药物、抗抑郁药物和肌肉松弛药物。这些药物能以较小的体积来满足很大范围的医学需求。对火星或其他长期探险任务而言，医学方案设计者面临的一个特殊问题是，延长搭载药物的有效期。例如，一种极佳的麻醉剂——异丙酚是一种脂质乳状液，贮存期约为 24 个月，并且不耐受极端温度。在医药箱中确定入选药物的数量也是一个问题。如果乘组成员患上慢性疾病，如过敏，需要按时服用药物，这将耗尽医药箱中此类药物的存储量。舱内需要搭载整个任务中使用的足够数量的补充品（如，维生素、抗氧化剂）。

表 12 - 3　医药箱可能需要的药品类别

药物类别	药物举例	理由
过敏治疗	肾上腺素，注射液；苯海拉明，口服；皮质酮，口服；沙丁胺醇，吸入；地塞米松，静脉注射	舱内大气的有毒物质或复合物可能引起过敏反应；月球或火星尘土可能刺激肺部

续表

药物类别	药物举例	理由
抗生素	环丙沙星，广谱，口服；阿莫西林和克拉维酸，口服；甲氧苄啶/磺胺甲恶唑，口服；头孢氨苄，口服；头孢曲松钠，广谱，静脉注射	皮肤、尿路或上呼吸道感染可能发生；抗生素可能是严重腹部病痛治疗的部分内容
镇痛	对乙酰氨基酚，口服；布洛芬，口服；对乙酰氨基酚和氨酚氢可酮，口服；芬太尼，外敷；吗啡，静脉注射；利多卡因，皮下注射（局麻）	外伤或其他疾病可能需要镇痛；利多卡因和其他局麻药物对外伤和伤口有用；吗啡可用于心脏病发作和外伤
止呕	异丙嗪，静脉注射或直肠给药；氯吡嗪，直肠给药	恶心呕吐是飞船上的疾病之一
兴奋剂	右旋安非他命，口服；哌甲酯，口服	紧急情况，极度虚弱（濒危）
心血管药物	肾上腺素，静脉注射；阿托品，静脉注射；β 阻断剂；钙离子通道阻断剂；组织纤维酶原激活剂（可能提供）	应提供心脏复苏和治疗普通心率不齐的药物；溶栓药物是心梗的明确治疗方法
眼科预备	丙美卡因滴眼液；荧光素；地塞米松/新霉素/多黏菌素滴眼液	角膜擦伤需要诊断和治疗；眼部感染可能发生
耳科预备	新霉素/多黏菌素/氢化可的松滴液；Cerumenex 耵聍软化剂；醋酸/氢化可的松滴液	耳道刺激能引发感染；耵聍（耳垢）会随时间积累，需要去除
泻药和止泻药	番泻叶，轻泻剂；洛哌丁胺，止泻	进食量不足可能引起便秘，可能发生腹泻
安眠药	佐匹克隆；吡唑坦	睡眠药物在过于紧张的情况或生物节律变化时需要

注：运动病、焦虑、抑郁、骨丢失和辐射保护类的药物在其他章节中讨论。除通常直接从药店得到的非处方药（如，布洛芬、水杨酸亚铋）外，应提供针对各种不同情况的多种处方药。任务携带的一种药物的数量取决于任务长度和乘组大小。

12. 4. 2　超声检查

超声检查是空间医学诊断中非常有用的工具。几种超声装置已经应用于空间飞行，国际空间站搭载了多用超声检查工具。超声在监测和诊断方面有各种用途。心脏超声能提供心脏质量的测定，这在跟踪失重条件下心血管适应方面有重要作用（见第 7 章）。腹部超声可用来检查肾结石、尿路梗阻和胆结石。此外，超声能用于诊断阑尾炎、腹内脓肿或积液。胸部超声可以帮助确定是否出现肺炎或血胸[70-72]。超声也能用来为血管系统、眼部、睾丸和肌肉成像。技术的更新已使超声仪器的尺寸缩小到可以手持的地步。

12.4.3　急诊/外科处理能力

飞船舱内、月球或火星上的外伤可能导致流血、意识丧失、出现肺炎或血胸，这时可能需要进行腹部外科手术。提供先进外伤救护和先进心脏救护设备十分关键。表 12-4 列出了提供最低限度紧急医疗设备所需的一些仪器。这些设备（不包括除颤器）应由受过专门医学训练的人在高风险的野外环境使用[73]。

即使可供装载的空间很小，微创外科手术技术的进步使贮备先进外科设备成为可能。腹腔镜技术能让阑尾炎和其他腹部外科手术在不造成大的腹部切口的情况下完成。但是这种能力来自昂贵的培训投入。成功操作微创外科手术要求的培训和专业知识需要经过一段时间后仍然能保持。提供这种培训需要时间和资源。

表 12-4　空间任务需要医学培训才能使用的设备

问题	设备	备注
气道管理	喉罩气道；环甲软骨切开手术箱；氧气	喉罩在复苏抢救或手术时提供气道护理；在紧急或外伤情况下环甲软骨切开手术可能是必要的
血胸/肺炎 胸部	胸管套件	外伤可能导致胸腔积液或气胸
眼伤	检眼镜	带蓝色滤光镜和荧光带，可以诊断角膜破损
分泌物/体液积滞	抽吸设备	抽吸在手术、胸管和复苏抢救时有帮助
手术	针头；镊子；剪刀；钳子；工具消毒；伤口黏合	小型外科手术，如排脓或缝合伤口将需要基本的外科手术箱，工具需要灭菌消毒

续表

问题	设备	备注
生命体征监测	血压（指套或自动设备）；心率（可以和脉搏血氧整合）；脉搏血氧（手术监测用）	生命体征在复苏或手术时需要
心脏复苏	除颤器及经皮起搏器	先进心脏救护所必需
闭尿	气囊导尿管	飞船搭载的药物，如抗组织胺药物，anthicholenergics 或肾上腺素能试剂可能导致闭尿；外伤或手术情况下需要导管

12.4.3.1　气道护理

在紧急情况下或实施麻醉手术时，乘员需要保持对气道的主动监控。在医院环境下，最常用的是气管插管，它可以提供最佳的气道管理并保证气管不被吸入。这种方法对技术的要求高，但在空间不一定是必需的方法。Keller 等[74]利用人体模型在中性浮力水槽中研究了不同的气道。研究显示，与带套口咽通气、标准喉罩和插管式喉罩相比，气管插管的失败率最高。喉罩气道因为使用方便，可能是空间应用的最佳选择[62]。

12.4.3.2　麻醉

吸入麻醉药物在飞船舱内会带来问题，原因是排出的挥发性气体将进入舱内大气，不得不依靠空气控制系统去除这些气体[62]。目前，只有一些不错的、容易用于空间飞行的静脉麻醉药物。例如，异丙酚是经常在日间手术和其他方面应用的短效麻醉药物。如需长效麻醉，静脉注射戊巴比妥也是一种选择。短效静脉注射镇定剂（芬太尼）能帮助止痛。可以用于实施静脉麻醉的麻醉输液泵，在神经实验室任务中作为科学实验的内容已经实现了空间应用。在天空实验室生命科学-2 和神经实验室任务中，注射麻醉已成功地用于空间中的啮齿类动物[60]。静脉注射器插入是一些空间飞行的内容之一，这在天空实验室生命科学-1、天空实验室生命科学-2、德意志-2和神经实验室等任务中都得到了应用。培训到位的乘员能使用静脉麻醉药物进行恰当的麻醉，也能完成喉罩气道操作。

12.4.3.3　先进外伤/心脏救护设备

绝大多数空间站都已经配备相当先进的外伤和心脏救护设备。国际空间站上装载了除颤器，医疗箱中包括气道、静脉注射器、胸管等。空间实施的一些外伤救护操作程序（包括人工呼吸、静脉输液、伤口缝合、气管切开术、气囊导尿管引流、胸管插入、腹腔灌洗）已经在 KC-135 飞机搭载的动物上进行了失重验证[75]。空间中已经实现了快速静脉输液。在德意志-2空间实验室任务的一项实验中，快速输入了 2 L 生理盐水[76]。尽管这么做的目的是研究失重下体液平衡的生理学，该实验也验证了在空间条件下输入大量的液体是可行的，而这可能是发生较大外伤事件情况下需要的。

空间飞行外伤救护没有解决的一个问题是，为应对较大出血情况而贮备的血液制品。长期任务中，如果认为血液制品的贮备十分重要，则血液需要很长的有效期。人造血液（如，碳氟化合物乳状液）有很长的贮存寿命，可以作为提供有携氧液体的一个有用办法。

12.4.3.4　腹腔镜手术

腹腔镜是一个纤维光学仪器，它可以通过皮肤（通常是腹腔壁）上一个小的切口，观察内部解剖结构。剪刀、吻合器和镊子等工具可通过腹腔镜进入体内，并由手术者操控。在腹腔镜腹部手术中，腹腔通常被充满二氧化碳气体，以创造气腹条件，增强能见度[77]。腹腔镜手术的技术在 KC-135 飞机上的短期失重状态中已得到验证[78]。尽管胸腔镜手术很困难，但发现腹腔镜手术是可行的。并且，在 0 g 暴露下腹腔腔体呈圆形，比 1 g 条件下增加了前部和背部的直径，改善了腹腔镜的能见度和操作要求。在腹部外伤、胆囊炎或阑尾炎（其他情况）发病时，在飞船上实施腹腔镜外科手术能给予很好的处置。但还是存在那个显而易见的问题，该技术需要的培训和装备方面的投入是否值得。提供腹腔镜外科手术设备的花费必须和失重下发生需要手术干预的难题的可能性之间进行权衡考虑。对行星表面的长期驻留，腹腔镜实施可能有实际意义。其他取舍的理由包括使用聚能超声止血时也需要有腹腔镜设备[63]。

12.4.4　培训

如果选拔和预防措施奏效，长期任务中内科和外科治疗的需求是比较低的。但这意味着，如果内科或外科的紧急情况发生，乘组成员中可能没有人具有内科或外科经验来进行处置。地面上的职业医生们每天都在诊断、治疗病人，因此具有解决医学问题的专业能力。但在空间任务中，乘组人员绝大部分时间都花在与任务相关的工作上。为了让乘组成员对内科和外科紧急情况都能有所准备，需要用模拟演练、操作手册和教材来维持这种专业水平。

保证飞船上医疗人员能够进行很好的训练的一种可行方法是研发"虚拟教师"。它是基于计算机的一个系统，能向乘组成员显示各种内科和外科问题，并让他们在假人身上进行治疗练习。容许医师用来练习腹腔镜技能的假人已经建成，一些研究显示，外科医师使用假人能减少失误，提高处置能力[79]。

12.5　基于现有知识的建议

在空间飞行中，对内科和外科病的最佳处置方法就是在最初就防范它们的发生。为一项设想的复杂医学救护而需要提供的资源和训练是非常多的。为将医学风险保持在低水平，同时对那些确有可能发生的医学问题提供最佳处置能力，这里推荐一些处置措施如下。

（1）严格遵守环境卫生标准

舱内保持清洁，避免某些区域滋生过量细菌。食物、水和空气避免污染。对飞行舱内微生物的监测程序执行到位。

（2）培训乘组人员能辨识和预防一般的心理问题

飞行期间也要继续提供新的心理培训。

（3）合适的监测方式

监测免疫参数的方式应使得到的监测结果在具体的飞行任务范围内得到解释。曾报道过的飞行中的免疫参数显著变化的原因仍然不明确，对这一问题最好的处理方法就是仔细的监测。

（4）尿监测应作为肾结石风险的评估参数（尿钙最重要，或许要单独测量）

如果尿中钙化合物过饱和度的值保持在可以接受的范围内，形成肾结石的可能性非常低。定期服用柠檬酸钾可将结石的风险降到最低。

（5）考虑出舱活动频率

如果出舱活动的频率很高（例如在一个行星表面），而乘组经常要在不同的压力环境之间转移，则应提供氧舱。

（6）听力检查

应进行日常的听力检查以发现任何听觉方面的早期变化。

（7）积极预防牙科疾病

遵守积极的牙科预防程序，包括用氟化物、洗必泰漱口，经常刷牙和使用牙线。需提供牙科麻醉、拔牙和补牙的能力。提供上述技术培训需要的模拟物也很重要。也可以考虑培训龋齿非创伤性充填技术。

（8）加强心血管病和癌症筛查

对于地球轨道之外更长的旅程，乘组人员应加强心血管疾病和癌症风险方面的筛查。检测冠状动脉的钙沉积可以作为可靠的手段来评估未来心血管病发生的风险。如果能把心血管疾病的风险降到最低程度，则心血管病的治疗设备需求量将达到最小，从而节省空间载荷。作为标准癌症筛查技术的补充，全身核磁共振检查既可供癌症筛查，也能提供乘组成员的详细解剖学结构。飞行中如果发生病理性出血等，共振检查将派上用场。

（9）建立遗传基因数据库

对参与空间飞行任务（长期的月球或火星）的人而言，需要建立其遗传数据库。但遗传检测存在很大的问题，因为对检测的结果很难做出评估。因检测结果出现的疑问可能将某个人排除在飞行任务之外，但也可能在随后的任务中证实这样做并无意义。然而，除非全面收集了数据资料，否则遗传检测对医学筛查和监督的价值将不能最终确定。乘组人员需要明白，在他们进入执行任务的时刻，他们就已经是长期飞行医学研究计划的一部分了，而这项研究包括遗传检测。这项研究对个人带来的一个风险是，基于不完善的数据而导到自己的医学资格被取消；研究的目的是，经过一段时间的考察验证遗传检测对医学筛查和护理确实有效。

（10）进行 DNA 修复功能检查

在开始长期星际飞行时，应考虑对乘组人员的 DNA 修复能力进行功能性检测。对此一个主要的障碍是，如何界定"正常"和"异常"的标准目前还不很明确。这需要达成共识或通过"最低实践"（best practice）才能获得更可靠的数据资料。

（11）心血管病和癌症的预防

乘组人员要采取积极的心血管病和癌症预防措施，包括摄入低胆固醇、高纤维素膳食，进行有规律的锻炼。飞船上的食物体系应能提供足够的、必需的维生素和微量元素。目前，在类似航天员群体这样的低风险人群中，没有足够的证据支持服用阿司匹林类药物能够预防结肠癌或心血管病的发生。

（12）优化医药箱

飞行医药箱应提供足够多的药品组合以处置常见的医学病症。需要设法将设备药品有效期尽可能地延长。还需要提供测量血液参数的设备。

（13）预防外科病

对探险等级的任务，可通过预防性的阑尾切除和飞行前去除任何已存在的胆囊结石来降低外科疾病风险。如果任务受到限制，不可能提供先进的外科治疗设备，则应该考虑这种预防性方法。如果舱内空间容许且具有专业技术的人，则腹腔镜外科手术的设备也应考虑在内。

（14）持续进行医疗培训

在肿瘤或疾病情况下，需要紧急救治设备（人工气道、除颤器、静脉输液、手术器械、麻醉）。必须有培训系统能在整个飞行期间提供最新的培训，以便维持处理紧急情况的专业技术。

参 考 文 献

[1] Nielsen, J. , Ice Bound. 2001, Hyperion, New York.

[2] Tansey, W. A. , J. M. Wilson, and K. E. Schaefer, Analysis of health data from 10 years of Polaris submarine patrols. Undersea Biomedical Research, 1979. 6 (Suppl): S217 – 46.

[3] Lugg, D. J. , Antarctic medicine. Journal of the American Medical Association, 2000. 283 (16): 2082 – 84.

[4] Haines, R. , Life and Death in the Age of Sail. 2003, University of New South Wales Press, Sydney.

[5] Billica, R. D. , et al. , Perception of the medical risk of spaceflight. Aviation, Space, and Environmental Medicine, 1996. 67 (5): 467 – 73.

[6] Lugg, D. , and M. Shepanek, Space analogue studies in Antarctica. Acta Astronautica, 1999. 44 (7 – 12): 693 – 99.

[7] Sonnenfeld, G. , Extreme environments and the immune system: effects of spaceflight on immune responses. Joumal of Allergy and Clinical Immunology, 2001. 107 (1): 19 – 20.

[8] Botchers, A. T. , C. L. Keen, and M. E. Gershwin, Microgravity and immune responsiveness: implications for space travel. Nutrition, 2002. 18 (10): 889 –98.

[9] Sonnenfeld, G. , Space flight, microgravity, stress, and immune responses. Advances in Space Research, 1999. 23 (12): 1945 – 53.

[10] Chouker, A. , et al. , Effects of confinement (110 and 240 days) on neuroendocrine stress response and changes of immune cells in men. Journal of Applied Physiology, 2002. 92 (4): 1619 – 27.

[11] Whitson, P. A. , R. A. Pietrzyk, and C. Y. Pak, Renal stone risk assessment during Space Shuttle flights. Journal of Urology, 1997. 158: 2305 –10.

[12] Lebedev, V. , Diary of a Cosmonaut: 211 Days in Space, ed. D. Puckett

and C. W. Harrison. 1988, PhytoResource Research, College Station, TX.

[13] Ruml, L. A. , et al. , Prevention of hypercalciuria and stone – forming propensity during prolonged bedrest by alendronate. Journal of Bone and Mineral Research, 1995. 10: 655 – 62.

[14] Yendt, E. R. , and M. Cohanim, Prevention of calcium stones with thiazides. Kidney International, 1978. 13: 397 – 409.

[15] Lingeman, J. , et al. , Medical reduction of stone risk in a network of treatment centers compared to a research clinic. Journal of Urology, 1998. 160 (5): 1629 – 34.

[16] Goldfarb, D. S. , and F. L. Coe, Prevention of recurrent nephrolithiasis. American Family Physician, 1999. 60 (8): 2269 – 76.

[17] Moon, R. E. and D. F. Gorman, Treatment of the decompression disorders, in Bennett and Elliot's Physiology and Medicine of Diving, A. O. Bmbakk and T. S. Neuman, eds. 2003, Saunders, New York, pp. 600 – 50.

[18] Dromsky, D. M. , B. D. Spiess, and A. Fahlman, Treatment of decompression sickness in swine with intravenous perfluorocarbon emulsion. Aviation, Space, and Environmental Medicine, 2004. 75 (4): 301 – 5.

[19] Spiess, B. D. , et al. , Treatment of decompression sickness with a perfluorocarbon emulsion (FC – 43) . Undersea Biomedical Research, 1988. 15 (1): 31 – 37.

[20] Powell, M. R. , et al. , Extravehicular activities, in Space Physiology and Medicine, A. E. Nicogossian, C. L. Huntoon, and S. L. Pool, eds. 1994, Williams and Wilkins, Baltimore, MD, pp. 128 – 40.

[21] Buckey, J. C. , et al. , Hearing loss in space. Aviation, Space, and Environmental Medicine, 2001. 72 (12): 1121 – 24.

[22] Newkirk, D. , Almanac of Soviet Manned Space Flight. 1990, Gulf Publishing, Houston, TX.

[23] Glover, S. D. , and E. W. Taylor, Surgical problems presenting at sea during 100 British Polaris submarine patrols. Journal of the Royal Naval Medical Service, 1981. 67 (2): 65 – 69.

[24] Lisney, S. J. , Dental problems in Antarctica. British Dental Journal, 1976. 141 (3): 91 – 92.

［25］Brown, L. R. , et al. , Skylab Oral Health Studies, in Biomedical Results from Skylab, R. S. Johnston and L. F. Dietlein, eds. 1977, NASA, Washington, DC, pp. 35 - 44.

［26］Institute of Medicine, Managing risks to astronaut health, in Safe Passage: Astronaut Care for Exploration Missions, J. R. Ball and C. H. Evans, eds. 2001, National Academy Press, Washington, DC, pp. 75 - 116.

［27］Rask, P. I. , et al. , Effect of preventive measures in 50 - 60 - year - olds with a high risk of dental caries. Scandinavian Journal of Dental Research, 1988. 96 (6): 500 - 4.

［28］NCHS, Death: leading causes by age, race and sex. 2000, National Center for Health Statistics, Hyattsville, MD.

［29］Peterson, L. E. , et al. , Longitudinal study of astronaut health: mortality in the years 1959 - 1991. Radiation Research, 1993. 133 (2): 257 - 64.

［30］Hamm, P. B. , et al. , Risk of cancer mortality among the Longitudinal Study of Astronaut Health (LSAH) participants. Aviation, Space, and Environmental Medicine, 1998. 69 (2): 142 - 44.

［31］Billica, R. , S. L. Pool, and A. E. Nicogossian, Crew Health - Care Programs, in Space Physiology and Medicine, A. E. Nicogossian, C. L. Huntoon, and S. L. Pool, eds. 1994, Williams and Wilkins, Baltimore, MD, pp. 402 - 423.

［32］Pierson, D. L. , Microbiology, in Space Physiology and Medicine, A. E. Nicogossian, C. L. Huntoon, and S. L. Pool, eds. 1994, Williams and Wilkins, Baltimore, MD, pp. 157 - 66.

［33］Osswald, S. , et al. , Review of cardiac events in USAF aviators. Aviation, Space, and Environmental Medicine, 1996. 67 (11): 1023 - 27.

［34］NCEP. Third report of the National Cholesterol Education Program (NCEP) on detection, evaluation and treatment of high blood cholesterol in adults. 2002, National Heart Lung and Blood Institute, Bethesda, MD.

［35］MacIntyre, N. R. , et al. , Eight - year follow - up of exercise electrocardiograms in healthy, middle - aged aviators. Aviation, Space, and Environmental Medicine, 1981. 52 (4): 256 - 59.

［36］Redberg, R. F. , and L. J. Shaw, A review of electron beam computed tomography: implications for coronary artery disease screening. Preventive Cardiology, 2002. 5 (2): 71 - 8.

[37] Hauser, E. R. , et al. , Design of the Genetics of Early Onset Cardiovascular Disease (GEN - ECARD) study. American Heart Journal, 2003. 145 (4): 602 -13.

[38] Gauthier, G. M. , J. G. Keevil, and P. E. McBride, The association of homocysteine and coronary artery disease. Clinical Cardiology, 2003. 26 (12): 563 - 68.

[39] Bays, H. , and E. A. Stein, Pharmacotherapy for dyslipidaemia—current therapies and future agents. Expert Opinion on Pharmacotherapy, 2003. 4 (11): 1901 - 38.

[40] de Jong, A. , J. Plat, and R. P. Mensink, Metabolic effects of plant sterols and stanols. Journal of Nutritional Biochemistry, 2003. 14 (7): 362 - 9.

[41] Katan, M. B. , et al. , Efficacy and safety of plant stanols and sterols in the management of blood cholesterol levels. Mayo Clinic Proceedings, 2003. 78 (8): 965 - 78.

[42] Mundy, G. , et al. , Stimulation of bone formation in vitro and in rodents by statins. Science, 1999. 286 (5446): 194649.

[43] Chart, K. A. , et al. , Inhibitors of hydroxymethylglutaryl - coenzyme A reductase and risk of fracture among older women. Lancet, 2000. 355 (9222): 2185 -88.

[44] Edwards, C. J. , D. J. Hart, and T. D. Spector, Oral statins and increased bone - mineral density in postmenopausal women [letter] . Lancet, 2000. 355 (9222): 2218 - 19.

[45] Meier, C. R. , et al. , HMG - CoA reductase inhibitors and the risk of fractures. Journal of the American Medical Association, 2000. 283 (24): 3205 - 10.

[46] Wang, PP. S. , et al. , HMG - CoA reductase inhibitors and the risk of hip fractures in elderly patients. Journal of the American Medical Association, 2000. 283 (24): 3211 - 16.

[47] Jackson, P. R. , et al. , Statins for primary prevention: at what coronary risk is safety assured? British Journal of Clinical Pharmacology, 2001. 52 (4):

439 -46.

[48] Longo, D. L. , Approach to the patient with cancer, in Harrison's Principles of Internal Medicine, A. S. Fauci, et al. , eds. 1998, McGraw – Hill, New York, pp. 492 – 98.

[49] Blettner, M. , et al. , Mortality from cancer and other causes among male airline cockpit crew in Europe. International Journal of Cancer, 2003. 106 (6): 946 – 52.

[50] Pukkala, E. , et al. , Cancer incidence among 10, 211 airline pilots: a Nordic study. Aviation, Space, and Environmental Medicine, 2003. 74 (7): 699 -706.

[51] Rafnsson, V. , J. Hrafnkelsson, and H. Tulinius, Incidence of cancer among commercial airline pilots. Occupational and Environmental Medicine, 2000. 57 (3): 175 – 79.

[52] Keku, T. O. , T. Rakhra – Burris, and R. Millikan, Gene testing: what the health professional needs to know. Journal of Nutrition, 2003. 133 (11 Suppl 1): 3754S – 57S.

[53] McKelvey, K. D. , Jr. , and J. P. Evans, Cancer genetics in primary care. Journal of Nutrition, 2003. 133 (11 Suppl 1): 3767S – 72S.

[54] Schiffman, M. H. , et al. , Epidemiologic evidence showing that human papillomavirus infection causes most cervical intraepithelial neoplasia. Journal of the National Cancer Institute, 1993. 85 (12): 958 – 64.

[55] Lagergren, J. , et al. , Symptomatic gastroesophageal reflux as a risk factor for esophageal adenocarcinoma. New England Journal of Medicine, 1999. 340 (11): 825 – 31.

[56] U. S. Preventive Services Task Force, Guide to clinical preventive services. 2004, Agency for Healthcare Research and Quality, Rockville, MD.

[57] Kavanagh, E. , C. Smith, and S. Eustace, Whole – body turbo STIR MR imaging: controversies and avenues for development. European Radiology, 2003. 13 (9): 2196 – 205.

[58] Key, T. J. , et al. , Diet, nutrition and the prevention of cancer. Public Health Nutrition, 2004. 7 (1A): 187 – 200.

[59] Thomson, C. A. , et al. , Nutrition and diet in the development of gastroin-

testinal cancer. Current Oncology Reports, 2003. 5 (3): 192 - 202.

[60] Buckey, J. C. , D. R. Williams, and D. A. Riley, Surgery and recovery in space, in The Neurolab Spacelab Mission: Neuroscience Research in Space, J. C. Buckey and J. L. Homick, eds. 2003, NASA, Houston, TX, pp. 275 -78.

[61] Rutkow, I. M. , Surgical operations in the United States. Then (1983) and now (1994). Archives of Surgery, 1997. 132 (9): 983 - 90.

[62] Institute of Medicine, Emergency and continuing care, in Safe Passage: Astronaut Care for Exploration Missions, J. R. Ball and C. H. Evans, eds. 2001, National Academy Press, Washington, DC, pp. 117 - 35.

[63] Noble, M. L. , et al. , Spleen hemostasis using high - intensity ultrasound: survival and healing. Journal of Trauma, 2002. 53 (6): 1115 - 20.

[64] Pool, S. L. , et al. , Medical evaluations for astronaut selection and longitudinal studies, in Space Physiology and Medicine, A. E. Nicogossian, C. L. Huntoon, and S. L. Pool, eds. 1994, Williams and Wilkins, Baltimore, MD, pp. 375 -93.

[65] Bondy, M. L. , et al. , Gamma - radiation sensitivity and risk of glioma. Journal of the National Cancer Institute, 2001. 93 (20): 1553 - 57.

[66] Landi, M. T, et al. , DNA repair, dysplastic nevi, and sunlight sensitivity in the development of cutaneous malignant melanoma. Journal of the National Cancer Institute, 2002. 94 (2): 94 - 101.

[67] Schmermund, A. , S. Mohlenkamp, and R. Erbel, Coronary artery calcium and its relationship to coronary artery disease. Cardiology Clinics, 2003. 21 (4): 521 - 34.

[68] Smith, S. M. , et al. , Assessment of a portable clinical blood analyzer during space flight. Clinical Chemistry, 1997. 43: 1056 - 65.

[69] Markin, A. , et al. , The dynamics of blood biochemical parameters in cosmonauts during long - term space flights. Acta Astronautica, 1998. 42 (1 - 8): 247 - 53.

[70] Dulchavsky, S. A. , et al. , Prospective evaluation of thoracic ultrasound in the detection of pneumothorax. Journal of Trauma, 2001. 50 (2): 201 - 5.

[71] Hamilton, D. R. , et al. , Sonographic detection of pneumothorax and hemo-

thorax in microgravity. Aviation, Space, and Environmental Medicine, 2004. 75 (3): 272 - 77.

[72] Sargsyan, A. E. , et al. , Ultrasound evaluation of the magnitude of pneumo-thorax: a new concept. American Surgery, 2001. 67 (3): 232 - 35 [discussion 235 - 36].

[73] Zell, S. C. , and P. H. Goodman, Wilderness Preparation, equipment, and medical supplies, in Wilderness Medicine, P. S. Auerbach, ed. 2001, Mosby, Philadelphia, pp. 1662 - 85.

[74] Keller, C. , et al. , Airway management during spaceflight: a comparison of four airway devices in simulated microgravity. Anesthesiology, 2000. 92 (5): 123741.

[75] Campbell, M. R. , et al. , Performance of advanced trauma life support procedures in microgravity. Aviation, Space, and Environmental Medicine, 2002. 73 (9): 907 - 12.

[76] Arbeille, P. , et al. , Effect of microgravity on renal and femoral flows during LBNP & intravenous saline load. Journal of Gravitational Physiology, 1996. 3 (2): 91 - 2.

[77] Eubanks, S. , and P. R. Schauer, Laparoscopic surgery, in Textbook of Surgety. The Physiological Basis of Modern Surgical Practice, D. C. Sabiston and H. K. Lyerly, eds. 1997, W. B. Saunders, Philadelphia, pp. 791 - 807.

[78] Campbell, M. R. , et al. , Endoscopic surgery in weightlessness: the investigation of basic principles for surgery in space. Surgical Endoscopy, 2001. 15 (12): 1413 - 18.

[79] Grantcharov, T. P. , et al. , Randomized clinical trial of virtual reality simulation for laparoscopic skills training. British Journal of Surgery. 2004. 91 (2): 146 -50.